한국사회의 정신건강

신광영 박사 중앙대학교 사회학과 교수
박성익 박사 서울대학교 교육학과 교수
권석만 박사 서울대학교 심리학과 교수
권 균 박사 한림대학교 심리학과 명예교수
이훈구 박사 (전) 연세대학교 심리학과 교수
임은미 박사 전북대학교 교육학과 교수
한주희 박사 중앙대학교 경영경제학부 교수
허 준 박사 영남대학교 교육학과 조교수
도승이 박사 성균관대학교 교육학과 교수
이연섭 박사 중앙대학교 명예교수
정범모 박사 한림대학교 명예석좌 교수
허경철 박사 21세기 교육연구소장
허 형 박사 중앙대학교 명예교수

교육과학사

머 리 말

이 성 진*

어느 시대 어느 사회를 막론하고 소위 사회적 병리는 피할 수 없는 사회현상이다. 꽤 괜찮은 나라도, 그 어떤 편한 시대에도 그 시대마다 그 사회가 가지고 있는 병리적 문제가 있는 것 같다. 문명의 발상지라고 하고 사회가 그리 복잡하지 않던 고대 희랍시대에도 그 사회에 그 나름대로의 '병적'인 문제가 있었던 모양이다. 그 당시의 역사를 연구하던 어떤 고고학자가 땅에서 파 낸 글에 "요즘 아이들이란..." 하고 혀를 차며 개탄하고 있는 것을 보고 놀랐다고 한다. 또 지금으로부터 얼마 안 된 6·70년대에도 비교적 풍요하고 평화스럽다고 한 한 강대국도 그 나라의 대도시의 매스컴은 살인 사건을 보도하지 않은 날이 하루도 없었다고 한다. 그뿐인가. 최근에는 신사의 나라로 알려져 있는 유럽의 한 나라에서 폭동이 일어나서 세상을 놀라게 하고 있기도 하다.

이처럼 인간이 살고 있는 사회는 하나같이 어떤 몹쓸 심리

---

* 이성진(李星珍), The University of Kansas(Ph.D.), 한국행동과학연구소 소장, 서울대학교 명예교수, 대한민국학술원 회원.

적 병에 걸려 있는 것처럼 보인다. 사회를 인간처럼 생각한다면 사회유기체론이란 것이 되겠는데, 유기체는 그 어느 구석엔가 크고 작은 병적인 문제가 있고 이것은 아마도 불가피한 일이 아닌가 하는 생각이 든다.

우리가 오늘 한국사회의 정신건강이라는, 테마를 가지고 이야기하고자 하는 것도 이처럼 어느 시대건 어느 사회건 간에 그것이 가지고 있는 그 나름의 심리적 문제가 있지 않겠는가 생각하고 여러 분야의 전문가의 말을 듣고, 과연 그 문제가 무엇이며 그것을 피할 수 있는 길은 없을까 하는 희망을 가지고 모인 것이다.

이처럼 사회의 여러 구석구석마다 그 나름의 문제가 있는 것은 아마도 불가피할 것이다. 학교에서, 가정에서, 그리고 직장에서 그 나름의 정신건강의 문제가 있을 것이다. 가정이 무너진다, 학생들은 너무 바쁘고 힘들다, 직장인들은 너무 고달프다고 아우성을 치고 있는데, 정말로 심각한 문제를 가지고 있는지 모르겠다. 우리의 정치에, 제도에, 경제 등 사회 전반에 우리가 매일 겪고, 보고 있는 실상이다. 이것을 우리는 사회의 정신위생의 문제라고 생각하고, 이런 문제들의 밑바탕에 깔린 원인을 노정시키고 분석하고 논의하고자 하는 것이다.

그런데 우리는 여기서 끝나서는 안 된다고 생각한다. 즉 우리는 그 문제들이 무엇인지를 확인하고 분석하고 정리하는 것으로 끝낼 것이 아니라, 더 나은 사회를 바라보고 더 나은 미래를 꿈꾸면서 행복을 향하여 어떻게 해야 하는지를 생각해 보고자 하는 것이다.

이 책은 이번 세미나에서 발표된 글들을 모은 것이다. 6편의 주제와 각 주제에 대한 지명 논의자의 글을 이 책에 담았는데, 세미나 자체는 주제발표, 지명 논의, 그리고 이어서 난상토론을 하였었다. 소중한 글을 써 주시고 세미나에 오셔서 직접 발표해주신 분들, 그리고 세미나 전에 각 주제에 대한 논의를 써 주신 분들의 노고를 고맙게 생각한다.

한국사회의 정신건강에 대한 우리의 문제 제기가 그리 선명하고, 명쾌하지 못할지도 모르지만 우리는 우리 나름대로 최선을 다해서 우리의 지혜를 모아서 행복한 미래를 바라보고, 그것을 향하여 노력하고 전진하자는 것이 오늘 우리 포럼과 연구소 세미나의 목적이며 소망이다. 그래서 여러 사람이 모여 이야기를 듣고 논의도 하고 물어도 보고 하는 학습의 기회를 갖고자 한 것이다.

우리 준비가 좀 부족하지만 세미나 당일 처음부터 끝까지 모임에 참여해주신 분들께도 감사하는 바이다.

차 례

제1장

한국사회 병리 현상: 개인, 가족과 사회*

신 광 영**
(중앙대 사회학과)

01 서론

한국의 급속한 경제성장은 한국인의 삶을 근본적으로 바꾸어 놓았다. 한국사회의 틀과 한국인의 의식과 가치관에 근본적인

* 이글은 필자가 쓴 대한민국 복지(두리미디어, 2011)의 서론의 내용을 대폭 수정 보완한 글이다. 8월 26일 유성 리베라 호텔에서 열린 한국교육포럼21 제26차 세미나에서 발표된 이글을 읽고 세심한 논평을 해준 서울대 교육학과 박성익 교수께 감사를 드린다.

** 신광영(申光榮), Ph. D University of Wisconsin-Madison, Aalborg University, Department of Development and Planning 초빙교수(1995), UC- Berkely Survey Research Center Research Fellow(1995-1996), 한림대 사회학과 교수(1989-1999), 중국 사회과학원 사회학연구소, 방문교수(2007), 도쿄대 사회과학연구소 초빙교수(2010), 한국스칸디나비아학회 회장(현), 한국사회학회 부회장(현), kyshin20@gmail.com

변화를 가져왔다. 단기간에 이루어진 경제적 변화만큼이나 사회적 변화도 심대하고 또한 급격했다.* 그리하여 물질적 풍요를 이룩하면서, 음식과 주거 환경의 개선으로 한국인의 수명과 신장이 서구와 같은 수준으로 증가한 것과 같은 긍정적인 변화도 있지만, 급속한 경제성장으로 인한 후유증으로 한국사회는 미처 기대하지 못한 부정적인 변화도 동시에 있다.

한국은 1997년과 2008년 불과 11년 사이에 두 차례의 경제위기를 경험하였다. 1997년 말 동남아시아 경제위기와 더불어 발생한 외환위기와 2008년 미국 발 금융위기로 촉발된 한국의 경제위기는 예상하지 못한 상태에서 발생한 경제위기였다. 이러한 경제위기를 계기로 경제성장기에 형성된 한국의 관치경제가 여러 가지 문제점을 더욱 더 적나라하게 드러났다. 많은 재벌기업들을 포함한 기업들이 도산하였고, 그 결과로 실업자가 대량으로 발생하였다. 대기업은 도산하지 않는다는 대마불사의 신화가 무너지면서, 전대미문의 대량실업과 근로 빈곤층이 새로이 생겨났다.

두 차례의 경제위기를 계기로 한국사회의 모든 영역에서 큰 변화가 일어났다. 국가, 기업, 학교, 가족과 같은 모든 사회 주체들에서 큰 변화가 일어났다. 더불어 개인이나 집단이 가지고 있었던 직장에 대한 태도나 삶의 의미에 대한 인식에서도 큰 변화

---

* 한국경제의 변화속도는 영국의 6배, 일본의 3배 정도에 달한다. 산업구조와 변화와 도시화와 같은 사회변화에 대한 이해에서 변화의 폭뿐만 아니라 변화의 시기(timing)와 속도(speed)의 문제가 고려될 필요가 있다.

가 일어났다. 피고용자들을 대상으로 조기퇴직과 명예퇴직이 급증하면서, 이제 평생직장과 기업에 대한 헌신이 점차 약화되기 시작했다. 그리고 노동시장에서 비정규직이 급증하면서, 고용불안과 경제적 불안정이 일상화되었다.

또한 고도 경제성장에서 감추어졌거나 혹은 고도 성장기에 형성된 새로운 사회 문제들이 일, 가족생활, 사회생활 영역에서 한꺼번에 드러나기 시작했다. 두 차례의 경제위기는 수면 아래 숨겨져 있었던 수많은 사회문제들을 수면 위로 드러나게 하였다. 그 결과, 거시경제 수준에서 한국경제는 어느 정도 회복이 되었지만, 사회 변화는 이전으로 되돌릴 수 없는 비가역성을 특징으로 하기 때문에 사회문제는 쉽게 해결될 기미를 보이지 않고 있다. 더 나아가 오히려 새로운 연쇄적인 사회 변화가 촉발되어 한국사회가 경제위기 이전과는 전혀 다른 사회로 변하고 있다. 그리고 이러한 변화들 가운데 대단히 부정적이고 파괴적인 병리적 현상들이 많다는 점에서 심각한 사회문제가 되고 있다.

우리가 경험하는 사회병리 현상은 외부로 드러난 것이며, 이러한 현상을 만들어 내는 제도와 개인이나 집단 간의 관계는 외부로 잘 드러나지 않는다는 점에서 병리적 현상의 진단과 극복이 어렵다. 병리적 현상은 궁극적으로 개별 행위자를 통해서 드러나지만, 개인의 행위는 개인, 가족 그리고 사회와의 상호작용의 산물이라는 점에서 상호작용의 메커니즘을 분석하는 것이 요구된다. 그리고 궁극적으로 개인의 행위를 낳는 개인의 심리적, 정치적 상태에 대한 논의가 요구된다. 이 글에서는 경제위기 이후의 급속한 사회 변화가 촉발시킨 개인과 가족관계의 변화를 중심으로 한국사회의 변화를 분석하고, 이를 통하여 한국사회의 병리적인 현상에 대한 이해를 도모하고자 한다. 더 나아가 병리적 현상에 대한 이해를 넘어서 병리적인 현상의 원인을 진단하고, 병리현상을 해결하기 위한 방안을 모색하고자 한다.

02 경제위기와 사회위기

1) 노동시장의 변화와 고용문제

1997년 12월 외환위기로 촉발된 경제위기를 극복하기 위한 이후의 경제개혁은 한국사회의 기본 틀을 크게 바꿔 놓았다. 경제위기는 무엇보다도 노동시장의 큰 변화를 가져와 경제성장기에 형성되었던 표준적인 생애과정이 무너지는 결과를 가져왔다. 산업화 시기 동안 교육과 취업과 승진 그리고 퇴직으로 이어지는 산업사회의 새로운 표준적인 생애과정이 형성되었다. 그것은 보통 사람들에게는 중산층이 되는 길로 받아 들여졌고 혹은 성공하는 길로 여겨지기도 하였다. 한국인이 교육에 대해서 많은 관심을 갖게 된 이유도 바로 이러한 표준적인 생애과정을 겪게 되는 1차적인 시작이 교육을 통해서 이루어진다고 사람들이 믿었기 때문이었다.

경제위기는 이러한 표준적인 생애과정을 흔들어 놓았다. 외환위기 이후 경제회복을 위한 방안으로 도입된 노동시장 유연화로 정리해고와 비정규직 고용이 크게 늘어나면서, 실업과 고용불안이 새로운 사회적 위험으로 대두되었다. 그리하여 퇴직 연령이 낮아지면서, 오륙도, 사오정, 삼팔육 등 조기정년과 실직을 일컫는 여러 가지 용어들이 나타났다. 이것은 외환위기 이후 한국에서 표준적인 생애과정을 구성하는 직업상의 경력과정이 파괴되었다는 점을 보여준다. 산업화 과정에서 등장한 표준적인 생애과정은 대학졸업 → 취업 → 결혼 → 직장 내 승진과 자녀 출산 → 자녀 결혼 → 정년으로 이어지는 과정이었다. 그러나 1997년 이후 직장 내 승진이 어려워지고 정년까지 동일한 직장에서 일할 가능성이 크게 줄어들면서, 이제 평생직장이라는 말도 사라졌다.

노동시장의 유연성이 커지면서, 빈번한 취업과 이직/실직, 재취업, 그리고 조기 퇴직과 재취업 등 고용상의 변화가 다양하게 나타났다. 한 개인의 의지나 의사와는 무관하게 이루어지는 이러한 변화가 오늘날 유연화 된 한국의 노동시장 상황을 압축적으로 보여준다. 이러한 현실은 고용의 지속성과 안정성을 보여주는 지표인 평균 근속기간의 비교를 통해서 잘 드러난다. 동일한 고용주 혹은 직장에서 평균적으로 얼마나 오랫동안 근무하는가를 보여주는 평균 근속기간은 고용의 안정성을 보여주는 지표로 사용될 수 있다. <표 1>은 OECD 국가들의 피고용자 평균 근속년수를 보여준다. 유럽의 경우 2000년대 10년 내외의 평균 근속년수를 보여주고 있고, 일본도 12.0년으로 상당히 긴 근속년수를 보이고 있지만, 한국의 근속년수는 미국의 4.9년보다 더 짧은 4.5년으로 나타나 OECD 회원국들 가운데 한국의 고용의 안정성이 가장 낮다는 사실을 보여준다. 특히 여성의 경우 평균 근속년수가 2.9년으로 극단적으로 짧아서 다른 OECD 국가의 여성 피고용자들과 비교하여서 대단히 빈번하게 한국 여성들의 직장이 바뀌고 있음을 알 수 있다. 미국이 가장 신자유주의적인 노동시장을 보여주는 대표적인 사례로 언급되고 있는 현실을 고려하며, 한국의 고용 안정성이 대단히 취약하다는 점을 알 수 있다. 그리고 한국의 노동시장은 일본보다는 미국에 훨씬 더 가까운 형태를 보이고 있다는 점을 <표 1>을 통해서 아울러 확인할 수 있다.

한국에서 근속년수가 대단히 짧은 이유는 상대적으로 비정규직 비율이 높아졌다는 사실과 연관되어 있다. 임시직이나 일용직과 같은 비정규직 취업뿐만 아니라 파견근로나 계약직과 같은 비표준적 고용의 증가는 평균적으로 근속년수를 낮추는 효과를 가져왔고, 특히 여성의 경우 전반적으로 경력을 관리할 수 있는 직종이 아니라 주로 판매서비스, 음식 및 숙박 서비스, 개인 서비스 등 서비스 업종에 집중되어 있어서 평균 근속년수가 대단히 짧다.

고용체제의 변화는 연쇄적으로 여러 차원에서의 사회 변화로 이어졌다. 이러한 변화는 사회집단에 따라서 달리 나타났다. 먼저, 청년층에게는 기업이 신규고용을 줄이거나 중단하면서 고용기회가 줄어들었고, 대신에 인건비를 줄이기 위해 정규직 대신 비정규직 채용이 늘어나면서, 비정규직 취업이 크게 늘었다. 그리하여 잦은 일자리 이동이 이루어지면서, 평생직장의 개념도 크게 약화되었다. 29세 이전까지 취업경험이 있는 사람들 가운데 두 번 이상 취업 경험이 있는 사람의 비율이 무려 62.5%에 달하였다. 사무직 종사자나 전문직 종사자들 가운데서도 이동을 경험한 사람들이 각각 24.6%, 17.8%로 매우 높게 나타났다(박진희·김용현, 2010: 44).

〈표 1〉 OECD 근속기간 비교(2006)

	전체	남	여
호주	10.9	11.9	9.8
벨기에	12.2	12.8	11.6
덴마크	8.7	9.3	7.9
핀란드	10.6	11.0	7.6
프랑스	12.0	12.1	11.9
독일	11.1	11.8	10.2
이탈리아	12.3	12.8	11.4
네덜란드	11.4	12.5	9.9
노르웨이	8.6	9.2	7.8
스페인	9.7	10.5	8.5
스웨덴	10.9	10.8	11.1
일본	12.0		
영국	8.8	9.5	7.9
미국	4.9	5.0	4.8
한국(2006)	4.5	5.6	2.9

자료: 유럽 자료 출처는 OECD.StatExtracts(http://stats.oecd.org/Index.aspx? DatasetCode=LMPEXP), 미국 자료 출처는 Copeland(2007: 2)이며, 한국 자료 출처는 신광영(2011: 49).

고등학교나 대학졸업 후 본격적인 경제활동에 참여하는 20대 중후반기에 안정된 일자리를 갖는 것은 생애과정에서 대단히 중요하다. 개인적인 차원에서 이 시기의 안정된 일자리를 갖지 못하면, 결혼, 출산, 자녀 양육 등과 관련된 생애과정에서 여러 가지 문제에 직면하게 된다. 이 시기 안정된 일자리를 갖고 있는 비율은 2010년 5월 현재 43.5%에 불과한 것으로 나타나서, 과반수의 청년들이 경제활동상의 불안정뿐만 아니라 생애과정의 불안정을 겪고 있는 것으로 나타났다(박진희·김용현, 2010: 51). 특히 나이가 강력한 사회조직 원리로 작용하고 있는 한국사회에서 취업이 늦어지는 경우, 취직 이후에도 직장 내에서 여러 가지 형태의 심리적 갈등과 불협화음을 겪을 수 있다는 점에서 제 때에 안정된 일자리를 갖지 못하는 경우, 일생 동안 상당한 심리적 좌절감과 불안감을 피할 수 없게 된다.

1997년 외환위기 직후 실업자가 폭증하고, 저임금 비정규직 채용이 급증하면서, 한국의 비정규직 고용 비율은 OECD 최고수준으로 높아졌다. 그리고 잦은 직업/직장 이동으로 인하여 경력 축적이 더 어려워졌다. 그것은 곧바로 저임금 노동자들의 급증에 따른 소득불평등 악화로 나타났다. 현재 한국은 미국과 멕시코를 제외한 OECD 국가들 가운데 소득불평등이 가장 심한 사회로 변했고, 저임금 노동 비율도 급격히 높아져서 OECD 국가들 가운데 미국 다음으로 높은 수준을 보여주고 있다. 결과적으로 이러한 변화는 외환위기 이후 사회양극화라는 새로운 사회문제로 대두되었다.

〈표 2〉 OECD 노동소득불평등, 젠더 임금 격차와 저임금 비율

국가	비율			젠더 임금격차	저임금 비율
	1분위/9분위	5분위/9분위	1분위/5분위		
	1997 2007	1997 2007	1997 2007	1997 2007	1997 2007
호주	2.95 3.31	1.82 1.94	1.62 1.71	15 15	12.4 16.0
오스트리아	.. 3.27	.. 1.93	.. 1.75	23 22	.. 16.2
벨기에	2.39 2.43	1.70 1.74	1.41 1.39	15 10	.. 6.3
체코	2.77 3.11	1.76 1.87	2.00 1.96	25 21	21.9 22.0
캐나다	3.53 3.75	1.68 1.80	1.65 1.72	21 20	14.6 16.8
덴마크	2.44 2.69	1.69 1.74	1.45 1.55	13 9	7.7 12.0
핀란드	2.38 2.55	1.92 1.76	1.41 1.45	21 21	4.6 7.9
프랑스	3.06 2.91	1.83 1.98	1.59 1.47	10 12	.. ..
독일	2.87 3.26	2.17 1.73	1.56 1.89	24 23	12.1 17.5
헝가리	4.17 4.56	2.02 2.34	1.92 1.94	18 0	20.4 23.1
아일랜드	3.93 3.78	1.85 2.03	1.95 1.86	22 18	21.9 21.7
일본	3.01 3.06	1.92 1.86	1.63 1.65	37 32	20.4 15.4
한국	3.72 4.74	1.72 2.27	1.93 2.08	41 38	15.2 25.6
네덜란드	2.82 2.91	1.71 1.76	1.64 1.65	22 17	22.9 ..
뉴질랜드	2.72 2.94	1.42 1.84	1.59 1.60	13 7	14.6 12.9
노르웨이	1.95 2.11	2.00 1.47	1.37 1.44	.. ..	.. ..
폴란드	3.54 4.21	2.10 2.14	1.76 1.95	18 10	18.6 23.5
스페인	4.22 3.53	1.61 1.67	2.01 1.65	29 17	15.2 16.2
스웨덴	2.21 2.31	1.38 1.81	1.38 1.38	17 15	5.7 6.4
스위스	2.41 2.65	1.60 1.98	1.51 1.47	25 19	.. ..
영국	3.42 3.59	1.86 1.81	1.84 1.81	26 21	20.5 20.5
미국	4.62 4.85	2.20 2.31	2.10 2.11	24 20	24.9 24.5
OECD22개국	3.08 3.30	1.83 1.92	1.62 1.70	21 18	15.3 16.6

자료: OECD, OECD Employment Outlook 2009, 274쪽.

<표 2>는 최근 OECD 국가들의 소득격차를 보여준다. 소득격차를 잘 보여주는 1분위/9분위 소득계층의 소득비율은 2007년 4.74배로 유럽의 2~3배보다 훨씬 높았고, 소득격차가 가장 심한 미국의 4.85배 다음으로 OECD 국가들 가운데 두 번째로 소득격

차가 컸다. 가장 높은 소득집단과 중간 소득 집단의 소득격차를 보여주는 1분위/5분위 소득비도 대부분의 서유럽 국가들에서 2.0 미만이었으나 한국은 미국의 2.11배 다음으로 높은 2.08이었다. 이것은 상위 소득자집단과 중간 소득자 집단 간의 소득격차도 한국에서 대단히 크다는 것을 보여준다.

그리고 불평등의 또 다른 축인 젠더 임금격차를 살펴보면, 한국의 젠더 임금격차는 OECD 국가들 가운데 가장 높은 것으로 나타났다. 남성 평균 임금의 62% 정도를 평균적으로 한국 여성들이 받는다는 것을 알 수 있다. 이러한 젠더 임금격차는 단순히 남성과 여성의 임금격차만을 의미하는 것이 아니라 여성의 경제활동 참가를 꺼리게 하는 동기억제(disincentive) 역할을 한다는 점에서 중요한 구조적인 사회문제라고 볼 수 있다.

전반적인 소득불평등 수준이 높아지게 되면, 빈곤층의 비율도 높아진다. 상대적 빈곤층은 중위 소득의 50% 미만의 소득자로 정의하기 때문이다. 2009년 OECD 고용보고서에서 한국의 빈곤층 비율은 25.6%로 미국 24.5%보다 1.1% 포인트 더 높은 것으로 나타났다. 또 다른 임금불평등 지표인 저임금 비율에서도 한국은 OECD 국가들 가운데 가장 높은 저임금 비율을 보여주었다, 2009년 현재 한국의 저임금 비율은 미국의 24.5%보다 1.1% 포인트 더 높은 25.6%를 보여주었다(OECD, 2009). 한국에서 취업을 해서 일을 하더라도 생계유지가 어려운 근로자가 전체의 1/4 정도라는 점에서 한국의 저임금 문제가 심각한 수준임을 알 수 있다. 한국의 저임금은 젠더에 따라서도 큰 차이를 보였다. 2007년

피고용자의 저임금은 73만원 이하의 피고용자로 14%가 저임금을 받고 있는 것으로 나타났다. 그런데 저임금 비율은 성별로 큰 차이를 보여주어서, 남성의 경우는 6.3%에 불과하였지만, 여성의 경우는 무려 23.9%에 달하여, 여성 4명 중 1명이 저임금을 받고 있는 것으로 나타났다(신광영, 2011: 10).

저임금 근로자의 문제는 단순히 임금이 낮다는 점에만 있는 것이 아니라, 저임금 근로자들이 포괄적인 사회적 보호에서 벗어나 있다는 데 있다. 예를 들어, 근로 빈곤층 가운데 국민연금의 혜택에서 빠져 있는 비율이 무려 37.8%에 달했다. 이들을 좀 더 구체적으로 살펴보면, 소득이 낮아서 연금 보험료를 내기 어렵거나 아예 소득이 없는 납부예외자가 17.5%에 이르렀고, 연금에 가입하지도 않은 연금 미가입 가구도 17.1%에 달하였다. 그리고 낮은 소득으로 인하여 3개월 이상 보험료를 내지 못한 가구도 3.2%였다. 또한 빈곤층 중 가입 연령층(18세 이상 60세 미만)이 아니거나 이미 연금을 받은 비율은 50.1%에 불과하였다. 결국 전체 근로 빈곤층 중 국민연금 가입가구는 12.1%에 불과하여, 국민연금이 사회보장제도로서의 기능을 제대로 수행하지 못하고 있다는 것을 알 수 있다(노대명, 2009).

미국의 경우 흑인 거주지역이 슬럼화 되면서 빈곤층이 가시적으로 나타나 불평등이 심한 사회로 알려졌지만, 한국의 경우는 오늘날 가시적으로 그러한 빈곤층은 잘 드러나지 않는다. 그럼에도 불구하고 한국의 빈곤층 비율이 미국보다 높다는 것은 한국사회의 불평등과 빈곤문제가 대단히 심각한 수준에 이르렀음을 보여준다. 도시가 재개발되면서 가시적으로 빈곤층은 사라졌다. 이제는 빈곤이 보이지 않게 되면서 빈곤문제도 사라진 것처럼 인식되지만, 도시 내 빈곤은 만성적인 형태로 지속되고 있다.

2) 사회해체: 자살

살인은 모든 사회에서 중범죄로 취급하고 있는 범죄행위이다. 인위적인 방식으로 사람의 생명을 앗아가는 행위는 모든 사회에서 용서할 수 없는 범죄로 가장 중한 처벌의 대상이 된다. 자살도 자신의 생명을 인위적으로 앗아가는 행위라는 점에서 살인에 해당하는 중한 범죄행위이다. 다만, 범죄를 저지른 사람이 처벌을 받을 수 없는 상태에 있다는 점에서 처벌의 대상은 되지 않는다. 그렇지만, 자살은 모든 사회에서 가장 금기시하는 범죄행위로 다루어져 왔다. 공격성이 외부로 향하지 않고 자기 자신을 향한다는 점에서 타인에게 피해를 주지는 않지만, 자신과 가족에게 심대한 정신적 충격과 피해를 가져온다는 점에서 중대한 사회적 범죄의 하나라고 볼 수 있다.

한국은 타인의 생명을 빼앗는 살인(homicide)은 상대적으로 적지만, 자신의 생명을 빼앗는 자살(suicide)은 세계에서 가장 높은 수준을 보여 준다. <표 3>은 2008년 여러 나라의 살인율을 보여준다. 한국의 경우, 인구 10만 명당 살인율은 2008년 2.2명이었던 반면, 자살률은 인구 10만 명당 21.8명으로 거의 10배에 달하였다. 2008년 일본의 자살률은 인구 10만 명당 24.4명으로 1위를 차지하였고 살인율보다 무려 49배 더 높았다. 그 다음 헝가리가 21.5명으로 한국 다음으로 3위를 차지하였다. 미국의 자살률은 11.2명으로 살인율의 2배 이상 더 높았다. 한국, 일본과 헝가리 세 나라가 공통적으로 살인율은 낮지만, 자살률이 높은 국가군에 속했다.

〈표 3〉 2008년 살인율 국제비교

국가	한국	일본	헝가리	미국	필리핀	러시아	덴마크	노르웨이	스웨덴	영국	호주	독일
살인율	2.3	0.5	1.5	5.2	6.4	14.2	1.4	0.7	0.9	1.2	0.6	0.8

자료: http://www.unodc.org/documents/data-and-analysis/IHS-rates-05012009. pdf(2011년7월20일 접속)

과거 한국에서 자살은 대단히 예외적인 일로 간주되었다. 자살은 살인보다 훨씬 빈도가 적은 흔치 않은 사건이었다. 그러나 외환위기 이후 대량 실업과 고용불안 그리고 결과적으로 나타나는 소득불안이 커지면서 자살이 급증하기 시작했다. 더구나 2008년 경제위기를 또 다시 겪으면서, 자살자가 더 증가하여 자살은 2010년 전체 사망원인의 4위를 차지하기에 이르렀다. 2008년 인구 10만 명 당 24명이 자살하여 한국은 OECD 국가들 중 자살률이 가장 높은 국가가 되었다(OECDa, 2009: 29). 2010년에는 자살자가 더욱 증가하여 15,566명에 달하였고, 이는 인구 10만 명 당 31.2명의 높은 자살률로 나타났다(통계청, 2011: 6). 1990

년 3,157명이었던 전체 자살자 수는 외환위기 이후 급증하였고, 2000년대 들어서도 지속적으로 증가하여 2006년에 이르러서는 10,688명으로 1990년에 비해서 3배 이상 증가하였다. 또한 자살률도 지속적으로 증가하여 2009년 인구 10만 명 당 자살자는 21.5명으로 1위에 올라섰고, 2010년에는 31.2명으로 더욱 높아졌다. 이는 OECD 평균 11명보다 무려 3배 이상 높은 수치이다.* 이것은 또한 1991년 인구 10만 명 당 자살률 7.6명에서 4배 이상 증가한 것이다. 같은 기간 OECD의 평균 자살률이 14.4명에서 11.4명으로 줄어든 것과는 대조적으로 한국에서는 자살률이 급증한 것이다. 한국 다음으로 자살률이 높은 사회는 헝가리로 헝가리는 체제 전환을 겪으면서 극심한 정치적, 경제적 혼란을 경험했기 때문에 상대적으로 자살률이 높다. 그러나 헝가리에서도 90년대 들어서 점차 자살률이 낮아지고 있다. 체제 이행을 겪은 1983년 자살률은 인구 10만 명 당 43명으로 정점을 이루었고, 1991년에도 자살률은 34명으로 여전히 대단히 높은 수준이었지만, 2005년에 이르러 21명으로 줄어들었다. 같은 시기 자살률이 높아진 나라는 한국밖에 없었다.

---

* 여기에서 사용한 OECD 자살통계는 2006년 자료이며, 한국의 자료는 2010년 자료이기 때문에 자살률 격차는 여기에 제시된 수치보다 더 클 것이다. 그 이유는 대부분의 나라에서 자살률이 하락 추세를 보이고 있기 때문이다.

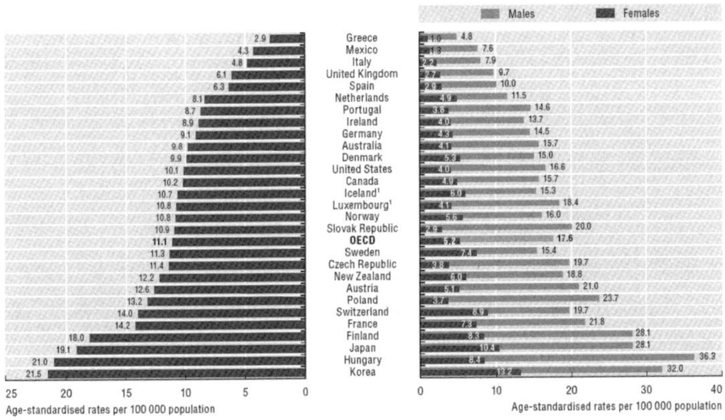

1. Three-year average.

〈그림 1〉 OECD 회원국 자살률(2006년 기준)

자료: OECD Health at Glance 2009, 29쪽.

비교적인 관점에서 본 한국의 자살률 추이는 <그림 2>가 잘 보여준다. <그림 2>는 1990년부터 2006년 사이 16년 동안 OECD 국가들의 자살률 변화를 보여주고 있다. <그림 2>에서 볼 수 있듯이, 대부분의 OECD 국가들에서 자살률은 감소 추세를 보였다. OECD 국가들 가운데 자살률이 증가한 일부 사회들은 폴란드, 포르투갈, 일본, 멕시코와 한국으로 이들 사회들은 공통적으로 경제위기를 겪은 사회들이다. 경제위기가 경제로 그치지 않고 사회위기로 이어졌기 때문에 이들 나라에서 자살률이 크게 높아졌다고 볼 수 있다. 이들 나라들의 또 다른 공통점은 경제위기의 부정적인 효과를 차단할 수 있는 국가복지가 제대로 발달하지 못한 사회들이라는 점이다. 이러한 이유로 경제위기는 곧바로 사회위기로 전환되었던 것이다. 아시아 국가인 한국과 일본에서 자살률이 증가한 것도 동일한 이유 때문이었다. 지속적인 경제성장기에 자살률은 매우 낮은 수준이었지만, 경제위기를 겪으면서 한국과 일본에서 자살률은 매우 크게 증가하였다(은기수, 2005; 신동준, 2004).

한국의 자살률을 연령별로 세분하여 살펴보면, 한국사회가 안고 있는 사회위기의 내용이 더욱 더 잘 드러난다. <그림 1>은 연령별로 자살률의 차이가 뚜렷하게 다름을 보여주고 있다. 한국의 자살률은 50대 전반까지 다른 OECD 국가들과 큰 차이를 보이지 않았지만, 50대 후반부터 자살률이 급증하여 다른 국가들과 대단히 다른 양상을 보이고 있다. 그리하여 50대 후반-60대 초반 자살률은 OECD 평균의 3배(42.7 대 14.5)로 높아졌고, 65-74 연령 세대에는 자살률이 더욱 높아져서 OECD 평균의 5배(81.8 대 16.4)에 달하였으며, 75세 이상의 경우는 무려 OECD 평균의 8.5배(160.3 대 19.3)에 달하였다. 이것은 한국에서 극단적으로 노인 자살이 빈번하다는 것을 보여주는 것이며, 노인 자살 문제가 인구 고령화와 맞물려 한국사회의 심각한 병리적인 속성을 보여주는 사례라는 점을 보여주고 있다고 볼 수 있다.

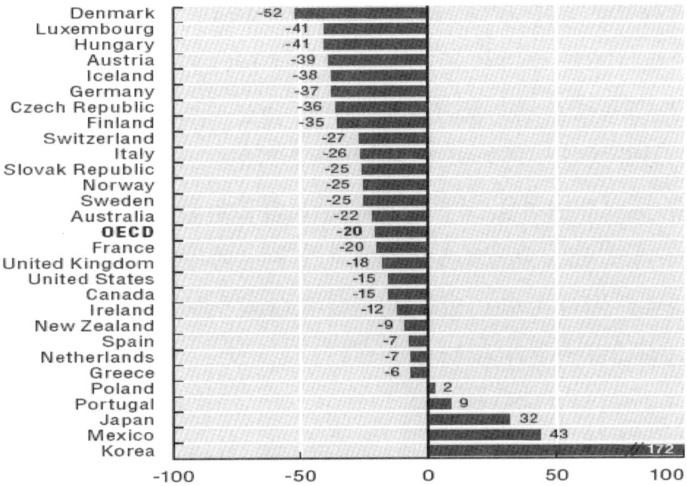

〈그림 2〉 자살률 변화, 1990–2006년(%)

자료: OECD Health at Glance 2009, 29쪽.

노인 자살의 문제는 복합적인 한국사회 문제의 결과물이다. 노인들이 겪는 문제는 크게 세 가지이다. 첫째, 경제적인 어려움이다. 65세 이상의 노인들 가운데 45% 정도가 빈곤층이라는 점은 노인 빈곤이 대단히 심각한 수준임을 보여준다(OECD, 2009: 64). 둘째, 건강상의 어려움이다. 노인들의 경우 질병 발병률은 나이가 많을수록 기하급수적으로 증가하며, 질병으로 인한 비용도 기하급수적으로 커지지만, 경제적인 어려움으로 인하여 불건강은 노인들의 삶을 위협하는 심각한 요인이 된다. 셋째, 사회적 고립이다. 자식들과의 함께 사는 노인의 비율이 낮아지고, 홀로 사는 노인들이 많아지면서, 노인들은 점차 가족, 친지, 이웃과의 관계가 소원해지는 경험을 하게 된다. 사회적 관계망의 약화와 소멸에 따른 소외와 고립이 연령의 증가와 더불어 더 커지고 있다. 과거 농촌 공동체 경험을 가지고 있는 대부분의 노인들에게 이러한 경험은 더욱 더 견디기 어려운 상황으로 받아들여지고 있다. 경제적 어려움, 신체적 질환, 심리적 고립감과 소외감을 동시에 겪고 있는 한국의 노인들에게 노후는 행복한 시기가 아니라 괴로운 시기가 되고 있다. 한국에서 많은 노인들에게 장수는 복이 아니라 저주가 된 것이다.

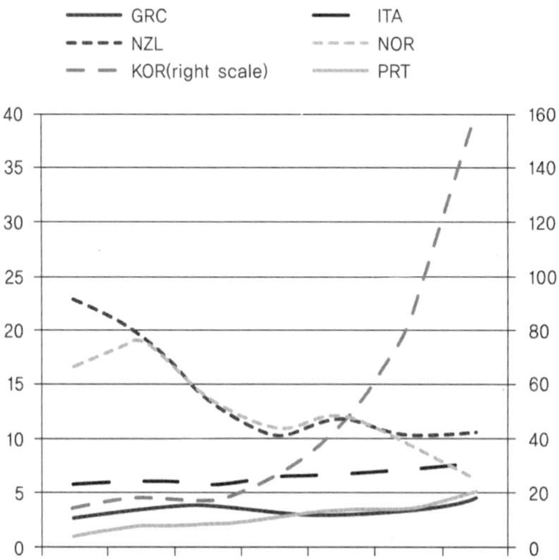

〈그림 3〉 연령별 자살률(2007년)

자료: OECD Society at Glance, 2009.

〈표 4〉 2010년 자살과 타살(단위: 인구 10만 명당)

연 령	자살	타살
계	31.2	1.3
0세	-	6.0
1-9세	-	0.6
10-19세	5.2	0.5
20-29세	24.4	0.8
30-39세	29.6	1.1
40-49세	34.1	2.1
50-59세	40.1	1.8
60-69세	52.7	1.4
70-79세	83.5	0.9
80세 이상	123.3	1.8

자료: 통계청, 2011: 16.

3) 가족의 해체

외환위기 이후 큰 변화는 가족에서 나타났다. 이혼을 통한 가족해체가 급증하면서, 한국은 아시아에서 이혼율이 가장 높은 사회가 되었고, 대부분의 서구 사회들보다도 이혼율이 더 높은 사회로 탈바꿈했다. 1970년대 한국의 이혼율은 인구 1,000명당 0.4명으로 OECD 평균 1.1의 1/3 수준에 불과하였다. 1980년대 한국의 이혼율은 OECD 절반 수준으로 상승하였지만, OECD 여러 나라들에서 평균 이혼율이 전체적으로 상승했다는 점을 고려하면, 한국에서도 이혼율이 어느 정도 증가했다는 것을 알 수 있다. 1989년 인구 1,000명 당 1명으로 1970년에 비해서 2.5배로 한국의 이혼율이 증가하였다. 보다 결정적인 이혼율 증가는 1997년 외환위기를 계기로 이루어졌다. 2003년 한국의 이혼율은 3.5명으로 증가하여 OECD 평균을 크게 웃돌았고, 최고 높은 이혼율을 보여주었던 미국의 3.8명 다음으로 OECD에서 가장 높은 이혼율을 보여주었다. 이후 약간 감소추세로 돌아섰으나, 한국의 이혼율은 아직도 OECD 평균보다 훨씬 높은 수준을 유지하고 있다. 2005년도 현재 한국의 이혼율은 2.6으로 OECD 국가들 가운데 4위를 차지했다. 이혼이 서양 사람들의 일이라고 여겨왔던 많은 한국사회에서 이러한 이혼율 증가추세는 놀라운 변화라고 볼 수 있다.

이러한 이혼율 폭증을 경험하면서, 이혼은 서양 사람들의 일이라고 생각했던 많은 한국인들에게 결혼과 이혼에 대한 인식 변화를 가져왔다. 서구에서 이혼은 1960년대 후반부터 급증하기 시작했다. 특히 미국의 경우 이혼혁명(divorce revolution)이라고 불리는 폭발적인 이혼증가가 1960년대부터 나타났다(Weitzman, 1985). 1960년부터 1980년 사이에 미국의 이혼율은 2.5배 증가하였다. 미국의 이혼율은 경제호황기에 더 높았고, 불황기에 낮아졌다. 백년해로를 결혼의 규범으로 삼았던 한국사회에서 서구 사회보다 더 높은 이혼율은 현재 한국의 가족제도와 결혼제도가 직면하고 있는 심각한 위기상황을 단적으로 보여준다.

이혼은 부부 당사자들의 선택과 관련된 문제이고, 가정폭력과 같은 피치 못할 사정으로 인하여 이혼이 행복을 추구하기 위한 유력한 선택이 될 수 있다. 여기서 문제가 되는 것은 이혼의 결과로 나타나는 사회적 차원의 문제이다. 이혼으로 인하여 한부모 가정이 증가하면서 자녀의 보육과 돌봄과 관련하여 여러 가지 사회문제가 발생하고 있다. 돌봄을 제대로 받지 못하고 방치된 아동이 점차 늘어나면서 아동 방치, 아동 학대나 아동 일탈 등이 나타날 수 있기 때문이다. 2008년 보살핌이 필요한 아동은 전국적으로 102만 명에 달하는 것으로 밝혀졌다(보건복지가족부, 2009)

〈표 5〉 한부모 가구 현황 (단위, 1,000가구, %)

연도	총가구수	한부모 가구		
		계	모자가구	부자가구
1985	9,571	848(8.9)	-	-
1990	11,355	889(7.8)	-	-
1995	12,958	960(7.4)	788(82.1)	172(17.9)
2000	14,312	1,124(7.9)	904(80.4)	220(19.6)
2005	15,887	1,370(8.6)	1,083(79.1)	287(20.9)

자료: 통계청

과거 한부모 가구의 형성 이유는 주로 사별을 통해서 이루어졌지만, 오늘날 이혼도 큰 비중을 차지하기 시작했다. 1985년 한부모 가구의 74.6%가 사별을 통해서 형성되었고, 이혼의 비중은 8.4%에 불과하였다. 그러나 2005년 한부모 가구의 48.1%가

사별을 통해서, 그리고 38.4%가 이혼을 통해서 이루어져서 이혼이 한부모 가구 형성의 큰 원인이 되었음을 알 수 있다. 이혼으로 인한 한부모 가구는 1985년 5만 가구였으나, 2005년 39만 9천 가구로 늘어서 20년 사이 800% 증가하여 매년 평균적으로 40% 정도의 높은 증가 추세를 보여주고 있다(통계청, 2006).

가족의 변화는 연쇄적인 변화를 촉발시킨다. 가족이 모든 변화에 대응하는 가장 기초적인 조직이나 행위주체이기 때문에, 가족의 변화는 다양한 사회문제와 관련을 맺는다. 가족주의나 가족 이기주의가 대체로 중산층 핵가족의 속성을 대표하고 있지만, 가족의 다양화로 인하여 가족의 기본적인 기능조차 제대로 이루어지지 않는 가족이 늘어나고 있다.

<그림 4>는 한국의 가구 구성 변화는 현재 진행되고 있는 한국 가족의 변화를 포괄적으로 보여주고 있다. 1인 가구가 외환위기 보다 2배 이상 증가하였다. 1인 가구는 매년 평균적으로 0.8% 증가 추세를 보여주고 있다. 1인 가구의 증가는 이혼으로 인한 1인 가구뿐만 아니라 배우자 사망으로 인한 독거노인의 경우도 포함되기 때문에 1인 가구의 증가가 모두 이혼으로 인한 것은 아니다. 그러나 이혼율의 급증으로 인하여 가구 구성상의 변화를 1인 가구 증가가 포함하고 있다는 점에서 여러 가지 시사점을 지니고 있다.

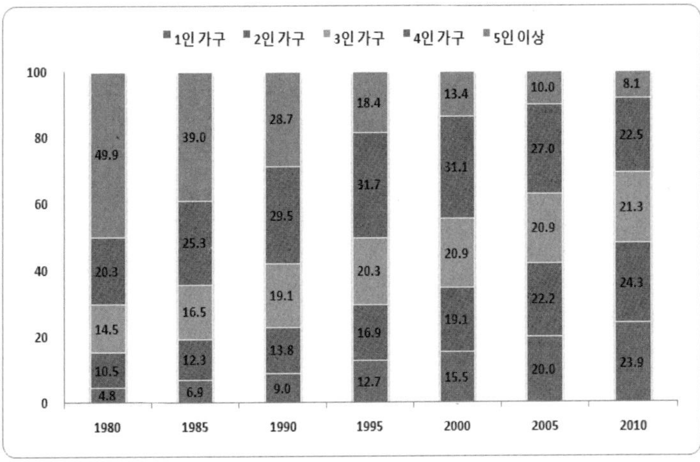

〈그림 4〉 한국의 가구 구성, 2010년

자료: 통계청, 2010 전수조사(가구, 주택부문) 보도자료. 2011년 7월 7일.

4) 저출산과 고령화

저출산과 고령화는 21세기 한국사회 변화의 향방을 결정짓는 중요한 요인으로 등장하였다. 저출산은 이미 90년대 초부터 시작되었고, 고령화는 21세기 들어서 빠르게 진행되고 있다. 취업의 어려움이나 주택 문제 등으로 청년층 삶의 불안정이 커지면서 결혼이 늦어지고, 비혼율이 높아지면서, 결과적으로 출산율이 낮아지고 있다. 현재 한국은 도시국가인 홍콩을 제외하고 세계에서 가장 낮은 출산율을 보이고 있다. 반면에, 한국은 세계에서 가장 빠른 고령화 속도를 보이면서 노인인구의 비중이 급격하게 증가하고 있다. 노인인구의 증가속도는 유럽의 4배 정도로 빠르게 이루어지고 있으며, 인구 고령화 문제는 심각한 미래 한국의 문제로 대두되고 있다. 머지않아 2016년부터 경제활동을 할 수 있는 생산인구가 감소할 것으로 기대되며, 2018년에 이르러서는 부양인구인 노인인구가 전체 인구 가운데 14%를 넘어서는 고령사회로 진입할 것으로 기대된다(인구보건연구원, 2007). 또한 2019년부터는 전체 인구의 감소가 이루어질 것으로 예상되어, 경제성장 잠재력도 약화될 것으로 우려된다. 90년대 초반까지 산아제한을 통해서 인구 억제책을 정부 차원에서 실시했던 한국사회에서 이러한 변화는 당황스러운 변화임에 틀림없다.

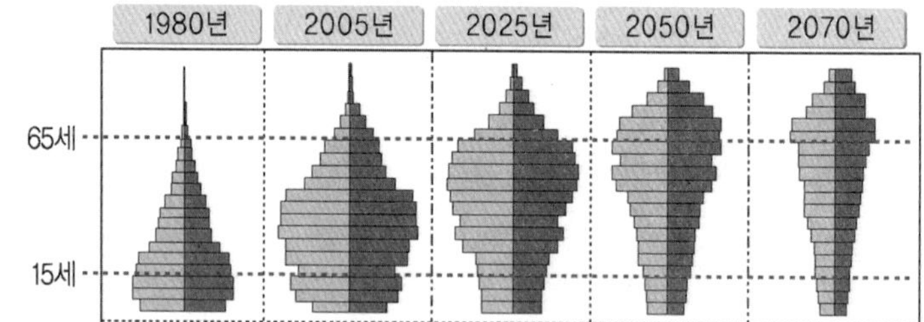

	1980년	2005년	2025년	2050년	2070년
총인구 (만명)	3,741	4,829	4,984	4,235	3,123
생산가능인구 (만명)	2,330	3,467	3,404	2,276	1,565
노인인구 (만명)	145	438	992	1,579	1,273
노년부양비	6.2	12.6	29.1	69.4	81.3

〈그림 5〉 한국의 인구변화 추이(1980-2070)

자료: 보건사회연구원(2007), 저출산의 사회적 영향과 대책, 20쪽.

저출산과 고령화 속도는 맞물려 있다. 저출산으로 인하여 고령화가 더 빠르게 진행되고 있는 것이다. 전체 인구 증가는 둔화되면서 수명이 길어지고 있고 또한 아동은 줄어들고 있지만, 노인인구가 급증하고 있어서 고령화 지수는 더욱 빠르게 증가하고 있다. 그러므로 저출산과 고령화는 외형적으로 서로 다른 차원의 사회현상이지만, 두 가지는 서로 밀접하게 관련되어 있는 현상이라고 볼 수 있다. 다른 한편, 평균적인 수명이 길어지지만, 직장에서 퇴직을 하게 되는 퇴직 연령은 더 짧아지고 있어서, 노후불안이 더욱 더 커지고 있다. 그러므로 젊은 부부들은 자신들의 노후 보장과 더불어 자녀 교육비용까지 부담해야 하는 상황이 벌어지면서 가능한 한 적은 수의 자녀를 낳고 그들에게 자원을 집중시키는 경향을 보이고 있다. 또한 맞벌이 부부들의 경우, 여성이 계속해서 경제활동을 해야 하지만, 대단히 부족한 공공탁아와 보육시설과 높은 사교육비 때문에, 임신과 출산을 꺼리고 있다. 맞벌이를 해야만 하는 사회경제적 변화가 일어나고 있지만, 이러한 변화에 걸맞은 복지제도가 발달하지 않아서 출산율은 높아지지 않고 있다. 사회 전반적으로 제도적 지체 현상으로 인한 여러 가지 부작용이 나타나고 있는 것이다.

저출산과 고령화는 시한폭탄으로 다가오고 있다. 저출산 문제는 벌써 다양한 파급효과를 낳고 있다. 신생아가 1970년대 100만 명에서 2010년에는 44만 명으로 줄어들면서, 각종 산부인과와 분유산업과 같은 유아 관련 산업이 쇠퇴하고 있고, 초등학교 수도 줄어들고 있으며, 중학교와 고등학교 그리고 대학으로 그

여파가 확산되고 있다. 또한 주택수요도 변화하여 대형 아파트보다 중소형 아파트를 선호하는 추세가 강화되고 있어서 주택시장도 영향을 받고 있다. 더 나아가 노동력 공급의 축소와 구매력의 감소로 한국 경제 전체가 위축될 수밖에 없는 새로운 변화가 나타나고 있다. 노동력 인구가 감소하면서 경제가 위축되는 경향과 더불어 수요까지 감소하여 한국 경제의 앞날이 매우 어두워지고 있다.

03 가족에서 개인으로 혹은 가족에서 공동체로

거시적인 사회문제들의 미시적인 토대는 가족의 변화이다. 가족이 사회를 구성하는 기본 단위일 뿐만 아니라, 가족이 모든 사회문제의 출발점이기 때문이다. 가족은 거시적인 사회변화에 대응하는 기본 사회 단위이자, 가족의 변화가 또 다시 사회의 변화를 촉발시킨다는 점에서 가족은 모든 사회문제의 핵심이다. 가족이 해체되는 경우 개인에 대한 보호막은 사라지게 된다. 최근 늘어나고 있는 거리에 버려진 노인과 아동의 문제는 사회적 안전망이 부재한 사회에서 가족이 해체되었을 때 나타나는 대표적인 사회문제이다(이용권, 2010).

그러나 전통사회에서 가족과 사회 사이에 지역 공동체가 존재해왔다. 가족이 어려웠을 때, 친인척뿐만 아니라 이웃이 돕는 지역 공동체가 형성되었었다. 그러나 산업화와 도시화로 특징지어지는 한국의 근대화 과정에서 이러한 지역 공동체는 거의 사라졌다. 농촌에서 도시로 대규모 인구이동이 이루어졌고, 도시 내에서는 자주 이사를 하는 경우가 많아서 지리적인 지역에 근거한 이웃과의 관계가 발전되기 어렵게 되었다. 즉, 지역에 기반을 둔 지역공동체는 점차 사라지게 되었다. 모두가 모두에게 타인이 되는 새로운 사회가 형성되었다. 이는 서울과 같은 대도시의 아파트 거주단지에서 나타나는 이웃에 대한 무관심과 면접적 관계의 소멸로 전통적인 지역 공동체에서 발견되는 사회적 자본이 크게 약화되는 결과를 낳았다.

한국의 근대화 과정에서 나타난 사회적인 변화들은 최근 미국의 정치학자 퍼트남(Robert D. Putnam)이 관찰한 미국사회의 변화에서 나타난 것과 유사한 속성을 지니고 있다. 퍼트남은 그의 저서 Bowling Alone(2000)에서 오늘날 미국 사회에서 다른 사람들과의 관계가 지속적으로 줄어들면서 개인화가 가속적으로 일어나 미국의 전통적인 공동체가 무너지고 있다고 진단했다. 이웃을 모르고, 친구들과도 덜 만나며, 가족들과의 관계도 약화되고 있고, 집단적인 활동 참여도도 낮아지고 있다고 진단하고, 이러한 변화가 사회의 토대를 이루고 있는 사회적 자본의 약화를 가져왔다고 주장한다. 더 나아가 이러한 사회자본의 약화가 공적인 것에 대한 시민적 관심을 약화시키고 궁극적으로 미국의 민주주의를 약화시키고 있다고 보았다.

한국에서 일어난 변화와 미국에서 일어난 변화의 내용은 약간 다르다. 미국에서 나타난 변화가 전형적으로 가족의 전통적 의미를 약화시키고 개인을 중심으로 하는 개인화(individualization)라고 부를 수 있다면, 한국에서 나타난 변화를 가족주의를 바탕으로 한 개인화라고 부를 수 있다. 가족 이기주의로 불리는 가족중심 사고 속에서 자녀들에 대한 과도한 관심과 투자가 이루어지고 있기 때문에, 자녀들은 독립적인 개체로서 성장하기 보다는 종속적이고 의존적인 존재로 성장하기 쉽다.* 그러나 개인들이 자신의 세계를 구축하는 방식은 매우 유사하다. 가족과 이웃과의 상호작용보다는 개인화된 매체인 인터넷, 이동전화나 TV에 의존하며, 다른 사람들과의 네트워크가 점차 약화되고 있다는 점 등은 공통적으로 발견되는 변화라고 볼 수 있다. 다른 사람에 대한 배려나 공적인 문제에 대한 관심을 갖지 않고, 오직 자신의 관심과 이익이 되는 일에만 매몰되는 현상은 한국이나 미국에서 점차 강화되고 있는 공통적인 추세라고 볼 수 있다.

한국사회에서 나타나고 있는 새로운 가족 차원의 변화는 자녀에 대한 부모의 과잉 간섭과 간섭할 부모가 없거나 간섭할 수 없는 여건의 부재라는 양극화된 가족 형태가 대두되고 있다는 점이다. 교육마마-마마보이로 대변되는 중산층 가족과 자녀에 대한 돌봄이 부족한 조손가족이나 한부모 가족 등으로 가족이 양극화되고 있다.

* '마마보이'는 이러한 유형의 아이들을 지칭하는 대표적인 용어이다.

1) 안전판으로서의 가족

가족은 전통적으로 경제적, 사회적, 심리적 안전판으로 기능해왔다. 개인들의 안전은 태어나서 죽을 때까지 가족이라는 제도를 통해서 보장이 되고, 가족을 통해서 사회와 만나게 된다. 그러므로 가족은 개인들이 마지막으로 의존할 수 있는 오래된 조직이다.

그러나 현대 가족의 기능 변화는 거스를 수 없는 흐름이 되었다. 노인에 대한 봉양이나 교육의 기능과 사회적 안전망으로써의 가족의 기능이 일부 사회 집단들에게서는 현저하게 약화되었다. 가족이 감당할 수 없는 부담이 새로이 등장하였다. 그러므로 가족 스스로가 아니라 사회적인 차원에서 해결할 수 있는 새로운 모색이 필요한 때가 되었다.

농업사회에서 가족은 자녀 출산과 양육, 교육, 일자리 제공, 심리적 안전망, 노부모 부양까지 모든 것을 담당하였지만, 오늘날 가족은 그 중에서 일부 기능만 담당하고 있다. 교육은 교육기관이 담당하고 있고, 일자리는 기업과 공공부문을 포함한 사회가 제공하고 있고, 심리적 안전망은 종교기관이나 상담기관이 제공하고 있다. 그러나 한국에서는 출산과 양육 그리고 노부모 봉양까지는 아직까지도 가족이 담당하고 있다.

그러나 한국에서도 여성들의 경제활동 참가가 늘어나면서, 가정에서 여성이 출산과 자녀 양육을 모두 담당하는 것이 매우 어려워졌다. 일과 가정의 양립이 현실적으로 어렵기 때문에 출산과 더불어 직장을 그만두는 여성들이 많아서 여성들의 경제활동 참가 패턴은 M자 모양을 보여주고 있다. 또한 자녀수가 줄어들면서 노부모 봉양을 책임져야 할 자녀의 부담은 더욱 더 커지고 있다.

한국보다 먼저 산업화를 겪은 서구에서는 자녀 양육과 노부모 봉양도 개별 가족 수준에서 벗어나 공적인 방식으로 이루어지고 있다. 이제 한국에서도 서구와 같은 제도적인 해법이 요구되고 있다. 가족의 변화로 인하여 더 이상 가족이 자녀 양육과 노부모 봉양을 모두 담담할 수 없는 상황에 이르렀기 때문에 새로운 접근이 요구되고 있는 것이다.

노인 자살률 급증 현상은 더 이상 노인문제가 노인이 있는 가족의 문제가 아니라 사회문제라는 사실을 잘 보여준다. 경제적인 어려움이나 가족의 여건 미비로 인하여 노부모를 모실 수 없는 가족의 경우, 노환으로 인한 각종 문제(치매, 신체 마비, 행동 부자유 등)를 감당할 수 없는 가족들이 많다. 현실적으로 맞벌이 부부의 경우 노부모 봉양은 불가능하다. 또한 자녀수가 급격히 줄어들면서 한두 명의 자녀가 노부모를 부양하거나 봉양하는 것은 불가능하게 되었다. 그러므로 현재 한국의 가족이 직면하고 있는 새로운 도전들은 이전의 방식으로는 해결하기 어려운 새로운 과제들이다.

더군다나 부부갈등이 심한 경우나 이혼하여 한부모 가정이 된 경우, 이혼한 자녀가 노부모를 모시는 것은 더더욱 어렵다. 현재 일어나고 있는 가족해체의 문제는 국가적인 차원에서 대응하지 않으면, 대단히 부정적인 연쇄반응을 일으켜 향후 해결할 수 없는 상황에 이르게 될 것이다. 더 나아가 각종 사회적 위험으로 부모를 동시에 잃어버리는 경우도 흔해졌다. 자동차 사고 등으로 부모 동시 사망이 이루어지는 경우, 조손가정이 만들어질 수밖에 없는 경우도 생겨났다.

2) 가족과 사회의 공존

출산, 취업, 결혼과 사망은 모든 개인들이 피할 수 없는 불가피한 인간사이자 가족과 관련된 생애과정의 일부분들이다. 이러한 과정에서 발생하는 여러 형태의 문제로 인하여 자살이나 가족해체가 나타나고 있다. 자살이나 가족해체 현상이 병리적인 현상이라면, 이에 대응하는 새로운 인식과 접근이 필요하다. 가족을 통해서 사회문제를 해결하는 것이 필요하다는 새로운 인식과 더불어 정부 정책이나 시민단체 활동을 통한 사회문제 해결이 요구된다.

정부정책 차원에서 사회적 안전망을 구축하는 것이 필요하다. 구체적으로 가족 수준에서 가족의 변화를 고려하면서 동시에 가족 수준에 영향을 미칠 수 있는 가족 중심 접근(family centered approach)이 필요하다. 과거 한국의 경우 가족정책은 가족 복지정책이 아니라 주로 산아제한 정책으로 인식되었다. 이제 가족정책은 사회의 기본 단위로서의 가족을 보다 보편적인 관점에서 접근하면서, 변화된 사회에 적응할 수 있는 새로운 형태의 양성평

등 가족을 육성하는 것이다. 구체적으로 탁아와 보육의 공공화를 통하여 여성의 능력을 발휘할 수 있는 조건을 만들고, 노인문제를 해결하기 위한 국가정책이 요구된다.

노인문제를 개별 가족만의 문제라고 생각했던 과거시대의 인식에서 벗어나 노인문제를 한국사회 전체 차원에서 삶의 질을 제고하기 위한 과제로 접근하여 보다 심도 있게 다룰 필요가 있다. 노인문제는 생물학적인 고령화 문제가 아니라 사회 및 경제와 관련된 문제라는 인식이 필요하다. 그리고 더 이상 개별 가족이 해결해야 할 문제가 아니라는 점도 강조될 필요가 있다.

개인-가족-사회의 균형적인 발전을 위해서 필요한 것은 복지이다. 역설적으로 개인-가족-사회의 균형이 깨지게 된 것은 부와 성공을 강렬하게 추구하는 열망과 노력의 결과였고, 이제 그것은 분명한 한계를 보이고 있고, 새로운 혁신을 모색할 때가 되었다. 그 혁신의 핵심은 새로운 공동체의 모색이다. 전통적인 지역공동체가 사라진 현재 도시에서 지역 주민들의 상호교류를 증대시키고, 사회적 네트워크를 만드는 일은 현재 대부분의 가정이 안고 있는 공통의 문제를 해결하기 위한 모색을 통해서 가능하다. 보육과 탁아, 노인 돌봄 등은 모든 가정이 직면하고 있는 과제들이다. 생애과정에서 각기 다른 위치에 있는 사람들의 경우 각기 직면하고 있는 문제가 다르지만, 모든 가정에서 비슷한 문제들을 경험하고 있다는 점에서 지역을 중심으로 새로운 해결책이 필요하고, 모두가 공감할 수 있는 일이기도 하다.

경제성장이 아니라 사회성장을 위해서 지역주민들이 직면

하고 있는 문제들을 공동으로 해결하기 위한 노력이 경주된다면, 중앙정부, 지방정부와 시민단체와 지역 주민들의 협치를 통하여 새로운 공동체가 기능적으로 만들어질 수 있다. 개인화되고 소외된 주민들이 자신들의 문제를 집단적으로 해결하는 경험을 통해서 개인과 집단의 역량강화가 이루어질 것이고, 주민들 사이의 상호 신뢰가 증대될 수 있다. 끊임없는 경쟁이 아니라 상호 이해와 배려를 통한 새로운 지역 공동체가 도시에서 만들어질 수 있다.

04 결론

오늘날 한국사회는 복합적인 변화를 겪고 있다. 예측하지 못한 심각한 사회문제들이 한꺼번에 대두되면서, 한국은 사회위기를 맞고 있다. 그리하여 그동안 중요한 성과로 간주된 경제성장 자체도 점차 어려워지는 상황을 맞고 있다. 과거와 같이 거시적인 차원에서 양적인 경제성장만 이룩하면 선진국이 될 수 있을 것이라는 단순한 믿음은 더 이상 유지되기 힘들어졌다. 현재 한국사회가 직면하고 있는 전환기적인 '사회적 위기'를 슬기롭게 극복하지 못하고는 더 이상 경제도 성장하기 어려운 상황에 도달하였고, 개발도상국에서 선진국으로 진입할 수는 더 더욱 불가능해졌다.

지금까지 가족은 모든 짐을 떠안은 조직이었다. 가족이 자녀 양육, 교육과 노인 봉양 모두를 책임졌다. 그러나 가족 구성이 급속하게 바뀌고 있고, 가족해체가 심화되면서 가족은 더 이상 여러 기능을 담당할 수 없는 상황에 이르렀다. 오늘날 한국 가족이 처한 상황을 방치하고서는 현재 한국사회가 직면하고 있는 수많은 사회문제들(저출산, 고령화, 자살, 빈곤 등)을 해결할 수 없는 상태에 이르렀다. 이미 전통적인 공동체는 사라졌고, 가족 중심의 사회가 형성되었지만, 가족의 위기가 도래하였다. 중산층 가족이 줄어들고 있고, 단독가구가 늘어나면서 가족은 이제 모든 사회문제의 핵으로 등장했다. 사회문제를 해결하기 위해서는 개인 차원이 아니라 사회 차원에서 가족의 문제를 인식하고 그 해결책을 모색할 필요가 있다. 문제의 해결은 가족의 기능을 정상화시킬 수 있는 방안에 달려 있다. 다원화되고 있는 가족이 각기 다른 방식으로 사회경제적 변화에 적응하고 또한 대응할 수 있는 역량과 기능을 확보하는 것이 필요하다. 그리고 더 나아가 가족을 넘어선 공동체의 형성이 요구된다. 그 공동체는 전통적인 지역공동체가 아니라 개인이나 가족의 문제를 집단적으로 해결하기 위한 공동체이며, 중앙정부, 지방정부, 시민사회 등과의 협력을 통해서 사회문제를 해결하기 위한 새로운 공동체가 되어야 할 것이다.

사회적 위기의 해결 방안은 궁극적으로 정부의 적절한 역할에 달려 있다. 개인과 가족이 해결할 수 없는 문제들에 대한 정부 차원의 정책적, 제도적 개입을 통해서 사회적 위기의 해결과 더불어 한국사회의 지속가능성을 추구해야 할 것이다. 먼저 사회적 위기의 원인을 밝히고 위기를 극복할 수 있는 새로운 통합적 해결책이 요구되는 시기이다. 이미 우리보다 먼저 이러한 문제들을 경험했고 또 해결책을 모색한 선진국의 경험이 우리에게 타산지석이 될 것이다. 경제적인 차원에서 양적 성장만을 추구했던 과거의 패러다임에서 벗어나 새로운 질적 도약을 모색하기 위한 종합과학적 패러다임이 필요하다.

참 · 고 · 문 · 헌

기획재정부(2010). 2009년 1인당 국민소득 하락 원인 및 2010년 전망. 보도참고자료, 2010년 3월 26일.

김왕배(2010). 자살과 해체사회. 정신문화연구, 119, 195- 224.

노대명, 강신욱, 최현서, 류만희, 이병희, 이상은, 전지현(2009). 근로빈곤층을 위한 자립촉진지원제도 도입방안. 한국보건사회연구원 정책보고서, 2009-69.

박진희, 김용현(2010). 경제활동 및 직업이력 유형별 경력개발경로 분석: 경력초기를 중심으로. 연구자료 2010-12, 한국고용정보원.

보건복지가족부(2009). 2008년 한국 아동청소년종합실태조사 결과, 보도자료.

신광영(2011). 한국의 성별 임금격차: 차이와 차별. 한국사회학, 45(4), 97-127.

신동준(2004). 살인과 자살의 문화적·사회구조적 원인: 머튼의 아노미이론검증을 위한 국가간 비교 연구. 한국사회학, 38(44), 33-71.

유경현, 노용환(2006). 국가별 패널자료를 이용한 자살률 결정요인 분석. 한국경제연구, 18, 59-78.

은기수(2005). 경제적 양극화와 자살의 상관성: 1997년 외환위기를 전후하여. 한국인구학, 28(2), 97-129.

이용권(2010). 거리 방치된 노인·아동 1년 새 2배 이상 늘었다. 문화일보 2010년 1월 12일.

인구보건연구원(2007). 저출산의 사회적 영향과 대책. 서울: 보건사회연구원.

통계청(1990). 한국의 사회지표 1990. 서울: 통계청.

______(2006). 한국의 사회지표 2006. 서울: 통계청.

______(2009). 한국의 사회지표 2009. 서울: 통계청.

______(2011). 2010 전수조사.

______(2011). 2010년 사망원인통계 결과. 보도자료.

Copeland, Graig(2007). Employee Tenure, 2006. *EBRI Notes, 28(2)*, 2-11.

Ingelhart, Ronald(1997). *Modernization and Post-modernization: Cultural, Economic and Political Changes in 43 Societies*. New Jersey: Princeton University Press.

Maddison, Agnus(2007). *Contours of the World Economy 1-2030 AD: Eassays in Macro-economic History*. Oxford: Oxford University Press.

OECD(2009a). *OECD Economic Outlook 2009*. Paris: OECD.

______(2009b). *OECD Health at Glance 2009*. Paris: OECD.

Putnam, Robert D.(2000). *Bowling Alone: The Collapse and Revival of*

American Community. New York: Simon & Schuster.

Rosenfeld, Richard, Steven F. Messner, Eric P. Baumer(2001). Social Capital and Homicide. *Social Forces, 80(1)*, 283-310.

Weitzman, Lenore J.(1985). *The divorce revolution: The unexpected social and economic consequences for women and children in America*. New York: Free Press.

지명토론

'한국사회 병리 현상: 개인, 가족과 사회'에 대한 토론

박 성 익*
(서울대 교육학과)

발표자께서는 사회학적 관점에서 '개인, 사회와 사회병리'의 세 요인들이 상호 인과적 관계에 놓여 있는 것으로 분석하고 있다. 토론자도 타당한 관점이라고 공감한다. 그 이유는 역설적으로 사회병리가 있기 때문에, '사람'이 있는 것이 아니라, '사람'이 있기 때문에 사회가 있고 사회병리가 나타나는 것이며, 사회병리도 결국 '사람'의 삶과 관련된 문제라고 볼 수 있기 때문이다. 발표자께서는 우리나라의 사회병리현상에 대하여 다양한 통계자료를 근거로 분석적 기술방법에 의하여 우리나라의 사회적 병리현상이 다른 OECD 국가들에 비해 매우 심각한 수준에 있음을 분석·제시하고 있다. 발표내용에 대해서 토론자도 상당부분 공감하며, 이해를 달리하는 몇 가지 점을 논의하면서 토론자의 역할에 대신하고자 한다.

---

* 박성익(朴成益), 미국 University of Minnesota(Ph.D.), (현) 서울대학교 교육학과 교수, (전) 서울대학교 교육연구소장, 서울대학교 교육행정연수원장, seongik@snu.ac.kr

발표자께서는 우리나라의 사회적 병리현상을 가져온 직접적인 계기가 경제위기라는 전제하에서 비교 시점을 1997년과 2008년으로 삼고 있다. 두 차례의 경제위기는 단지 우리나라만이 겪은 것은 아니었다. 1997년 외환위기는 태국의 바트화 폭락사태로 인해 동아시아 국가들이 겪은 것으로, 우리나라가 가장 심각하였으나 이러한 외환위기를 가장 빠르게 잘 극복한 것도 우리나라이었다. 또한 2008년 경제위기는 미국의 서브프라임 금융위기로 인해 전 세계적으로 몰아닥친 것이었다. 그러나 이러한 경제위기 속에서도 다른 나라에 비해 우리나라는 비교적 높은 경제성장률을 경험하였다. 그리고 2011년에 다시 세계경제가 어려워지고 있는 시점에서도 우리나라는 비록 많은 타격과 영향력을 받으면서도 경제위기를 잘 견디어 나가고 있는 국가로 평가받고 있다(발표자께서는 우리나라가 개발도상국에서 선진국으로 진입하는 것이 더더욱 불가능해지고 있다는 견해를 결론 부분에서 언급하고 있지만, 우리나라는 이미 G20 국가이며 경제규모가 세계 10위권에 들고 있는 당당한 OECD 국가이다). 따라서 경제위기를 극복해 나가는 과정에서 발생하고 있는 포스트포디즘(PostFordism)의 자본주의 특성을 고려하면서 노동시장의 문제점, 노동계층의 소득 불균형, 임금격차 등을 이해할 수도 있을 것이라는 것이 토론자의 시각이다. 또한 1997년 외환위기의 여파에 따른 영향력은 2000년대 들어오면서 상당한 정도로 극복되었으며, 따라서 2000년대에 나타난 우리 사회의 급격한 변화는 경제적인 문제에 의해서도 일부 기인하였다고 볼 수 있겠지만, 한편으로는 급진전되고 있는 세계화 물결 속에서 너무나도 빨리 확산되고 있는 정보통신기술과 인터넷 사용, 대중문화의 보급 및 과거와는 다른 21세기의 새로운 환경에 적응하면서 구조적으로 발생한 문제들이라고 보아야 할 것이다. 이와 같은 문제 인식과 관점 하에서 발표자께서 언급한 내용들에 대해 몇 가지 논의해 보고자 한다.

첫째, 불평등과 빈곤 문제에 대한 발표 내용의 <표 2>를 보면, 우리나라 근로자들의 소득 불평등과 저임금 비율은 OECD 국가들 중에서 가장 높은 것으로 나타나고 있어서, 마치 우리나라가 가장 불평등이 심한 국가로 인지하게 한다. 그러나 불평등 수준에 대한 해석은 어떤 자료를 이용하는가에 따라서 상당히 달라질 수 있다. 일례로 UNDP에서는 세계 220여 개 국가들을 대상으로 소득, 건강, 교육 부문을 통합한 지표인 인간개발지수(Human Development Index: HDI)를 산출하여 5개 그룹으로 분류하고 있다. HDI 최상위 그룹에는 우리나라를 포함한 32개 국가들이 포함된다. 32개 국가들의 1인당 국민소득(GDP per capita)을 기준으로 한 소득 불평등지수인 지니계수를 보면, 홍콩의 지니계수가 0.434로 가장 높으며, 미국은 0.41로 3위를 나타내며, 덴마크, 일본이 0.25로 가장 낮다. 우리나라는 0.316으로 16위를 나타내서 중간 수준에 속한다는 사실을 경시할 필요는 없을 것이다.

둘째, 발표자께서는 우리나라 자살률이 최근에 들어와 급격하게 매우 높아지고 있으며, 노인 자살률은 정말 심각한 상태임을 잘 예시하고 있다. 그리고 발표자께서는 2008년 경제위기를 겪으면서 OECD 국가 중에서 자살률이 가장 높아졌다고 해석하고 있다. 즉, 모든 사회적 병리현상을 가져온 것이 경제위기라는 전제하에서 논리를 전개하고 있다. 그렇다면 경제위기를 상당히 더 심각하게 겪은 국가라면 더 자살률이 높아야 하지 않는가? 또한 우리나라의 경우 2008년에 비해 오히려 더 심각하게 외환위기를 겪었던 1997년 전후로 자살률은 더 높아졌어야만 할 것이지만 실제로는 그렇지 않았다. 우리나라의 자살률이 2000년대 중반 이후 더 급격하게 높아지고 있고 특히 연예인이나 사회 지도층들에서의 자살도 늘어나고 있다. 따라서 2000년대 후반에 들어와 더욱 높아지고 있는 자살률에 대한 원인 분석은 보다 더 다각적이고 심층적인 분석과 해석이 이루어져야 할 것이다.

셋째, 가족 해체와 이혼, 저출산, 고령화 문제는 비단 우리나라만이 겪는 문제는 아니다. 그러나 이러한 문제에 대해 우리나라에서 더욱 심각하게 바라보아야 하는 것은 우리 사회가 유럽을 비롯한 선진국 사회와는 근본적으로 너무 많은 차이를 보이고 있기 때문이다. 우리나라의 경우 불과 40여 년 동안 고출산-고사망에서 저출산-저사망으로의 인구변천과정을 경험하였다(선진국의 경우 대개 100-200년 동안에 걸쳐서 변천되었음). 최근에 나타나고 있는 저출산과 고령화 추세도 세계에서 가장 빠른 속도로 진전되고 있다는 점도 특이하다. 그렇기 때문에 선진국의 사례를 통해 입증된 정책적 제안이나 전략을 도입하는 것은 적절하지 않으며, 도입한다고 하더라도 그 실효성을 얻기가 어려울 가능성이 많다. 그리고 가족해체와 이혼, 저출산, 고령화 문제를 해결하는 데 있어서, 한국사회는 전통적으로 유교 사상을 바탕으로 이루어졌으며, 혈연(血緣)을 기반으로 공동체가 형성되었다는 점도 기독교 사상과 지연(地緣)을 기반으로 공동체가 형성된 유럽 국가들과는 너무나도 다르다는 점을 간과해서는 안 될 것이다.

가족 해체, 이혼, 저출산, 고령화 현상은 서로 상호 연관되어 있으면서 순환되는 과정이므로 이들이 미래에 미치는 영향력은 너무나도 크며 다방면에서 나타날 것이기 때문에 그 심각성은 아무리 강조해도 부족할 것이다. 그러나 이러한 현상이 왜 나타나고 있는가에 대한 원인을 규명하는 것은 그리 쉽지 않다. 왜냐하면 이러한 사회적 현상을 가져오는 요인들이 서로 인과적인 관계를 갖고 누적적 순환과정을 통해 심화되기 때문이다. 따라서 단지 이러한 현상들을 촉발한 계기가 경제위기였다고 하더라도 경제위기로 인해 이러한 문제점이 발생한 것만은 아니며, 따라서 그 처방도 경제적 접근으로만은 매우 어려울 것이라고 판단된다.

우리 사회가 이러한 문제에 대한 진단과 처방을 내리는데 있어서 정책 결정자들의 태도가 미온적인 것 같고 또한 역량이 부족한 탓으로 돌릴 수 있으나, 가장 어려운 점은 이러한 현상들이 세계 어느 나라에서도 경험하지 못한 매우 급속한 속도로 진전되고 있기 때문에, 미처 정확한 진단도 내리지 못한 채 급한 처방을 하고 있다는 점도 매우 안타까운 현실이다. 너무나 한꺼번에 모든 것이 밀어 닥치면 제 아무리 좋은 정책이나 방법들을 동원해도 그 문제를 해결하기는 역부족이다. 더군다나 최근에는 서로 이해관계가 다른 그룹들 간에 대화보다는 서로 자기의 이익을 위한 집단 이기주의로 인해 사회복지정책을 실행하는 것이 다른 나라들에 비해 더 어려움을 가중시키고 있다는 점도 한국사회가 지니고 있는 난제 중의 난제이다.

넷째, 발표자께서는 사회적 병리현상을 해결하기 위한 대안으로 새로운 공동체를 모색하여야 한다고 제안하였다. 즉, 주민들의 교류와 사회적 네트워크를 통한 대화와 관심과 공동체 의식이 배태된 새로운 공동체의 필요성을 강력하게 제안하고 있다. 원칙적으로 동의하는 바이지만 새로운 공동체를 만들기 위해서는 어떻게 접근하여야 하는가에 대해서는 잘 간파하기 어렵다. 아무리 이상적인 좋은 대안이라고 하더라도 그 실천성이 떨어지면 해결방안이 될 수 없다. 따라서 발표자께서 사회병리의 해법으로서 제안한 '새로운 공동체'의 개념과 실천 가능한 추진전략 등에 대해 우리나라의 사회적·문화적·경제적·교육적 특성을 반영하여 보다 구체적인 제안을 해주셨으면 하는 아쉬움이 있다.

끝으로, 우리 사회가 직면하고 있는 사회적 병리 현상을 해결하기 위해 학교교육이 무엇을 할 수 있는가에 대해 고민해보아야 할 것이다. 인간과 사회가 존재하는 한 사회병리현상의 문제는 일시적으로 나타나는 것이 아니고 지속적으로 변모해 가며 나타날 것이다. 새마을 운동의 보급, 가족계획 실천, 한강의 기적을 이룩한 경제발전, 88올림픽 개최, 2002 월드컵 개최, 2010 G20 정상회담 등을 보면 우리 국민만이 가지고 있는 저력과 결집력이 깔려 있다. 이러한 저력을 가져오는데 한국의 교육이 큰 몫을 담당해왔다는 점도 부인할 수 없을 것이다. 이와 같이 지난 반세기 동안 한국의 교육이 한국의 경제발전과 사회발전을 가져온 원동력이 되고 성장엔진으로 작용하였다. 현재 우리 사회에 나타나고 있는 사회병리 현상을 해결하는 데 있어서 학교교육은 과연 어떠한 역할과 기능을 담당해야 하는가를 새로운 시각에서 검토해 보아야 할 것이다. 또한 이러한 사회병리 현상을 보다 효과적으로 해결하는 데 있어서 교육· 사회· 경제· 문화· 정치 등 제반 분야의 전문가들이 융합적으로 접근하여 그 해법을 찾아내야만 할 때이다.

제2장

한국인의 정신건강과 행복

권 석 만*
(서울대 심리학과)

01 대한민국, 어디로 가고 있는가

대한민국은 지난 반세기 동안 눈부신 국가적 성장을 이루었다. 1960년대에 1인당 GDP가 200불 수준이었던 대한민국은 2010년에 20,000불 시대를 열었다. 대한민국의 경제규모는 세계 10위권에 육박하고 있으며 서구사회에서 수백 년에 걸쳐 이룬 민주화를 단기간에 이루어냈다. 모든 국가가 선망하는 하계올림픽, 월드컵대회, G20 정상회의를 개최하고 동계올림픽을 유치하는 쾌거를 이루었다. 대한민국의 문화적 역량은 한류바람을 타고 아시아를 넘어 세계로 뻗어가고 있으며 다양한 분야에서 탁월한 성취를 이루어 내고 있다. 또한 세계 여러 지역의 사람들은 코리안

* 권석만(權錫萬), 호주 Queensland 대학교 철학박사(임상심리학 전공), 현재 서울대학교 심리학과 교수, 서울대학교 대학생활문화원장, 한국임상심리학회장 역임, smkwon@snu.ac.kr

드림을 꿈꾸며 한국으로 몰려들고 있다. 대한민국의 국력은 유사 이래 가장 부강한 수준에 이르렀다고 해도 과언이 아닐 것이다.

그러나 대한민국은 기적적인 국가적 성장 못지않게 깊고 진한 그늘을 지니고 있다. 한국인의 자살률은 OECD 국가 중 1위이다. 경찰청(2010)의 자료에 따르면 2009년도에 자살로 사망한 사람은 14,579명이며 이는 하루 평균 42명이 자살을 하고 있는 셈이다. 한국인의 13%가 자살을 시도한 바 있으며 30% 이상은 자살을 생각한 적이 있다고 보고되고 있다(조맹제, 2010). 가정의 파탄을 의미하는 이혼율 역시 OECD 국가 중 최상위권이다. 통계청(2010)의 자료에 의하면, 2009년 한 해 동안 124,000쌍이 이혼을 한 것으로 집계되고 있다. 이밖에도 직장인의 스트레스 수준, 40대 남성의 돌연사율, 1인당 알코올 소비량, 저출산율 등은 OECD 국가 중 최상위권이다.

한국인의 전반적인 행복수준은 세계 10위권에 속하는 경제 규모에 비하면 현저하게 낮은 편이다. 여러 나라 국민의 행복도를 조사한 연구(Kahneman, Diener, & Schwartz, 1999)에 따르면, 한국은 30개국 중에서 25위였다. 다른 연구에서도 한국인의 행복도는 세계의 여러 나라 중 중하위권에 속하는 것으로 보고되고 있다. 청소년들은 입시지옥에서 시달리고 있고, 직장인들은 OECD 국가 중 최고의 노동시간에 허덕이며 많은 스트레스에 시달리고 있다. 이밖에도 아동 성추행, 토막살인, 묻지마식 폭력, 외국인 노동자와 이주민에 대한 학대와 착취 등과 같은 불행한 사건들이 연일 매스컴에 보도되고 있다.

대한민국은 국가적 발전을 이루었지만 국민의 행복도와 정신건강 수준은 상당히 낮은 상태라고 할 수 있다. 국가는 부강하지만 국민은 불행한 나라라고 할 수 있다. 이 글에서는 한국인의 정신건강 실태를 소개하고 그 증진방법을 살펴보고자 한다. 특히, 심리학계에서 새롭게 대두되고 있는 긍정적 정신건강의 관점에서 한국인의 정신건강과 행복을 논의하고자 했다.

02 한국인의 정신장애 실태와 문화적 특성

1) 역학 연구에 나타난 한국인의 정신장애 실태

정신건강의 고전적 정의는 '정신질환이 없는 상태'를 의미한다. 이러한 정의에 따르면, 한국인의 정신건강은 정신장애의 유병률에 의해서 가늠될 수 있다. 정신장애의 진단 및 통계 편람(DSM-IV-TR: American Psychiatric Association, 2000)과 세계질병분류(ICD-10; World Health Organization, 1992)는 인간이 경험하는 다양한 정신장애와 진단기준을 제시하고 있다. 이러한 정신장애 분류체계에 따라서 시행된 역학 연구에 나타난 한국인의 정신장애 실태를 살펴본다.

한국인에게는 어떤 정신장애가 가장 흔한가? 한국인은 외국인에 비해 어떤 정신장애에서 유병률이 높은가? 이러한 물음에 대한 가장 직접적인 해답은 역학조사를 통해서 가능하다. 역학적 조사에서 나타난 정신장애의 분포와 빈도를 비교함으로써 특정한 문화권에서 나타나는 정신장애의 특성을 가장 직접적으로 이해할 수 있기 때문이다. 국내에서 가장 최근에 이루어진 대규모의 정신장애 역학조사는 2001년에 이충경 등에 의해 이루어진 연구이다. 이 역학조사는 K-CIDI(Korean Composite International Diagnostic Interview)를 사용하여 전국적으로 6,242명(남자 3,161명, 여자 3,081명)을 대상으로 시행하였다. K-CIDI는 DSM-IV에 포함된 정신장애 중 물질관련장애, 불안장애, 기분장애, 정신증적 장애, 섭식장애, 기질적 뇌손상 증후군에 대한 면접용 진단도구이다. 이충경 등(2001)에 의한 역학조사의 주요한 결과가 <표 1>에 제시되어 있다.

이러한 역학조사 자료에 근거하여 한국인이 경험하는 정신장애의 주요한 특성을 살펴보면 다음과 같다(권석만, 2003). 첫째, 한국인이 약 30.9%가 CIDI에서 조사된 정신장애를 평생 동안 한 번 이상 경험한 것으로 나타났다. 유병률이 높지만 사회적 부적응의 정도가 경미한 니코틴 관련 장애를 제외하더라도, 약 25.8%의 한국인이 평생 동안 한 번 이상 정신장애를 경험하고 있다. 또한 조사시점으로부터 과거 1년 동안에 정신장애를 경험한 비율도 19%에 달하였다. CIDI에서 조사된 정신장애에 DSM-IV의 여러 정신장애(예: 성 관련 장애, 성격장애, 수면장애, 성 충동장애, 아동·청소년기 장애 등)가 제외되어 있음을 감안하면, 이는 매우 많은 한국인이 정신장애를 경험한다는 것을 의미한다.

〈표 1〉 한국인이 나타내는 정신장애의 평생 유병률과 1년 유병률

진단	남자유병률(%)		여자유병률(%)		전체유병률(%)	
	평생	1년	평생	1년	평생	1년
알코올 의존·남용	25.2	11.0	6.3	2.6	15.9	6.8
알코올 의존	12.1	6.9	3.9	1.7	8.1	4.3
알코올 남용	13.1	4.1	2.4	0.9	7.8	2.5
니코틴 의존·금단	18.7	12.1	1.6	1.1	10.3	6.7
니코틴 의존	17.1	10.8	1.5	1.0	9.4	6.0
니코틴 금단	4.3	2.8	0.4	0.1	2.4	1.5
불안장애	4.6	2.8	13.1	9.5	8.8	6.1
범불안장애	1.1	0.5	3.3	1.5	2.2	1.0
특정공포증	2.2	1.7	7.5	6.5	4.8	4.1
사회공포증	0.2	0.2	0.4	0.3	0.3	0.2
광장공포증	0.3	0.2	0.3	0.3	0.3	0.2
공황장애	0.1	0.1	0.5	0.3	0.3	0.2
강박장애	0.5	0.3	1.0	0.7	0.8	0.5
외상후스트레스장애	0.7	0.2	2.4	1.1	1.6	0.6
기분장애	2.2	0.9	7.1	3.6	4.6	2.2
주요우울장애	2.0	0.7	6.2	2.9	4.0	1.8
기분부전장애	0.2	0.1	0.9	0.6	0.5	0.4
양극성장애	0.1	0.1	0.2	0.2	0.2	0.2
정신증적 장애	0.8	0.3	1.4	0.7	1.1	0.5
정신분열증	0.1	0.1	0.2	0.2	0.2	0.2
정신분열형 장애	0.1	0.1	0.1	0.1	0.1	0.1
단기정신증적 장애	0.6	0.2	1.0	0.4	0.8	0.3
신체형장애	0.4	0.3	1.1	0.7	0.7	0.5
신체화 장애	-	-	0.0	0.0	0.0	0.0
전환장애	0.0	0.0	0.4	0.3	0.2	0.1
통증장애	0.1	0.1	0.4	0.3	0.3	0.2
건강염려증	0.2	0.1	0.4	0.3	0.3	0.2
섭식장애	0.1	0.1	0.2	0.1	0.1	0.1
신경성 식욕부진증	0.1	0.1	0.0	-	0.0	0.0
신경성 폭식증	-	-	0.1	0.1	0.1	0.0
모든 정신장애	38.4	22.8	23.1	15.2	30.9	19.0
모든 정신장애 (니코틴 사용장애 제외)	28.9	14.2	22.6	14.5	25.8	14.4
모든 정신장애 (니코틴 및 알코올 사용장애 제외)	6.8	4.1	18.8	12.9	12.7	8.4

둘째, CIDI에서 조사된 모든 정신장애의 평생 유병률은 남자가 38.4%, 여자 23.1%로 남자가 여자보다 1.7배나 더 높은 유병률을 보였다. 그러나 남자에게 유병률이 높은 알코올 사용 장애와 니코틴 관련 장애를 제외하면, 여자의 유병률이 12.7%로서 남자(6.8%)에 비해 약 1.8배나 더 높았다.

셋째, 전반적으로 한국인에게 가장 흔한 정신장애는 물질 관련 장애로서 특히 알코올 사용 장애의 유병률이 15.9%로 가장 높았으며 니코틴 사용 장애의 경우는 10.3%였다. 다음으로 유병률이 높은 장애는 불안장애(8.8%), 기분장애(4.6%), 정신증적 장애(1.1%)의 순서로 나타났다. 그러나 이러한 정신장애의 분포양상은 성별에 따라 상당히 다른 것으로 나타났다. 남자의 경우에는 알코올 사용 장애(25.2%), 니코틴 관련 장애(18.7%), 불안장애(4.6%), 기분장애(2.2%), 정신증적 장애(0.8%)의 순서로 평생 유병률이 높은 반면, 여성의 경우에는 불안장애(13.1%)의 유병률이 가장 높았으며 다음으로 기분장애(7.1%), 알코올 사용 장애(6.3%), 니코틴 관련 장애(1.6%), 정신증적 장애(1.4%)의 순서였다.

넷째, 평생 유병률이 결혼 집단(29.5%)보다 별거, 이혼, 사별한 집단(39.7%)에서 더 높았고, 도시지역의 거주자(29.5%)보다 농촌지역의 거주자(32.5%)에서 약간 더 높았으며, 나이별로는 40대(33.3%)에서 가장 높았다.

마지막으로, 한국인이 정신의료서비스를 이용하는 비율이 매우 낮은 것으로 나타났다. 정신장애를 지닌 사람의 8.9%만이 지난 1년 동안 정신건강전문가에게 상담을 받은 것으로 나타났다.

이러한 역학조사 결과에서 주목해야 할 점은 한국 남자에게 알코올 사용 장애의 평생 유병률(25.2%)이 매우 높다는 점이다. 한국 남자의 4명 중 1명이 평생 동안 한번 이상의 알코올 사용 장애를 경험하는 것으로 나타났다. 이러한 현상은 다른 역학조사에도 입증된 바 있다. 이정균 등(1985)의 역학조사에서도 알코올 사용 장애의 평생 유병률이 22%로 가장 높았으며, 강화도 지역을 대상으로 한 이호영 등(1989)의 조사에도 알코올 사용 장애의 평생 유병률이 26.77%로 나타났다. 이러한 유병률은 다른 나라의 역학조사 자료와 비교해 보아도 매우 높은 편이다. 아울러 알코올 사용 장애의 평생 유병률은 남자가 여자(6.3%)보다 4배 이상 높다. 그러나 18년 여 전에 수행된 이정균 등(1985)의 역학조사 자료와 비교하면, 한국 여성의 알코올 사용 장애 유병률이 지난 20여 년 사이에 약 3배 정도 증가한 셈이다. 한국 여성의 경우, 유병률이 가장 높은 정신장애는 불안장애로 나타났다. 불안장애 중에서도 특히 특정공포증(7.5%), 범불안장애(3.3%), 외상후 스트레스 장애(2.4%)의 유병률이 높았다. 불안장애는 여자가 남자보다 3배 정도 더 높은 유병률을 나타냈다. 그러나 한국인의 불안장애 유병률은 미국, 호주, 네덜란드 등과 비교했을 때 비슷하거나 낮은 편이라고 할 수 있다.

역학조사는 한 국가나 지역에 거주하는 사람들이 나타내는 정신장애의 전반적 양상과 빈도를 이해하는 가장 좋은 방법이다. 그러나 역학조사에서 사용한 정신장애의 분류체계, 진단도구, 조사대상 및 표집방법, 조사원의 숙련도 등에 따라 조사결과가 상당히 다르기 때문에, 역학조사의 결과는 조심스럽게 해석되어야 한다.

2) 한국인 정신장애의 독특한 양상

정신분열증처럼 여러 문화권에서 보편적으로 나타나는 정신장애가 있는 반면, 특정 문화권에서만 독특하게 나타나는 부적응적인 이상행동이 있다. 이를 문화특수적 증후군(culture-bound syndrome)이라고 한다. DSM-IV-TR에서는 세계의 여러 문화에서 나타나는 다양한 문화특수적 증후군을 열거하고 있다. 그 중에서 한국인에게 고유하게 나타나는 문화특수적 증후군으로 화병과 신병이 소개되고 있다. 아울러 한국인을 비롯하여 일본인과 중국인에게 나타나는 사회공포증에는 독특한 임상적 특성이 있는 것으로 소개되고 있다(권석만, 2003).

화병(火病: Hwa-byung)은 일종의 분노증후군으로 분노의 억제에 기인하는 심리적 문제라고 할 수 있으며 울화병이라고 불리기도 한다. 화병의 주요증상은 분노감, 우울감, 불면증, 공황, 급사공포, 피로감을 비롯하여 소화불량, 식욕부진, 호흡곤란, 심계항진, 두통과 일반적 통증, 상복부에 덩어리가 맺힌 느낌 등의 신체화 증상으로 이루어져 있다(American Psychiatric Association, 2000; Lin, 1983). 화병은 우울증, 신체화 장애, 불안장애의 증상이 혼합되어 나타나는 장애로 여겨지고 있다(민성길, 김진학, 1986; 민성길, 이만홍, 강홍조, 1987). 화병은 대개 만성적인 경과를 나타내며 우울감과 분노감이 공존하면서 어느 한 쪽이 우세하거나 번갈아 나타나기도 한다(이시형 등, 1989). 화병은 한국의 우울증 환자들이 그들의 심리적 고통을 신체적 증상으로 표현하는 독특한 문화적 양상이라고 보는 견해가 있다(Lin, 1983). 화병은 일반인구의 4.2%에서 발견되는데, 중년 이후의 여성에 많으며 저학력이고 사회적 수준이 낮은 계층에 많다(민성길, 1989; 민성길, 남궁기, 이호영, 1990). 화병을 지닌 사람은 교회, 절, 굿, 점 등에 의존하는 경향이 높다(이시형, 1977). 화병은 주로 남편이나 시부모와의 갈등, 고통스러운 결혼생활, 가난과 고생, 자녀에 대한 실망, 대인관계의 갈등에 의해 유발되며 속상함, 억울함, 분함, 화남, 증오가 대표적인 감정이다. 이러한 유발요인이 오랜 기간 지속되어 정서적 고통을 만성적으로 경험하게 되지만, 이러한 정서적 고통(분노, 증오, 억울감, 복수심, 좌절감 등)을 직접적으로 표출하는 것이 사회적으로 용납되지 않는다. 따라서 이러한 감정은 억제되어 '울화'의 형태로 내면화되고 신체화 과정을 통해 신체적 증상으로 표출된다. 즉 참기 어려운 생활문제 → 정서적 고통 → 내면화(울화) → 신체화 → 화병으로 이어지는 과정을 통해 화병이 발전되는 것으로 보인다(Pang, 1990). 화병은 한국 여성이 삶의 고통을 표현하고 전달하는 한 방식이라고 할 수 있다. 화병을 지닌 사람은 걱정을 반복하고 자기연민이 강하며 수동적 운명관을 갖고 있는 경우가 많다(민성길, 박청산, 한정옥, 1993).

신병(神病: Shin-byung)은 초기 단계에 주로 불안과 신체적 증상(무력감, 어지러움, 두려움, 식욕부진, 불면증, 소화불량)을 호소하며 조상의 영혼에 의한 빙의되거나 해리 증세를 나타낸다(American Psychiatric Association, 2000). 흔히 한방치료를 비롯한 여러 가지 치료에도 증세가 없어지지 않으며 꿈이나 환각을 통해 조상신으로부터 무당이 되어야 한다는 메시지를 받게 된다. 신병에 걸린 사람은 흔히 굿을 통해 증세가 호전되며 내림굿을 통해 신병이 치유되고 무당이 된다. 신병은 신체화 장애, 불안장애, 해리장애, 정신증과 같은 증상을 다양한 형태로 나타낸다. 과거에 비해서 현재는 신병이 급격히 감소하는 추세에 있다.

한국인은 독특한 유형의 사회공포증을 나타내는 것으로 알려져 있다. 사회공포증은 불안장애의 하위유형으로서 사회적인 상황에서 불안과 두려움을 경험하여 이런 상황을 회피하는 장애이다. 서구인은 주로 사회적 상황에서 경험하게 될 당황스러움을 두려워하는 반면, 한국인과 일본인은 다른 사람에게 해를 끼치는 것을 두려워하여 대인관계를 회피하는 가해의식형 사회공포증을 나타내는 경향이 있다(American Psychiatric Association, 2000). 가해의식이란 자신에게 어떤 신체적 결함이 있다고 확신하고 이 결함으로 인해 타인에게 해를 끼치고 타인을 불쾌하게 하거나 타인에게 이러한 손상을 전염시켰다고 믿는 것이다. 자신의 가해행위는 타인의 언행이나 분위기를 통해 직감적으로 감지할 수 있다고 믿으며 이로 인한 죄책감, 죄의식 등으로 대인관계를 회피하는 특징을 보인다. 이러한 가해의식형 사회공포증을 지닌 사람 중에는 자신의 시선(예: 강렬한 눈빛, 눈 깜박임)이나 몸에서 나는 냄새(예: 구린내, 썩는 냄새, 암내, 비린내)가 타인을 불편하게 만든다고 믿는다(이시형, 이성희, 조소연, 1990). 이러한 증상은 일본인과 중국인에서도 자주 보고되고 있어 동양 3국 극동문화권의 공통적인 특성으로 보인다.

사회공포증은 역학조사(이정균 등, 1985; 이충경 등, 2001)에서 평생 유병률이 0.3~0.5%로서 비교적 낮은 비율을 나타내고 있다. 그러나 임상장면에서 관찰되는 바에 따르면, 병원을 찾는 환자 중에 사회공포증을 지닌 사람이 한국의 경우 2.2%이며 일본의 경우는 2.5%로 보고되었다(이시형, 정광설, 1984). 이러한 비율은 영국의 0.24%에 비해 매우 높은 것이다. 국내에서 정신과 병원에 처음 내방한 환자 중에 사회공포증을 지닌 사람이 4.9%였다는 보고도 있다(Lee, 1985). 이러한 연구자료는 사회공포증이 한국인에게 매우 흔한 장애임을 시사한다. 사회공포증은 특히 10대 중후반과 20대 초반의 젊은 나이에 많이 발생하며 사회진출과 관련하여 20대 중후반에 치료기관을 찾는 경우가 많다(이시형, 신영철, 오강섭, 1994). 여자보다는 남자에게서 많으나 이러한 남녀 차이는 점차 줄어들고 있는 추세이다. 사회공포증을 지닌 사람은 주로 대인긴장, 시선공포, 적면공포, 표정공포, 떨림공포, 무대공포를 호소한다. 사회공포증은 그 증상에 따라 단순형, 망상형, 경계형으로 나누는데 한국과 일본에는 망상형이 전체 사회공포증 환자의 약 40%에 해당하며 이는 서구사회에 비해 현저하게 높은 비율이다(Lee, 1985). 특히 가해의식형 사회공포증을 지닌 사람들은 자신의 몸에서 냄새가 난다는 확신이 매우 강하여 망상형에 속하는 경우가 많으나 다른 심각한 정신증적 증상을 나타내지는 않는다.

한국인은 심리적 문제를 신체적 증상으로 표출하는 신체화 경향이 강하다는 임상적 보고가 많다(김광일, 1972; 김명호, 1981; 박제순, 이근후, 1981). 김명정과 김광일(1984)의 연구에 따르면, 대학병원 정신과를 방문한 여자 환자의 12.5%가 신체화 장애를 보였으며 특히 40대의 저학력 기혼자가 많았다. 이들이 나타내는 주요한 신체적 증상은 두통, 소화불량, 식욕부진, 불면, 변비, 피로의 순서로 많았으며 신체기관별로는 호흡기계, 위장관계, 여성생식기계의 증상이 많았다. 이들은 불안장애, 우울증, 건강염려증 등의 부가적인 진단을 받는 경우가 많았다. MMPI 연구에서도 한국인의 신체화 경향이 입증되고 있는데, 정상인을 대상으로 한 이정균(1962)의 연구와 환자를 대상으로 한 김중술(1983)에서 한국인은 신체화 경향이 두드러지게 높았다. 그러나 전반적인 역학조사(이정균 등, 1985)에서 한국인은 미국인과 비슷한 신체화 장애 유병률을 나타냈다. 이러한 결과와 관련하여 임상적 장면에서 흔히 관찰되는 한국인의 신체화 장애는 우울증이 위장되어 나타난 것이라는 주장도 있다(Kim, 1995). 신체화 증상은 환자들이 피상적으로 흔히 호소하는 증상이며 좀 더 자세한 평가를 하게 되면 죄의식이나 자살사고와 같은 우울증 증상을 지니고 있는 경우가 많다는 주장이다. 한국인의 신체화 장애는 우울증과 밀접한 관계가 있으며 소위 '위장된 우울증(masked depression)'의 형태로 나타난 것일 수 있다. 한국인의 신체화 경향은 여러 연구에서 반복적으로 보고되었지만, 한국인에게만 독특하게 나타나는 특징이라고 할 수는 없다. 미국에서 수행된 한 연구(Sue & Sue, 1987)

에 따르면, 미국에 거주하는 동양인은 전반적으로 신체화 증상을 나타내는 경향이 있다고 한다. 신체화 경향은 동양인뿐만 아니라 아프리카나 인도와 같은 비서구권의 국가에서 공통적으로 나타내는 특성으로 보고되고 있다.

정신분열증의 망상내용은 문화적, 시대적 배경을 반영하는 정신병리 중 하나이다. 정신분열증을 지닌 한국인, 연변조선족, 중국인 환자를 대상으로 그들의 망상내용을 비교한 결과, 한국인은 피해망상, 과대망상, 죄책망상에서 상대적으로 높은 비율을 나타냈다(Kim et al., 1993). 또한 망상의 주제에 있어서 한국인은 가족관계, 애정문제, 강간당함, 종교적 문제, 사업 및 경제적 문제에 관한 망상이 많은 반면, 연변조선족은 혈연관계, 장수, 정치적 주제에 대한 망상이 많았고 중국인은 흡혈, 뇌나 창자의 유출, 독약, 독물주사에 대한 망상이 많았다. 정신분열증의 망상내용은 시대적 변천에 따라 함께 변한다(Kim, 1995). 해방 이전에는 가난망상이 많았으나 해방 후 5년 동안은 주로 정치적 주제와 관련된 과대망상이 많으며 6·25전쟁을 겪은 후에는 공산주의자, 간첩과 같은 정치적 주제가 망상내용에 많이 나타났다. 5·16후 20년 동안은 중앙정보부, 안기부, 고위공직자와 관련된 망상이 많았으며 문민정부 후에는 통일이나 사회정치적 단체와 관련된 피해의식이 주요한 망상내용을 이루고 있다. 여성 정신분열증 환자의 경우에는 성적, 종교적, 초자연적 주제에 관한 망상이 흔하다.

03 한국인의 정신건강과 정신적 웰빙

정신건강의 현대적 개념은 '정신질환이 없는 상태'라는 소극적인 정의에서 벗어나 '웰빙 상태'라는 적극적인 정의로 변화하고 있다. 세계보건기구(World Health Organization, 1948)에 따르면, "건강(health)이란 육체적, 정신적 그리고 사회적으로 온전한 웰빙 상태이며, 단순히 질병이나 허약함이 없는 상태가 아니다"(p. 100). 최근에는 건강의 개념이 영적 안녕, 직업적 만족, 환경적 안전을 포함할 뿐만 아니라 이처럼 다양한 구성요소들의 균형과 통합을 아우르는 개념으로 확장되고 있다(Adams, Bezner, & Steinhart, 1997; Owen, 1999). 소극적 의미의 건강은 질병이나 장애가 없는 상태를 뜻하지만, 적극적 의미의 건강은 개인이 행복하고 자신의 능력과 환경을 활용하여 번영하는 최선의 삶을 사는 것이다(권석만, 2008).

정신건강 역시 좀 더 적극적인 개념으로 이해되고 있다. '정신적으로 건강하다'는 것은 정신장애의 부재상태를 넘어서 주관적 안녕뿐만 아니라 최고의 심리적 기능을 발휘하는 상태를 의미한다. 최근에 세계보건기구(World Health Organization, 2005)는 정신건강(mental health)을 "개인이 자신의 잠재능력을 발휘하고, 삶의 일상적 스트레스에 대처할 수 있으며, 생산적이고 효과적으로 일을 할 수 있고, 공동체에 기여할 수 있는 웰빙 상태"라고 정의하고 있다. 진정한 정신건강이란 부적응 증상의 부재상태를 넘어서 행복하고 자기실현적인 삶을 사는 것이라고 할 수 있다 (Ralph & Corrigan, 2005). 이러한 적극적 의미의 정신건강은 기존의 개념과 구별하여 긍정적 정신건강(positive mental health)이라고 불리고 있다.

최근에 Keyes(2002, 2005)는 진정한 정신건강이란 '정신장애로부터 자유로운 동시에 정신적 웰빙을 경험하는 상태'라고 정의하면서 개인의 정신건강 상태를 평가할 수 있는 새로운 모델을 제시한 바 있다. 정신건강은 두 개의 차원, 즉 정신장애 유무와 더불어 정신적 웰빙 수준을 동시에 고려하여 평가되어야 한다는 것이다. 그에 따르면, 정신적 웰빙은 긍정적인 정서상태를 의미하는 정서적 안녕(emotional well-being), 개인의 원활한 기능수준과 적응상태를 반영하는 심리적 안녕(psychological well-being), 그리고 적극적인 사회적 참여와 기여를 뜻하는 사회적 안녕(social well-being)으로 구성된다. Keyes는 이러한 정신적 웰빙을 측정하는 정신건강 척도(Mental Health Continuum-Short Form: MHC-SF)를 개발하여 개인의 정신적 웰빙을 세 수준, 즉 번영(flourishing), 양호(moderately mental healthy), 침체(languishing)로 구분하고 있다.

최근에 임영진, 고영건, 신희천 및 조용래(2010)는 Keyes의 정신건강 모델에 근거하여 전국에 거주하는 한국인 1,000명 (19-80세)의 표본을 추출하여 한국인의 정신건강 수준을 조사한 바 있다. 이들은 정신적 웰빙을 측정하는 정신건강 척도(MHC-SF)를 번안하여 한국인의 정신적 웰빙 수준을 다른 국가의 자료와 비교하였다. <표 2>에 제시된 바와 같이, 한국인의 표본 중 정신적 웰빙의 가장 높은 수준인 번영 단계에 속하는 참가자의 비율이 8.1%로서 비교된 다른 국가에 비해 가장 낮게 나타났다. 반면에 정신적 웰빙의 가장 낮은 수준에 속하는 침체 단계는 19.1%로서 다른 국가에 비해 가장 높게 나타났다.

〈표 2〉 한국인의 정신적 웰빙 수준별 분포

국 가(연구자)	정신적 웰빙 수준		
	번영	양호	침체
한 국(임영진 등, 2010)	8.1%	72.8%	19.1%
미 국(Keyes, 2006)	37.9%	55.9%	6.2%
남아공(Keyes, 2008)	20.0%	67.8%	12.2%
네덜란드(Westerhof & Keyes, 2010)	34.9%		

또한 Keyes(2002, 2005)는 두 개의 차원, 즉 정신장애 수준과 정신적 웰빙의 수준을 함께 고려한 정신건강 평가기준에 근거하여 다음과 같은 다섯 수준의 정신건강 범주를 제시하였다: (1) 정신적 웰빙 수준이 높으면서 정신장애를 지니는 않는 완전한 정신건강(complete mental health), (2) 정신적 웰빙 수준이 중간 정도이면서 정신장애를 지니는 않는 양호한 정신건강(moderate mental health), (3) 정신적 웰빙 수준이 낮으면서 정신장애를 지니지 않는 단순한 침체(pure languishing), (4) 정신적 웰빙 수준이

중간수준이면서 정신장애를 지니고 있는 단순한 정신장애(pure mental illness), (5) 정신적 웰빙 수준이 낮으면서 정신장애를 지니고 있는 정신장애와 침체(mental illness and languishing).

임영진 등(2010)은 이러한 정신건강 범주에 따라 동일한 한국인 표본 1,000명을 대상으로 정신건강 상태를 조사하였다. 이 조사에서는 연구자들이 독자적으로 개발한 한국형 정신장애 척도(Korean Mental Disorder Inventory: K-MDI)와 정신적 웰빙을 측정하는 정신건강 척도(MHC-SF)의 점수를 동시에 고려하여 정신건강 지표를 산출하였다. <표 3>에 제시되어 있듯이, 완전한 정신건강 상태에 있는 사람은 참가자 중 8.1%이었으며 정신장애를 경험하고 있는 사람은 9.2%로 나타났다. 아울러 정신적 웰빙 수준이 현저하게 낮거나 정신장애를 지닌 참가자들은 26.3%로 나타났다. 이러한 결과는 다른 국가의 자료와 비교할 때, 완전한 정신건강 상태에 있는 한국인의 비율이 현저하게 낮을 뿐만 아니라 부적응 또는 정신장애를 경험하는 비율은 높거나 비슷한 수준이라고 할 수 있다.

〈표 3〉 한국인의 정신건강 수준별 분포

정신건강 범주	인원 수 (비율)
완전한 정신건강	81명 (8.1%)
양호한 정신건강	656명 (65.6%)
단순한 침체	171명 (17.1%)
단순한 정신장애	72명 (7.2%)
정신장애와 침체	20명 (2.0%)

04 한국인의 정신건강과 행복 증진을 위한 제언

앞에서 살펴보았듯이, 한국인은 경제적 수준에 비해 정신건강 수준이 현저하게 낮은 상태이다. 국가는 부강해졌지만 국민은 정신적으로 건강하지도 행복하지 않다. 국민의 행복과 정신건강 수준이 낮은 국가는 결코 건강한 나라라고 할 수 없으며 지속적인 발전과 번영을 기약하기 어렵다. 국가의 번영과 더불어 국민의 행복과 정신건강을 증진하는 방안을 모색하는 노력이 절실하게 필요한 시점이라고 할 수 있다.

1) 한국인의 행복 수준이 낮은 이유

한국인이 경제적 수준에 비해 행복과 정신건강 수준이 낮은 이유는 무엇인가? 최근에 한국을 방문한 세계적인 긍정심리학자 Ed Diener(Diener, Suh, Kim-Prieto, Biswas-Diener, & Tay, 2010)는 한국인의 행복 수준이 낮은 이유에 대해서 다음과 같이 진단하고 있다(권석만, 2010).

첫째, 한국인은 물질주의적 성향이 다른 나라에 비해서 현저하게 높다. 5개국(한국, 미국, 일본, 덴마크, 짐바브웨)을 대상으로 한 실증적 연구에서 한국인은 물질적인 부를 가장 중시하는 것으로 나타났다. 여러 연구에서 입증된 바 있듯이, 경제적 소득은 빈곤을 벗어나는 수준까지는 행복 증진에 기여하지만 그 수준을 넘어서면 행복에 미치는 영향이 미미하다. 반면에 물질주의적 성향은 필연적으로 경쟁적 분위기를 초래할 뿐만 아니라 행복에 더 중요한 다른 가치(예: 인간관계, 인생의 의미, 여가활동)를 소홀히 함으로써 행복을 저해하는 것으로 알려져 있다.

둘째, 한국인은 생활환경에 대한 만족도가 낮은 것으로 나타났다. 한국인은 미국, 일본, 덴마크의 국민에 비해서 국가에 대한 만족도가 낮을 뿐만 아니라 직업과 물리적 환경에 대한 만족도도 낮은 반면 사회적 부패 정도는 높은 것으로 인식했다.

셋째, 한국인은 사회적·심리적 부에 대한 평가가 낮은 것으로 나타났다. 사회적·심리적 부(social and psychological wealth)는 개인의 능력을 발휘할 수 있는 긍정적인 사회적 관계를 의미하며 지지적인 인간관계, 타인에 대한 신뢰, 타인에 대한 도움 제공 및 지원 의도 등을 포함한다. Diener 등(2010)의 연구에서 한국인은 자신이 존중받고 있다고 느끼는 정도, 응급상황에서 다른 사람의 도움을 기대하는 정도, 혼자 길을 걸으면서 안전하다고 느끼는 정도를 미국, 일본, 덴마크의 국민보다 낮게 평가했다.

Ed Diener의 진단을 요약하면, 한국인은 물질적인 가치를 지나치게 중시하며 경쟁적인 삶의 태도를 지니는 반면 국가, 직업, 환경에 대한 만족도가 낮을 뿐만 아니라 지지적인 인간관계와 타인에 대한 신뢰가 부족하다. 이러한 요인들이 한국인의 행복을 저해하는 것으로 분석되었다. 그동안 경제발전을 통해 이룬 물질적 풍요를 행복하고 성숙한 삶으로 승화하는 것이 한국인의 중요한 과제라고 할 수 있다.

2) 한국인의 정신건강을 위한 국가적 차원의 노력

한국인의 정신건강과 행복을 증진하기 위해서는 다각적이고 장기적인 노력이 필요하다. 개인 자신의 노력뿐만 아니라 가족, 학교, 직장, 지역사회 그리고 국가는 구성원의 행복과 정신건강을 소중히 여기며 이를 증진하기 위한 노력을 기울여야 한다. 한국인의 행복과 정신건강을 증진하기 위해서 국가는 정책적 차원에서 다양한 노력을 기울여야 할 것이다(권석만, 2010).

첫째, 대한민국이 지향해야 할 주요한 국가적 목표로서 국민의 행복과 정신건강 증진을 중요하게 고려해야 한다. 대한민국은 세계화 추세 속에서의 지속적인 경제적 성장, 국가적 안보를 위한 남북관계의 원만한 해결, 사회적 갈등과 양극화 현상의 해소 등과 같은 다양한 과제를 안고 있다. 이러한 현실적 과제 속에서 국민의 행복과 정신건강을 경시해온 것은 아닌지 반성할 필요가 있다. 국민의 1인당 GDP 성장뿐만 아니라 국민의 행복도 증진 역시 대한민국이 추구해야 할 중요한 목표가 되어야 할 것이다. 진정으로 강한 국가는 경제적, 군사적으로 부강할 뿐만 아니라 국민 개개인이 행복한 동시에 자신의 역량을 충분히 발휘하는 국가일 것이다. 물질적 가치뿐만 아니라 정신적 가치를 소중히 여기는 국민의 심리적 성숙은 행복과 정신건강을 증진할 뿐만 아니라 국가의 품격(品格)을 높이는 일이기도 하다. 적어도 대한민국이 천민(賤民) 자본주의 사회의 굴레에서 벗어날 수 있는 국가적 노력이 필요하다.

둘째, 국민의 정신건강 증진 정책수립을 위한 이론적, 실천적 모델의 변화가 필요하다. 정신장애의 치료와 억제를 지향하는 소극적인 정신건강 모델에서 국민의 행복과 자기실현을 증진하는 적극적인 정신건강 모델로의 전환이 필요하다. 개인적 불행과 사회적 부담이 되고 있는 정신장애를 치료하는 일이 가장 시급한 과제이다. 그러나 정신장애의 발생을 억제하는 예방이 궁극적으로 더욱 중요하다. 예방적 노력이 없이 정신장애를 치료하는 일은 밑 빠진 독에 물 붓기와 같다. 정신장애를 예방하는 최선의 방법은 국민의 행복과 정신건강을 증진하는 것이다. 개인의 역량과 강점을 발휘하도록 지원함으로써 생산적인 직업 활동과 효과적인 인간관계를 영위하고 사회에 기여하는 웰빙 상태를 유도하는 것이 정신장애의 발생을 억제할 뿐만 아니라 정신건강을 증진하는 최선의 방법이다. 이런 점에서 긍정적 정신건강 모델은 새로운 대안이 될 수 있을 것이다. 긍정적 정신건강 모델은 정신장애의 발생을 억제하는 소극적 의미의 예방(prevention)을 넘어서 행복과 정신건강을 향상시키는 적극적 의미의 예방, 즉 증진(enhancement)을 중시한다. 정신건강과 관련하여 국가가 추구해야 할 궁극적인 목표는 '정신장애가 없는 국민'을 넘어서 '행복하고 성숙한 국민'이 되어야 하기 때문이다.

아울러 국민의 행복과 정신건강 증진을 위한 다양하고 구체적인 국가적 노력이 필요하다. 장기적인 목표와 체계적인 정책을 수립하여 점진적인 지속적 노력을 기울여 나가야 할 것이다. 이를 위한 몇 가지 제안을 하면 다음과 같다: (1) 한국사회의 과도한 물질주의적 성향과 경쟁적인 삶의 태도를 건강하게 승화시킬 수 있는 사회적 풍토와 문화를 구축하는 노력이 필요하다. 물질적 가치뿐만 아니라 행복과 정신건강을 소중하게 여기는 사회적 분위기를 조성하는 다각적인 노력이 이루어져야 할 것이다. (2) 한국사회에 지지적인 인간관계망을 구축하고 확대하는 노력이 필요하다. 따뜻하고 신뢰로운 인간관계는 행복과 정신건강을 증진하는 가장 중요한 요인으로 밝혀져 있다. 이기적이고 개인주의적인 사회적 풍토를 극복하고 지지적인 인간관계망을 체계적으로 확대함으로써 국민 상호간의 신뢰와 따뜻한 인간관계를 증진하는 노력이 필요하다. (3) 국민 개개인의 긍정적 역량과 강점을 계발하고 발휘하도록 촉진함으로써 행복과 정신건강을 증진할 수 있는 다양한 교육프로그램의 개발과 시행이 필요하다. 국가의 번영과 국민의 행복이 공존하는 사회를 이루기 위한 효과적인 방법은 개인의 강점과 역량을 발휘하도록 지원하는 것이다. 개인마다 지니고 있는 나름대로의 긍정적 성품과 역량을 발휘하도록 지원함으로써 개인의 행복과 정신건강이 증진될 뿐만 아니라 그 결집을 통해 국가 역시 번영할 수 있기 때문이다. (4) 한국인의 행복과 정신건강을 위해서 궁극적으로 고려해야 할 점은 교육과정의 개편이다. 현재의 교육과정은 직업인을 양성하기 위한 지식과 기술의 교육에 집중되어 있다. 특히 초·중·고등학교의 교육과정에는 행복하고 건강한 삶을 위해 필요한 생활기술(life skills)이 포함되어야 한다(이정전, 2008). (5) 국민의 행복과 정신건강을 증진할 수 있는 전문적 인력의 양성이 필요하다. 한국인의 행복과 정신건강을 평가하고 연구하는 동시에 다양한 정신건강 증진 프로그램과 교육을 담당할 수 있는 인력의 양성과 확충이 뒷받침되어야 할 것이다.

3) 한국인의 정신건강을 위한 전문가 집단의 노력

한국인의 정신건강과 행복 증진을 위해서는 일차적으로 정신건강 전문가 집단의 적극적인 노력이 중요하다. 우선, 정산건강 전문가 집단의 관점 변화와 역할 확대가 필요하다. 전문가 집단은 정신장애에 초점을 맞추는 과거의 소극적인 관점을 넘어서 행복과 정신건강을 증진하는 적극적인 관점으로의 변화가 필요하다. 정신건강 전문가의 역할 역시 정신장애 증상의 제거를 넘어서 행복과 정신건강 증진으로 확대해야 할 것이다(권석만, 2010).

이를 위해서 정신건강 전문가 집단은 질병모델을 넘어서 긍정적 정신건강 모델을 이해하고 수용하는 노력이 필요하다. 정신장애의 진단, 원인, 치료에 대한 이론과 방법으로는 행복과 정신건강을 이해하고 증진하는 데 한계가 있다. 정신장애를 유발하는 원인은 행복을 촉진하는 요인과 다를 뿐만 아니라 정신장애를 치료하는 방법으로는 행복을 증진하기 어렵다. 긍정적 정신건강 모델에 근거하여 행복과 정신건강을 체계적으로 이해하고 효과적으로 증진할 수 있는 지식과 방법을 숙지하는 노력이 필요하다.

정신건강 전문가는 적극적인 의미의 예방, 즉 긍정 예방을 지향해야 한다. 긍정 예방(positive prevention)은 정신장애의 취약성보다 행복과 자기실현을 위한 심리적 강점에 초점을 맞추는 활동을 의미한다. 소극적 의미의 예방은 장애가 발생하지 않도록 억제하는 것을 뜻하는 반면, 긍정 예방은 정신장애의 억제보다 정신건강의 증진에 초점을 맞추는 적극적인 활동으로서 증진(enhancement)이라고 불리기도 한다. 즉 예방(prevention)이 질병이나 장애와 같은 부정적 상태의 발생을 억제하는 소극적 활동이라면, 증진(enhancement)은 행복이나 성취와 같은 긍정적 상태의 발생을 촉진하는 적극적 활동을 뜻한다.

정신건강 증진활동은 <그림 1>에 제시되어 있듯이 개입수준에 따라 세 단계로 구분될 수 있다. 일차 증진(primary enhancement)은 개인이 행복한 삶을 살도록 돕는 노력을 의미한다. 이러한 노력은 주관적 행복에 초점을 맞추어 개인의 욕구가 잘 충족되어 만족감을 느끼도록 돕는 쾌락적 일차 증진(hedonic primary enhancement)과 개인의 효과적인 기능수준에 초점을 맞추어 추구하는 목표가 잘 달성되도록 돕는 자기실현적 일차 증진(eudaemonic primary enhancement)으로 구분된다. 쾌락 추구와 자기실현 추구는 각기 다른 동기라는 점이 요인분석 연구를 통해서 확인된 바 있다(Compton, Smith, Cornish, & Quails, 1996; Keyes, Shmotkin, & Ryff, 2000). 이차 증진(secondary enhancement)은 이미 구축된 어느 정도의 행복 수준을 더 높은 수준으로 끌어올리는 노력을 뜻한다. 일차 증진을 통해서 기초적인 만족과 성취에 이르게 된 후에 더 나은 상태를 위해서 취해지는 노력이 이차 증진이라고 할 수 있다. 삼차 증진(tertiary enhancement)은 행복을 최고의 수준으로 끌어올릴 뿐만 아니라 이러한 상태를 유지하면서 다양한 삶의 영역으로 확산되도록 노력하는 것을 의미한다.

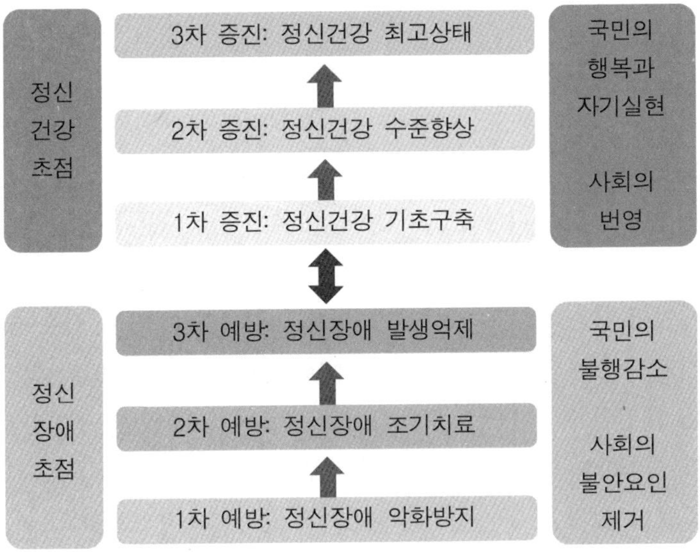

〈그림 1〉 긍정적 정신건강 모델에 근거한 예방과 증진 활동

정신건강 전문가는 정신장애로 인한 부적응적 상태를 평균적인 적응상태로 개선시키는 노력뿐만 아니라 평균적인 적응상태를 좀 더 행복하고 생산적인 상태로 유도하고 개인의 잠재력을 최대한 발현할 수 있도록 돕는 일에 기여하는 노력이 필요하다. 예컨대, 인간의 적응수준을 숫자로 표현한다면, -9의 부적응 상태를 0의 평균적 수준으로 개선하는 노력뿐만 아니라 0의 상태를

+9의 상태로 끌어올리는 노력이 필요하다. 이를 위해서 정신건강 전문가들은 환자집단을 비롯하여 일반인 집단의 행복과 정신건강 증진을 위한 효과적인 개입방법을 개발하고 실행하는 노력이 필요하다.

행복과 정신건강에 대한 이론적인 주장이 아무리 매력적이라 하더라도 그것을 실현할 수 있는 구체적인 방법을 지니지 못하면 사상누각이 될 수밖에 없다. 이런 점에서 행복과 정신건강을 증진할 수 있는 다양하고 구체적인 프로그램의 개발이 시급하다. 개인의 역기능적인 측면을 최소화하는 치료적 노력뿐만 아니라 개인의 기능적인 측면을 최대화하여 능력발휘와 자기실현을 촉진할 수 있는 다양한 프로그램을 개발하는 노력이 필요하다. 예컨대, 개인의 결함과 단점에 초점을 맞추기보다 그들의 강점과 역량에 주목하여 생산적이고 효과적인 삶을 영위하도록 지원하는 프로그램, 삶의 긍정적 측면을 발견하고 인식하도록 촉진함으로써 만족감과 긍정 정서를 증진하는 프로그램, 긍정적인 자기인식을 통해서 자신감과 자기존중감을 향상시키는 프로그램, 인생의 목표와 비전을 수립하고 그것을 효과적으로 성취할 수 있는 방법과 열정을 지원하는 프로그램과 같은 다양한 행복 증진 프로그램의 개발이 필요하다. 특히 구조화된 정신건강 증진 프로그램의 개발을 통해서 많은 정신건강 전문가들이 단기간의 교육을 통해서 다양한 집단에게 실시할 수 있도록 지원하는 노력이 중요하다.

마지막으로, 국민의 행복과 정신건강의 증진을 위해서 다양한 정신건강 전문가 집단의 협동적인 노력이 필요하다. 정신건강 전문가 집단의 각기 다른 전문성과 강점을 인정하고 존중함으로써 국민 전체의 행복과 정신건강 증진을 위해 시너지 효과를 도출할 수 있는 협동적 노력이 중요하다.

참 · 고 · 문 · 헌

경찰청(2010). 2009년 자살사망자 통계 결과. 서울: 경찰청.

권석만(2003). 현대 이상심리학. 서울: 학지사.

권석만(2008). 긍정심리학: 행복의 과학적 탐구. 서울: 학지사.

권석만(2010). 행복과 정신건강: 번영하는 국가와 행복한 국민을 위한 모색. 국회 정책 포럼(행복한 사회와 정신건강: 21세기 대한민국 행복지수 향상을 위한 사회안전망 구축방안) 발표집 (pp. 15-35).

김광일(1972). 한국인의 신체화 경향에 관한 논고. 최신의학, 15, 1440-1443.

김명정, 김광일(1984). 신체화 장애의 임상적 연구. 정신건강연구, 2, 137-158.

김명호(1981). 신경증환자의 신체증상에 대한 임상적 고찰. 신경정신의학, 20, 375-381.

김중술(1983). 한국 정신과 입원환자의 MMPI해석법 연구. 임상 및 상담심리학보, 4, 109-120.

민성길(1989). 화병(火病)의 개념에 대한 연구. 신경정신의학, 28, 604-615.

민성길, 김진학(1986). 보길도에서의 화병에 대한 연구. 신경정신의학, 25, 459-466.

민성길, 남궁기, 이호영(1990). 화병에 대한 일 역학적 연구. 신경정신의학, 29, 867-874.

민성길, 박청산, 한정옥(1993). 화병에 있어서의 방어기제와 대응전략. 신경정신의학, 32, 506-515.

민성길, 이만홍, 강홍조(1987). 화병에 대한 임상적 연구. 대한의학협회지, 30, 187-197.

박제순, 이근후(1981). 여성 우울증환자의 신체증상에 관한 연구. 신경정신의학, 20, 382-391.

이시형(1977). 화병에 대한 연구. 고의, 1, 63-69.

이시형(1993). 대인공포증. 서울: 일조각.

이시형, 신영철, 오강섭(1994). 사회공포증에 관한 10년간의 임상연구. 신경정신의학, 305-312.

이시형, 이성희, 조소연(1990). 사회공포증의 임상고찰(III) - 자기취공포. 신경정신의학, 29, 1381-1391.

이시형, 정광설(1984). 사회공포증에 관한 임상적 고찰(1). 신경정신의학, 23, 111-118.

이시형, 오강섭, 조소연, 배석주, 이성희, 김영철(1989). 화병의 임상연구(2): 분노반응으로서의 화병. 고의, 12, 145–150.

이정균(1962). 한국인의 MMPI에 관한 연구. Medical Digest, 4, 2385-2390.

이정균, 곽영숙, 이 희, 김용식, 한진희, 최진옥, 이영호(1985). 한국정신장애의 역학적 조사연구- 도시 및 시골지역의 평생유병률. 대한의학협회지, 28, 1223-1244.

이정전(2008). 우리는 행복한가: 경제학자 이정전의 행복방정식. 서울: 한길사.

이충경, 박강규, 조맹제, 정은기, 김장규, 김선옥(2001). 정신질환실태역학조사. 보건복지부 용역 연구보고서.

이호영, 남궁기, 이만홍, 민성길, 김수영, 송동호, 이은설, Roberts, R.(1989). 강화도 정신과 역학 연구(III). 신경정신의학, 28, 984-999.

임영진, 고영건, 신희천, 조용래(2010). 한국인의 정신건강. 한국심리학회 대외국제심포지엄(Psychology Toward Happiness) 자료집(pp. 233-257).

조맹제(2010). 한국인의 자살 실태조사. 연구보고서.

통계청(2010). 2009년 이혼 통계 결과. 서울: 통계청.

Adams, T., Bezner, J., & Steinhart, M.(1997). The conceptualization and measurement of perceived wellness: Integrating balance across and within dimensions. *American Journal of Health Promotion, 11,* 208-281.

American Psychiatric Association.(2000). *Diagnostic and Statistical Manual of Mental Disorders-4th edition-text revision (DSM-IV-TR).* Washington, DC: Author.

Compton, W., Smith, M., Cornish, K., & Quails, D.(1996). Factor structure of mental health measures. *Journal of Personality and Social Psychology, 71,* 406-413.

Diener, E., Suh, E. M., Kim-Prieto, C., Biswas-Diener, R., & Tay, L. S. (2010). Unhappiness in South Korea: Why it is high and what might be done about it. 한국심리학회 대외국제심포지엄 (Psychology Toward Happiness) 자료집(pp. 1-23). Kahneman, D., Diener, E., & Schwartz, N. (1999). *Well-being: The foundations of hedonic psychology.* New York: Russell Sage Foundation.

Keyes, C. L. M.(2002). The mental health continuum: From languishing to flourishing in life. *Journal of Health and Social Behavior, 43,*

207-222.

Keyes, C. L. M.(2005). Mental illness and/or mental health? Investigating axioms of the complete state model of health. *Journal of Consulting and Clinical Psychology*, *73*, 539-548.

Keyes, C. L. M.(2006). Mental health in adolescence: Is America's youth flourishing? *American Journal of Orthopsychiatry, 76*, 395-402.

Keyes, C. L. M.(2008). Evaluation of the Mental Health Continuum-Short Form(MHC-SF) in Setswana-Speaking Africans. *Clinical Psychology and Psychotherapy, 15*, 181-192.

Keyes, C., Shmotkin, D., & Ryff, C.(2000). Optimizing well-being: The empirical encounter of two traditions. *Journal of Personality and Social Psychology, 82*, 1007-1022.

Kim, K. I.(1995). Culture and mental illness in Korea. Mental Health Research, 14, 236-244.

Kim, K. I., Li, D., Jiang, Z., Cui, Z., Lin, L., Kang, J. J., Park, K, K., Chung, E. K., & Kim, C. K.(1993). Schizophrenic delusions among Koreans, Korean-Chinese and Chinese: A transcultural study. *The International Journal of Social Psychiatry, 39*, 190-19.

Lee, S. H.(1985). Social phobia in Korea. *The Seoul Journal of Psychiatry, 13*, 125-153.

Lin, K.(1983). Hwa-Byung: A Korean culture-bound syndrome? *American Journal of Psychiatry, 140*, 105-107.

Owen, T. R.(1999). The reliability and validity of a wellness inventory. *American Journal of Health Promotion, 13*, 180-182.

Pang, K. Y. C.(1990). Hwabyung: The construction of a Korean popular illness among Korean elderly immigrant women in the United States. *Culture, Medicine and Psychiatry, 1*4, 495-512.

Ralph, R. O., & Corrigan, P. W. (Eds.).(2005). *Recovery in mental illness: Broadening our understanding of wellness.* Washington, DC: American Psychological Association.

Sue, D., & Sue, S.(1987). Cultural factors in the clinical assessment of Asian Americans. *Journal of Consulting and Clinical Psychology, 55*, 479-487.

Westerhof, G. J., & Keyes, C. L. M.(2010). Mental illness and mental health: The two continua model across the lifespan. *Journal of Adult Development, 17*, 110-119.

World Health Organization.(1948). *Constitution of the World Health Organization*. Geneva, Switzerland: Author.

World Health Organization.(1992). *The ICD-10 classification of mental and behavioural disorders: Clinical descriptions and diagnosis guidelines*. Geneva: Author.

World Health Organization.(2005). *Promoting mental health: Concepts, emerging evidence, and practice*. Geneva, Switzerland: Author.

지명토론

'한국인의 정신건강과 행복'에 대한 토론

권 균*
(한림대학교 심리학과 명예교수)

발표자께서는 '한국인의 행복도와 정신건강은 상당히 낮은 상태'라고 규정하고, 이를 뒷받침하는 두 개의 자료를 제시하고 있다. 하나는 한국 국민의 행복도가 40개국 중에서 중하위권인 25위라고 밝힌 12년 전 자료(Kahneman et al., 1999)이고, 다른 하나는 정신장애의 한 유형인 불안장애 유병률만으로 본 한국인의 정신건강 수준은 미국, 호주, 네덜란드와 비슷한 수준인 것으로 미루어 보아 세계에서 중간 수준쯤 되는 10년 전 자료(이충경 등, 2001)이다. 이들 자료에서 주목할 것은 지금으로부터 10년 전쯤은 그래도 우리 한국인의 행복의 정도, 정신건강의 수준이 최악은 아니었다는 것과 그 이후에는 이 분야에 관한 연구가 별로 없었다는 것으로 보아 관련 학계, 특히 한국 심리학계가 한국인의 행복과 정신건강에 별 관심을 보이지 않았다는 것이다. 10년

* 권균(權鈞), University of Tennessee Knoxville(테네시 주립대학교) Ph.D., 전 한림대학교 심리학과 교수, 전 한림대학교 기획실장, 전 한림대학교 사회과학대학장, (현) 한림대학교 심리학과 명예교수, kkwon@hallym.ac.kr

쯤 지난 지금의 실상은 이보다 훨씬 더 심각한 것 같다. 최근 발표된 한 자료에 따르면, 한국 아동과 청소년의 행복수준은 OECD 국가 중 3년 연속 꼴찌라고 한다(한국 방정환재단과 연세대 사회발전연구소, 2011). 그리고 발표에서 밝힌 것처럼 급격히 증가한 이혼율, OECD 국가에서 1위인 자살률, 세계 최상위권인 알코올 소비량 등을 미루어 보아 많은 한국인이 정신건강의 위기를 맞고 있다고 해도 과언이 아닐 듯싶다. 더욱이 본인이나 그의 가족이 정신장애의 노출을 극히 꺼리는 우리의 문화를 고려한다면 정신장애의 역학조사 결과가 너무 낙관적으로 왜곡되었을 가능성도 크다. 그리고 지금도 호전의 기미는 없는 것 같다.

이런 배경에서 "한국인, 이제 행복과 정신건강을 챙겨야 할 때다."라는 발표자의 주제, 주장에 전적으로 동의한다. 그런데 한국사회, 즉 한국의 정계, 학계, 행정당국, …은 여기에 별 관심을 갖고 있지 않다. 많은 사람이 불행을 호소하고, 많은 사람이 정신장애로 시달리는 것을 경제발전과정에서 어쩔 수 없이 생기는 부수현상쯤으로 치부하고, 그냥 손 놓고 감수하고 있는 것 같다. 그리고 앞으로 기대하는 바 국민소득 3, 4만 불을 달성하여 더욱 잘 살기 위해서는 지금보다 더 불행해져도 되고, 정신장애 유병률이 더 확대되어도 괜찮다고 생각하는 것처럼 보이기도 한다. 우리는 '잘 사는 것'을 행복하게 사는 것, 의미 있게 사는 것, 착하게 사는 것이 아니라 행복과 상당한 부적 상관관계가 있는 돈 많이 버는 것, 부자가 되는 것, 출세하는 것으로 동일시하는 것 같다. 부, 출세가 너무 없으면 물론 비참해지나, 부와 출세가 행복을 보장해주지는 않고, 부, 출세를 얻기 위해 너무 안달하면 행복은 사라진다.

그런데 몇 가지 이유 때문에 불행의 확대, 정신건강의 위기를 그냥 두어서는 절대 안 된다. 개인의 행복추구권이 보장되어야 한다는 우리의 헌법정신 때문에도 그렇고, 정신장애를 치료하는 데 들어가는 비용이 커지고, 불행에 시달리는 사람과 정신장애자의 사기저하, 생산력 저하 때문에 발생하는 경제적 손실이 큰 것 때문에도 그렇고, 한 사람의 불행과 한 사람의 정신장애가 다른 많은 사람의 불행으로 확대 재생산되기 때문에도 더욱 그렇다. 한 사람의 불행, 한 사람의 정신장애는 그 한 사람만으로 끝나지 않는다. 한 사람의 정신장애자인 싸이코 패스가 다른 많은 사람의 불행을 낳는다는 것을 우리는 수없이 경험했고, 그 싸이코 패스는 어릴 때 불행한 삶을 산 경우가 많다고 한다. 지난 7월 22일에 발생한 노르웨이 테러가 이를 극적으로 말해준다. 지금으로부터 약 30년 전쯤 어떤 부부의 불행 때문에 발생한 이혼이라는 사건이 그 자식인 브레이비크라는 아이를 불행하게 하고, 그 아이가 불행하게 성장해 종국에는 77명의 생명을 앗아가 수많은 사람의 불행을 낳게 한 것이다. 물론 불행한 사람 모두가 다른 사람을 불행하게 하는 것은 아니지만, 불행한 많은 사람이 다른 사람을 불행하게 하는 것은 분명하다.

따라서 불행한 사람의 양산을 막아야 하고, 정신장애의 확대에 대해 적극적으로 대처해야 한다. 이를 위해 발표자께서는 개인 당사자 자신의 노력뿐 아니라 가족, 학교, 직장, 지역사회 그리고 정부가 함께 노력을 기울여야 한다고 주장하고, 여러 가지 방안도 제안하고 있다. 물질적 가치뿐 아니라 행복과 정신건강을 소중하게 여기는 풍토와 문화를 구축하기 위해 노력해야 하고, 인간 상호간의 신뢰와 따뜻한 인간관계를 증진하기 위해 노력해야 하고, 행복과 정신건강을 증진할 수 있는 다양한 교육프로그램의 개발, 시행이 필요하고, 초중등 교육과정에 행복과 정신건강을 위한 생활기술을 포함해야 하고, 행복과 정신건강에 대한 연구, 개발, 교육을 담당할 전문인력의 양성이 필요하다는 것 등이다. 전적으로 공감하고, 정말 국가적으로 총력을 기울여 노력해야 할 제안들이다.

그리고 발표자께서는 불행에 빠지지 않도록, 정신장애자가 되지 않도록 하는 예방의 중요성도 강조했다. 토론자도 이에 절대 동조한다. "호미로 막을 것 가래로도 못 막는다," "소 잃고 외양간 고친다," "예방의 한 온스가 치료의 한 파운드와 같다"라는 말들이 바로 여기에 딱 맞는다. 그런데 사람들은 이를 잊고 사는 게 보통인 것 같다. 그런데 예방의 노력이 구체화되고, 결실을 얻기 위해서는, 나아가서 대처와 치료를 위한 통찰을 얻기 위해서는 먼저 행복을 앗아가고, 정신건강을 해치는 원인과 그 인과관계를 밝히는 노력이 매우 중요하다. 이는 주로 학계가 담당해야 할 부문일 것 같은데, 이 부문에 대한 우리 학계의 노력이 상당히 부족한 게 아닌가 싶다. 발표에서도 외국학자 Diener가 중심이 되어 밝힌 하나의 '진단'을 짧게 소개하는 데 그치고 있다. 발표자는 그들의 진단을 "한국인은 물질적 가치를 지나치게 중시하며 경쟁적인 삶의 태도를 지니는 반면 국가, 직업, 환경에 대한 만족도가 낮을 뿐 아니라 지지적인 인간관계와 타인에 대한 신뢰가 부족하다."고 요약하고 있다. 물론 전적으로 동의한다. 이번 포럼에서도 한국에 사는 우리가 우리 한국인의 행복과 정신건강을 해치는 원인에 대해 심층적인 논의가 있었으면 하는 생각을 해 본다.

그러나 제시된 진단은 매우 유익한 의미를 지니고 있음에도 불구하고, 구체적인 예방방안 내지 문제 해결방안을 도출하기에는 너무 일반론적이 아닌가 싶다. 행복을 앗아가고 정신건강을 해치는 원인과 그 인과관계를 밝히는 데 있어서는 궁극적으로 개별적, 개인적 접근이 필요할 것 같다. 물론 불가능하다. 그러나 적어도 어떤 분류적 접근은 가능할 것 같다. 행복과 정신건강에 영향을 미치는 요인은 분류유목별로 확연히 다를 수 있다. 예컨대 한국에서 여자로 태어나서 살아가기가 불행하다, 한국에서 학교 다니는 것이 너무 불행해 필리핀으로라도 유학가고 싶다, 예전에는 안 그랬었는데 지금은 노인으로 살기 힘들다, 한국이 살기 좋다고 이북에서, 중국에서, 동남아에서 고생고생해서 왔는데 불행하여 후회막급이다, 지방대학, 비 1류 대학에 다니자니 불행감에서 벗어나기 힘들다, 부자들, 출세한 사람들 행태(과시, 부정부패, 탈세, 끼리끼리 해먹기, 배려 안 하기, 같은) 때문에 서민으로, 빈민으로 살기가 괴롭다, … 불행의 원인, 정신장애의 원인을 찾고, 예방방안, 대처방안을 찾는 데 있어서 분류유목별로 접근할 필요가 있다는 것을 말하고자 한 것이다.

발표의 마지막 부분에 '정신건강을 위한 전문가의 노력'에 대해 논의하고 있다. 지금의 상담심리 전문가, 임상심리 전문가, 정신과 의사로 규정할 수 있는 정신건강 전문가가 정신장애의 치료에 초점을 맞추는 종래의 소극적 관점에서 벗어나 일반인, 정상인의 행복과 정신건강을 증진하는 적극적, 긍정적 관점에로의 변화를 역설하는 것으로 이해된다. 현실과 좀 동떨어진 너무 이상주의적인 주장이 아닌가 하는 생각이 든다. 지금의 정신건강 전문가들은 분명 정신적, 심리적 문제를 가진 대상(개인)의 문제해결을 위해 존재해 왔고, 또 그렇게 훈련 받았고, 앞으로도 그럴 수밖에 없을 것 같다는 생각이 든다. 상담전문가, 임상심리전문가, 정신과 의사는 본래 정신장애자나 심리적으로 문제가 있는 불행한 사람을 클라이언트(대상)로 하는 직업인이기 때문에 근본적으로 예방에는 관심이 적을 것 같고, 특히 심리학분야에서 훈련된 상담, 임상 전문가는 한 클라이언트가 내방하면 이에 대처 혹은 치료하는 데 시간과 정력이 너무 많이 소요되어서 일반인의 행복 내지 심리적 웰빙에는 신경 쓸 겨를이 없을 것 같다. 내방한 행복 내지 정신건강 수준 -6, 7, 혹은 그 이하인 클라이언트를 -2, 3 정도 혹은 0 정도(치료가 완전 성공한)로 끌어올리는 데에 급급할 수밖에 없고(실제로는 여기까지 끌어올리는 것도 지극히 어려운 일이지만), 크게 봐 주어도 그 개인 클라이언트의 삶의 질을 +방향으로 끌어올리는데 그칠 수밖에 없을 것 같다는 것이다. 그러나 제안하고 싶은 것은 대학에서 심리학의 교육과 연구와 개발이 건강한 일반인 다수의 행복, 정신건강, 심리적 웰빙에도 관심을 가졌으면 하는 기대를 해 본다. 이런 관심, 즉 긍정적 정신건강을 추구하는 것이야 말로 웃음이 웃음을 전염시키듯 행복이 행복을 확산할 수 있고, 일반인이 정신장애자로 전락하는 것을 예방해 주는 효과적인 방안이 될 수 있을 것 같기 때문이다.

제3장

우리 가정이 무너지고 있다

이 훈 구*
(전 연세대 심리학과)

01 서 론

인간이 만든 여러 가지 사회제도 중에서 가장 훌륭한 것이 바로 가족제도 또는 가정이다. 가정은 인간이 여타 제도에서는 충족할 수 없는 여러 가지 욕구를 동시에 충족할 수 있는 장점이 있다. 성욕, 사랑, 친애(affiliation), 양육, 지도(guidance), 가르침(instruction), 유희, 구호(succorance), 안식(relaxation), 평화, 행복, 즐거움 등이 모두 한꺼번에 가정에서 충족된다. 또 가정이란 이기적 인간이 의외로 이타성을 자주 행사하는 곳이기도 하다. 베품, 돌봄(caring), 희생, 봉사, 용서, 신뢰, 책임, 흠모, 존경이 두드러지게 발휘되는 곳이 바로 가정이다. 이렇게 인간의 여러 가

* 이훈구(李勳求), 하와이 주립대(Ph.D.), (前)연세대 심리학과 교수 역임, (現)바른사회시민회의 바른복지운동본부장, hansanhoonkoo@yonsei.ac.kr

지 근본 욕구가 충족되고 동시에 인간의 긍정적 행동이 실행되는 곳이 바로 가정이기 때문에 가정이란 우리 사회에서 없어서는 안 될 중요하고 필수적 제도이다.

우리가 만든 여러 가지 사회제도는 해당 분야의 발전을 도모하기 위해 우리가 인위적으로 창조한 것이다. 예컨대 교육제도는 국민교육을, 정치제도는 나라의 정치발전을, 경제제도는 국민과 국가의 부를 이룩하기 위해 창조한 것이다. 그러면 가족제도는 어떤 목적으로 만들어졌을까? 물론 가정은 여타 사회제도와는 달리 우리가 인위적으로 만든 것은 아니다. 자연 발생적으로 생겨난 것이다. 그럼에도 불구하고 가정은 개인발전은 물론 우리 사회와 국가발전에 지대한 공헌을 한다. 간단히 몇 가지 예를 들어보자. 우선 가정은 인구가 재생산되는 곳이다. 국가가 지속적으로 발전하기 위해서는 인구가 어느 정도 유지되어야 하는데 가정이 이 역할을 담당하고 있다. 또 가정은 훌륭한 국민을 양성하는 교육기관이기도 하다. 어느 국가든 국격(國格)을 높이려면 우수한 자질과 품성을 갖춘 국민을 양성해야 한다. 그런데 가정이 우리의 인간성(humanity)을 주조한다. 즉 우리는 부모의 가정교육을 통해 우리의 인생관, 가치관, 도덕관을 형성한다. 우리의 성격 또는 인성의 50%가 가정에서 형성된다(이훈구, 2011). 인간이 만든 여러 가지 사회제도를 움직이는 구성원이 바로 인간인데 그 인간이 올바르게 양육된 성원이라야 그 제도가 성공할 수 있다. 그런 점에서 가정은 인간이 만든 여러 가지 제도 중에서도 가장 중요한 기능을 담당하고 있는 제도라고 말해도 과언이 아니다.

나라의 평화, 건강, 그리고 발전도 가정에서부터 출발한다. 우리나라의 고언에 '가화만사성'이 있는데 이 말은 집안이 화목하면 모든 일이 다 순조롭게 이루어진다는 뜻으로 가정의 중요성을 강조한 것이다. 오늘날에도 이 고언을 부인할 사람은 아무도 없을 것이다. 또 개인의 정신건강도 가정이 큰 영향을 준다. 청소년의 정서적 장애는 주로 가족 간의 갈등에서 비롯된다. 예컨대 청소년의 우울증은 흔히 부모 간의 불화에 그 원인이 있다.

가족 간의 불화는 가족이 아닌 타인과의 불화보다 그 피해가 몇 배나 더 크다. 그런 이유는 서로 사랑하는 사람 간의 갈등이고, 그리고 가족은 계속 같이 살을 맞대고 살아야 하기 때문이다. 친구 간의 불화도 우리에게 아픔을 주지만 우리는 이를 차단할 수 있다. 친구를 피하거나 절교하면 된다. 그러나 자식이 부모와 불화하면 이는 쉽게 모면 할 수 없다. 부모와 피로 맺은 인연이므로 하루아침에 단절할 수가 없기 때문이다. 그래서 가정은 야누스의 두 얼굴을 가지고 있다. 가정이 정상적으로 기능하면 그 가정은 지상 낙원이 되는 반면, 어찌어찌해 가족 간의 틈새가 벌어지면 그 가정은 지옥으로 변모한다.

이 글은 한국의 가족제도 또는 가정의 건강성을 진단해보려는 것이다. 그런데 이를 위해 먼저 큰 그림을 그려볼 필요가 있다. 그것은 지난 반세기 동안 우리 가정이 어떻게 변모해 왔는가를 살피는 것이다. 더불어 변모해온 우리 가정에서 어떤 일이 발생하고 있는가를 짚어보기로 한다. 그리고 이런 변화가 우리의 건강에 어떤 영향을 주고 있는가를 살펴볼 것이다. 마지막으로 우리 가족제도를 어떻게 복원하고 개조해 갈 것인가를 정리하여 논의할 것이다.

본론에 들어가기 전에 미리 약조해둘 것이 하나 있다. 그것은 바로 건강이란 개념 정의다. 건강이란 흔히 신체적 또는 정신적 건강을 지칭한다. 그러나 저자는 이 글에서 건강의 뜻을 단순히 정신적, 신체적 건강에 국한하지 않고 보다 더 넓은 의미로 사용할 것이다. 즉 사회나 국가의 여러 가지 바람직하지 못한 현상, 건전하지 못한 측면 등을 건강이란 개념 속에 포함시킬 것이다. 예컨대 이혼가정의 증가, 인구의 고령화, 저출산 등도 가정의 건강치 못한 모습을 나타나는 지표로 간주할 것이다.

02 한국 가정의 변천사

한국의 가족제도 또는 가정이 어떻게 변화해 왔는가를 살피기 위해서는 가정을 두 가지 측면으로 나누어 살펴볼 필요가 있다. 첫째는 가정의 하드웨어(hardware) 측면으로서 이는 가족의 유형, 가족의 크기, 성비(性比) 등을 말한다. 둘째는 가정의 소프트웨어(software) 측면인바 이는 가족문화와 기능을 일컫는다. 가부장제, 남아존중사상, 부모의 자녀관, 효, 부부관계, 자녀 교육, 가정파탄, 가족 간의 갈등 등이 이에 속한다. 이제 이 두 가지 측면에서 한국 가정이 어떻게 변화해 왔는가를 들여다보자.

1) 한국 가정의 하드웨어

여기서는 가족의 유형, 가족의 크기, 성비, 그리고 자살 등을 살펴보기로 하자. 이에 관한 변천사를 알아보기 위해서는 인구통계를 제시해야 한다. 그러나 지난 반세기에 걸친 변화를 일일이 통계를 열거하기에는 지면이 너무 좁다. 그래서 꼭 필요한 때가 아니면 통계치를 제시하지 않고 해설로 이를 대신할 것이다.

(1) 가족의 유형

가족의 유형은 어떻게 나누는가? 흔히 확대가족과 핵가족으로 구분한다. 확대가족이란 흔히 조부모, 부모, 그리고 자식의 3대가 같이 기거하는 가족유형을 말한다. 그리고 핵가족이란 부모와 자식 2대가 거주하는 가정이다.

과거 우리 사회에서 확대가족을 적잖게 보아왔다. 장남은 반드시 부모를 모시는 것이 불문율이었기 때문이다. 그러나 지난 반세기 동안 우리 사회에서 핵가족화가 급격히 이루어져 핵가족이 한국의 전반적 가족형태가 되었다. 반면 확대가족은 점차 감소일로를 걸었는데 그 원인은 장남이라고 해도 부모와 같이 살지 않으려는 경향이 농후해졌기 때문이다.

재미있는 현상은 과거에는 확대가족을 전통가족이라고 칭했지만 지금은 확대가족을 찾아보기 힘들고 또 핵가족조차 편부모가정, 무자녀 가정 등으로 분화하고 있어 이제는 확대가족 대신 핵가족을 전통가족이라 부른다.

우리 사회에서 확대가족이 점차 줄어들고 있는 원인은 자녀가 노부모를 모시기가 점점 힘들어지기 때문이다. 부모를 모시는 경제적 부담도 크지만 부모가 장수하기 때문에 노인질환 예컨대 치매 간병 등으로 어려움이 많기 때문이다. 물론 장남이라도 부모를 모시지 않은 그 근본 이유는 핵가족만이 가질 수 있는 자유로움, 오붓함, 프라이버시를 누리려 하기 때문이다.

확대가족이 사라지는 데에서 오는 부작용은 무엇일까? 마가렛 미드는 한 사회의 전통이 순조롭게 후세대에 전승되려면 최소한 3세대가 같이 기거해야 한다고 주장했다. 즉 한 사회의 생활습관, 규범, 미풍양속은 조부모, 부모 그리고 자식이 같이 생활해야만 그대로 후세대에 차질 없이 계승된다고 한다.

자녀를 낳고 기르는 데에도 여러 가지 노하우가 필요하다. 부모와 자녀가 같이 거주한다면 자녀가 결혼해 자식을 낳고 기르는데 별로 애로가 없다. 부모가 손자녀 양육을 도와주기 때문이다. 그러나 앞에서 지적한 바와 같이 현 우리 가정은 대부분 핵가족이다. 그래서 결혼한 자녀가 혼자서 애를 낳고 키워야 한다. 그러다보니 부부가 갑자기 아이를 출산하게 되면 당황할 때가 많다. 요즘 미국 한인 유학생 부부간에서 '뽀삐뽀삐 119'란 책이 크게 인기를 끌고 있다. 이 책은 육아에 필요한 여러 가지 노하우를 설명한 것이다. 부모의 도움을 받지 못하는 한국 학생들이 이 책에서 많은 지식을 습득하고 있는 바 이 책이 조부모의 역할을 하고 있다.

핵가족과 확대가족의 수도 점차 줄어들고 있다. 최근 통계청이 발표한 '2010 인구주택 총 조사'(통계청, 2011)에 의하면 부부와 미혼자녀가 같이 사는 핵가족이나 여기에 할아버지나 할머니와 함께 사는 확대가족의 가구비율은 지난 2000년 56.6%에서 2010년엔 43.2%로 지난 10년 새 13.4%가 감소했다.

앞에서 말한 바와 같이 핵가족도 점차 분화가 시작되었다. 편부, 편모와 미혼자녀가 함께 사는 한 부모 가족, 부모 없이 조부모와 미혼 손자녀가 사는 조손(祖孫) 가구, 자녀 없이 부부 둘만 사는 가구, 혼자 사는 1인 가구 등이 생겨났다. 이들 가구를 반쪽 가구라고 부르기도 하는데 이들 반쪽 가구 수는 2000-2010년 사이에 42.3%에서 55.7%로 늘어 무려 13.4%나 증가했다. 이 반쪽 가구가 우리나라 가구 전체에서 50%를 넘은 것은 2010년이 처음인데 앞으로 이는 더 증가할 것이다.

확대가족은 줄어들고 핵가족이 증가하는 것은 산업사회, 개인주의 사회에서 어느 정도 불가피하다. 비록 전통이 순조롭게 계승되기 어려운 단점이 있기는 하지만 우리 사회의 확대가족 축소→핵가족 증가는 그렇게 비관적으로만 볼 필요가 없다. 그러나 부모와 자녀가 같이 거주하지 않은 위에 열거한 반쪽 가구가 늘어나는 것은 확실히 문제가 있다. 편부모 가정이나 조손가정의 경우, 자녀가 동일시해야 할 부모상이 결여되어 있다는 점, 편부모가 자녀를 돌보려면 많은 난관이 수반한다는 점에서 그렇다. 또 무자녀 가정, 1인가구 등은 국력신장에 큰 장애를 초래한다.

반쪽 가구가 급증하는 원인은 무엇인가? 바로 이혼이다. 우리나라의 이혼증가율은 세계에서 제일 높다. 우리나라는 외환위기로 인한 경제공황기인 1997년부터 이혼율이 급증하여 2003년 16만 6천 가정이 이혼했다. 이후 이 추세는 다소 진정되었지만 2005년 이후 연간 12만 건의 이혼이 성사되고 있다. 이혼은 당사자뿐만 아니라 자녀에게 많은 심리적 상처를 남겨준다. 이혼이 가져다주는 심리적 건강문제는 가정의 소프트웨어를 다룰 때 또 논의할 것이다.

(2) 가족의 수

가족의 수는 확대가족에서는 많고 핵가족에서는 적다. 그것은 확대가족이 조부모를 포함하기 때문이다. 그러나 가족이 핵가족화 한다고 해서 반드시 가족 수가 급격히 줄어든다고 볼 수는 없다. 그 이유는 핵가족에서도 자녀를 많이 낳을 수 있기 때문이다. 그런데 우리나라에서 지난 반세기 동안 부부의 자녀 출산율 자체가 급격히 감소했다.

한국의 지난 반세기 동안 출산율 변화추이를 살펴보면 경악하지 않을 수 없다. 가임여성이 일생 동안 낳을 수 있는 총 자녀수 즉 합계출산율은 1960년에 6명, 1970년, 4.53명, 1980년, 2.83명, 1990년, 1.59명, 2000년, 1.47명, 2010년, 1.17명으로 급격히 줄어들었다. 부부가 자녀를 최소한 2.1명 낳아야만 전체 인구수가 유지되어 인구가 더 이상 감소하지 않는다. 그러나 현재의 출산율이라면 우리나라 인구는 급격히 축소될 수밖에 없다. 현재의 출산율로 추정하면 우리나라 총인구는 2018년부터 줄어든다.

저출산은 어떤 결과를 초래할까? 노동인구가 줄어들고 반대로 노령인구가 증가해 국가경제가 위축된다. OECD가 추정한 바에 따르면 2050년 65세 이상의 비경제활동 노인인구가 전체 노동인구에서 차지하는 비율은 한국이 OECD 전체 국가에서 세 번째로 높아 91.4%나 된다. 1위는 이태리로 98.5%, 2위는 일본으로 94.9%이다(OECD, 2009). 이렇게 생산 활동에 가담치 않은 노령인구가 늘어나면 그만큼 국가의 GDP는 줄어들고 반면 복지후생에 쏟아 붇는 지출은 급증해 국가 경제가 위축되고 심하면 부도가 난다.

저출산은 국가경쟁력을 급속도로 악화시킨다. 노동력이 부족해지는 것은 위에서 언급했지만 이와 더불어 소비경제가 급속히 축소된다. 우선 산부인과가 줄어들고 학교가 줄어드는데 한국의 경우 전국의 동네 의원 산부인과가 2002년 1,938개였으나 2011년 현재 1,559개로 10년 사이에 379개 의원이 사라졌다. 초등학교 수는 1986년 6,535개였던 것이 2011년에는 5,854개교로 줄어들었다. 그리고 지난 30년간 초등학교 10%가 폐교 처분되었다. 그나마 학생 수가 200명이 채 안 되는 학교가 2,172개로 전체의 37%에 해당한다. 초등학생 수의 감소도 심각하다. 초등학생 연령의 인구수가 현재 329만 명인데 2020년엔 251만 명으로 축소된다. 앞으로 10년간 한 해 평균 7만 8천 명씩 감소하는데 이는 780명 정원인 학교 100개가 문을 닫는 셈이 된다(조선일보, 2011년 7월 12일자 A4면).

이 저출산 효과는 중고등학교와 대학교에도 그대로 이어진다. 대학입학 연령인 18세 인구가 2010년에 70만 1천 4백 명이지만 2030년에는 40만 4천명, 2050년에는 32만 1천명으로 줄어든다. 이런 추세라면 2030년에 90개 대학이 문을 닫을 것이라는 암울한 전망이 나온다(조선일보, 2011년, 7월 11일, A3).

주택시장에도 커다란 변화가 생긴다. 일본은 지금으로부터 20년 전에 저출산의 악몽이 시작되었다. 즉 1989년 출산율이 1.57명으로 줄어들어 일본이 충격에 빠졌다. 저출산 20년이 경과한 지금 일본의 주택시장은 다음과 같이 큰 몸살을 앓고 있다. 일본 주택의 13%가 빈집인데 빈집이 늘어난 원인은 저출산, 불경기 때문이다. 해마다 약 20만 채의 빈집이 생기는데 도쿄에만 빈집이 75만 채이다. 한편 소형주택은 부족해 800만 채가 모자라는데 그 원인은 '나 홀로' 가구가 지난 25년 사이에 두 배로 증가했기 때문이다. 건설시장도 크게 축소되었는데 도로, 댐건설이 반으로 줄어들고 사무실 공실률도 10%가 넘는다.

한국주택시장에도 저출산의 그림자가 깃들고 있다. 집수요가 매년 8천 가구씩 줄어들 것으로 한국건설산업연구원은 추정하고 있다. 주택수요가 줄어들면서 일본처럼 빈집이 늘어나고 있는데 빈집의 수는 2005년 72만 8천 가구에서 2010년에는 79만 4천 가구로 5년 만에 10%가 증가했다. 새로 지은 아파트의 미입주율도 심각한데 한국건설산업연구원이 지난 2월 현재 수도권 아파트의 입주현황을 분석한 결과, 4가구 중 1가구가 비어있는 것으로 나타났다(조선일보 2011년 7월 12일자 A4면).

저출산은 어린이와 젊은 층을 대상으로 하는 레크리에이션 산업에도 치명타를 날린다. 일본의 경우 놀이공원, 동물원 이용자가 대폭 줄었다. 우에노 동물원의 경우 1970년대 연간 관람객이 700만 명을 넘었지만 최근에는 반으로 격감하여 300만을 밑돈다. 스키인구는 1993년 1,860만 명에서 560만 명으로 감소했고 스키장 파산이 지속되고 있다. 수영장과 볼링장의 매출도 급감하고 있는데 1990년대 초반 2,820억 엔과 1,910억 엔까지 치솟았던 수영장과 볼링장의 매출은 현재 1,480억 엔과 830억 엔으로 반 토막이 났다(조선일보, 2011년 7월 11일 A3). 한국의 저출산은 일본을 그대로 따라가고 있으므로 우리는 일본의 저출산 효과가 가져오는 암울한 경제효과를 타산지석으로 삼아서는 안 된다.

(3) 가족의 성비

저출산은 또 다른 왜곡된 인구구조를 초래했다. 그것은 왜곡된 성비(性比)다. 한국의 부모들은 자녀를 한두 명 낳기를 원하되 꼭 아들을 낳아야 한다는 강박관념을 갖고 있다. 그러나 과거에는 이러한 남아존중사상이 희망사항에서 끝날 수밖에 없었다. 왜냐하면 미리 태아의 성을 감별할 수 없었기 때문이다. 그러나 최근 양수검사를 통해 태아 성감별이 가능해짐에 따라 한국 부모가 소원을 성취할 수 있게 되었고 그에 따라 성비의 심한 왜곡이 발생했다.

한국의 출생성비는 1980년 103.9였으나 1990년엔 116.5, 2000년엔 110.2로 성비 왜곡현상이 나타났다. 성비 왜곡은 남자아이가 더 많이 출생하는 것으로 나타났다. 성비는 출생순위가 올라갈수록 즉 자녀수가 많아질수록 왜곡이 극심해진다. 첫아이

때의 성비는 105.9로서 정상에 가깝지만 둘째 아이는 111.8, 셋째 아이는 179.4, 넷째아이 이상은 213.9로 급상승한다(통계청, 2001).

왜곡된 성비가 초래하는 폐해는 무엇인가? 신랑감에 비해 신붓감이 훨씬 모자라는 것이다. 부족한 처녀 때문에 제일 고통을 받는 것은 농촌 총각이다. 농촌에는 이미 농촌 처녀가 도시로 직업을 찾아 나갔고 이들은 절대로 농촌 총각에게 시집올 생각이 없다. 그래서 농촌 총각이 장가가기란 하늘의 별 따기다. 그런데 엎친 데 덮친 격으로 심한 성비 왜곡이 나타나 농촌 총각이 장가가기는 더욱 힘들어졌다. 그래서 농촌 신랑이 국제결혼으로 돌파구를 마련할 수밖에 없었다. 신붓감을 구해 오는 곳은 연변에서부터 시작해 필리핀, 태국으로 이어지고 최근에는 몽고, 카자흐스탄까지 확대되고 있다. 이제 우리 농촌에는 외국인 며느리가 적지 않게 눈에 띈다. 이들 가정을 다문화가정이라고 칭하며 이들을 한민족으로 동화시키기 위해 정부와 매스컴이 열심히 노력하고 있다.

(4) 가족집단 자살

우리나라는 자살률이 높기로 유명하다. 한국인의 자살률은 인구 10만 명 당 21.6명으로 29개국 OECD 회원국 중에서 제일 높다. 하루 평균 35명이 자살하여 연간 약 12,800명이 자살한다. 한국인 청소년 사망원인 중 자살이 두 번째 순위로 올라가 있다(이홍식 외, 2009).

한국인의 자살에 있어서 외국에서 볼 수 없는 특이한 현상마저 나타나고 있다. 그것은 바로 가족집단 자살이다. 외국에서는 부모가 자살할 때 흔히 자기 혼자 자살한다. 즉 자녀를 자살에 동반하지 않는다. 그런데 우리나라에서는 매년 적지 않은 가족집단 자살이 발생한다. 부 또는 모, 또는 부모가 자살할 때 자녀를 동반하고 자살하는 것이다. 그러나 이 때 자녀는 자발적으로 자살에 가담하는 것이 아니다. 어떤 경우에는 부모가 자녀를 속여 독약을 먹인다. 어떤 경우에는 자녀가 잠든 사이 집에 불을 질러 가족이 모두 타 죽는다. 그러므로 엄밀히 말한다면 한국의 가족집단 자살은 그 대부분이 부모가 자녀를 죽이는 타살이지 가족 합의하에 이루어지는 동반자살이 아니다.

외국에서는 거의 찾아볼 수 없는 가족집단 자살이 왜 한국에서만 적지 않게 발생하는가? 그 이유는 크게 두 가지로 짚어볼 수 있다. 하나는 부모가 죽고 나면 남은 어린 자식을 돌봐 줄 사람이 없다고 생각해 부모가 자녀를 동반해 자살하는 것이다. 우리가 어려웠던 시기 예컨대 1950년대나 1960년대에는 정부재정이 빈곤해 무의탁 자녀를 돌봐줄 여유가 없었다. 그래서 당시 자녀를 데리고 집단 자살하는 부모의 심정을 우리가 어느 정도 이해할 수 있다. 그러나 현재는 사정이 다르다. 지금은 정부가 고아들을 고등학교교육까지 책임지고 어느 연령까지 시설에서 보호해준다. 이런 상황임에도 불구하고 한국에서 가족집단 자살은 끊이지 않고 있다. 그 원인은 무엇인가. 이것이 한국인 가족집단 자살의 두 번째 이유가 된다. 한국 부모들은 자녀는 자기가 낳았으므로 자식을 자기 마음대로 할 수 있다고 생각하는 경향이 있다. 더

불어 우리 몸은 부모가 물려준 것이라는 생각이 뿌리박혀 있다. 그러나 서양 사람들은 아이는 비록 부모의 몸을 빌려 태어났지만 이는 하느님의 축복이라고 생각한다. 하느님의 선물이라고 생각하지 않더라도 많은 서양인들은 내 아이는 내가 낳았지만 이는 하나의 독립된 인격체이고 내가 마음대로 좌우할 수 없는 존재라고 믿는다. 그러나 한국인들은 자녀를 소유물시하는 경향이 아직 농후하다. 그래서 가족집단 자살을 거리낌 없이 자행한다.

지금까지 반세기에 걸친 한국 가정의 변모를 가족의 유형, 크기, 성비, 자살 등을 주제로 삼아 살펴보았다. 한국이 지난 반세기 동안 이룩한 세계적 위업 중의 하나로 인구 억제책이 꼽힌다. 박정희 대통령은 정권을 집권한 1960년부터 대대적인 가족계획운동을 전개했다. 그가 국가경제발전이란 마스터 플랜 속에 인구억제 정책을 삽입한 이유는 당시 우리나라 출산율이 너무 높았기 때문이다. 국민 대부분이 아이들은 제 먹을 것은 타고난다는 생각을 하고 아이는 생기는 대로 낳았다. 그러나 국가경제정책이 성공을 거두더라도 먹는 입이 많으면 그만큼 경제성장은 잠식된다. 따라서 군사정부는 강력한 가족계획사업을 추진했던 것이고 그 결과 30년 후에는 한국인의 출산율이 급감하기 시작했다. 그간 강력한 인구억제 정책에 골몰한 우리는 그것이 가져오는 부정적인 영향을 예측하지 못했다. 위에서 지적한 바와 같이 오늘날 우리는 세계 제일의 저출산 국가이고 따라서 앞으로 국력이 크게 위축될 것이 뻔하다. 저출산은 고출산 못지않은 여러 가지 심각한 부작용을 초래한다. 따라서 지금은 방향을 바꾸어 고출산을 장려하는 방향으로 전환해야 할 때이다. 그러나 고출산 장려책은 저출산 장려책보다 오히려 더 힘들고 까다롭다는 데에 애로가 있다.

우리는 지난 반세기 동안 뚜렷한 핵가족화 현상을 목격했다. 사회가 개인주의화하고 경제가 산업화함에 따라 확대가족이 핵가족화 하는 것을 막을 도리는 없다. 또 핵가족이 반드시 확대가족에 비해 문제가 있다고 말할 수도 없다. 그러나 가족이 핵가족화함에 따라 저출산 현상이 가속화한다. 남의 도움 없이 엄마 혼자서 여러 명의 자녀를 키우기란 쉽지가 않기 때문이다. 우리는 하루 빨리 핵가족 부부가 자녀를 많이 키울 수 있는 여건을 만들어주는 묘안을 강구해야 한다.

이렇게 지난 반세기에 걸쳐 한국에서 큰 지각변동이 생겼는데 가족의 유형이 확대가족에서 핵가족으로 그리고 고출산에서 저출산으로 급격히 변화했다. 그러나 아직도 바뀌지 않은 한국 가정의 모습이 있는데 그것은 부모의 자녀관이다. 즉 우리는 불행하게도 가족집단 자살이 세계에서 제일 많이 일어나고 있다. 그리고 아직 아들을 선호하는 사상이 남아 있어 이는 심각한 성비(性比)의 왜곡현상을 불러일으키고 있다. 남아선호사상이나 부모의 자녀관은 하드웨어라기보다는 소프트웨어이다. 따라서 여기서 이 두 문제에 대한 논의는 이 정도로 하고 후속하는 이 책의 해당 절에서 또 논의하기로 한다.

2) 한국 가정의 소프트웨어

지난 반세기 동안 한국 가정의 겉모습 즉 가정의 유형, 식구수, 성비 등이 크게 변모했다. 따라서 그에 못지않게 한국 가정의 소프트웨어 역시 큰 변화가 있었을 것이라고 짐작할 수 있다. 그러나 소프트웨어는 하드웨어에 비해 그렇게 쉽게 바뀌지 않는 습성이 있다. 우리가 현대식 문명기구 예컨대, 각종 주방기구, 가전제품, 교통수단, 컴퓨터, 스마트폰, 기타 생활도구는 편리하기 때문에 쉽게 받아들인다. 그러나 우리의 정신 즉 가치관, 사고방식, 생활습관 등은 쉽게 변화하지 않는데 그것을 바꾼다는 것은 바로 자신이 지금까지 살아온 정신적 지주를 부정하거나 이를 허물어야 하기 때문이다. 그런 점에서 한국 가정의 소프트웨어에는 하드웨어 보다 더 많은 문제점이 생길 수밖에 없다. 왜냐하면 새로운 가족가치관과 구시대의 가족가치관이 서로 충돌하기 때문이다. 그래서 한국에서 갑자기 가장 파탄이 많아지고 이혼율이 증가한다.

이제 구체적으로 한국 가정의 소프트웨어가 지난 반세기에 걸쳐 어떻게 변화해왔는가를 알아보고 그것이 어떤 가정문제를 도출하고 있는가를 살펴보기로 한다. 모든 소프트웨어를 여기서 다 논의하기는 어렵고 가장 변화가 심하고 또 우리 가정에서 중요한 기능을 한다고 생각하는 몇 가지를 선정하여 이에 국한하기로 한다. 그 구체적 항목은 다음 다섯 가지이다; ① 가부장제, ② 효 및 부모의 자녀관, ③ 가정파탄 및 이혼, ④ 부모와 자녀관계, ⑤ 자살.

(1) 가부장제

조선조 5백 년 동안 우리 사회를 지배해온 정신적 근간은 유교다. 유교는 사람 간 특히 윗사람에 대해 아래 사람이 취해야 할 여러 가지 행동규범을 가르쳤다. 아울러 유교에서는 가족윤리를 강조하고 효도를 중시했다. 유교의 영향으로 가부장제가 우리 사회에 뿌리를 내렸는데 가부장제란 혈연을 중시하는 가족제도(즉 부계가족제)를 근간으로 하여 아버지가 가정의 주도권을 행사하는 가족문화를 말한다. 이 가부장제에서 여러 가지 폐단이 파생했는 바 그것은 가계계승과 남성우월주의이다. 가계계승이 남자에 의해 이루어지기 때문에 남성우월주의가 자연스럽게 조성되고 그에 걸맞게 남아존중사상이 기승을 부렸다.

남성우월주의는 비단 유교문화권에서만 특권을 누린 것은 아니었다. 원시수렵사회에서도 남자가 지배권을 갖고 있었다. 인류학자들은 그 원인을 남자가 여자보다 더 중요한 식품을 제공하기 때문이라고 주장하고 있다. 즉 남자들은 사냥을 해 단백질을 공급할 수 있는데 비해 여자들은 씨앗과 채소를 수집하여 탄소화물만 공급한다. 그런데 단백질은 탄수화물보다 더 고귀한 식품으로 간주되었다. 그러나 이러한 인류학자들의 이론이 다 적용되는 것은 아니다. 우리나라 제주도에서는 얼마 전만 하더라도 부인은 물질을 하고 농사를 지어 가족생계를 도맡았고 남편은 애를 돌보는 책임을 맡았다. 그러면 과거 제주도에서 해녀가 남편보다 가정에서 권한이 더 강했는가? 아니었다. 제주도에서는 한국 내륙에서와 같이 남자가 가정에서 실권을 쥐고 있었고 남존여비사상이 그대로 유지되고 있었다. 그 이유는 무엇인가? 조혜정(1980)은 남자에게는 제사를 지내는 권리가 주어진 반면 여자에게는 그런 권한이 부여되지 않았기 때문이라고 주장한다. 제주도 해녀의 예는 부부간의 권한이 단순히 경제적인 능력에 의해서만 결정되지 않는다는 사실을 보여준다. 일단 가부장제 또는 남성우월주의가 정착되면 가정경제권은 별로 힘을 발휘하지 못하는 것 같다.

그러면 지난 50년간 우리나라의 가부장제는 그대로 존속되어왔는가? 이제 가부장제의 세 가지 중심 축 즉 가계계승, 남성우월주의, 가부장의 권위별로 이에 관한 변화를 살펴보기로 하자.

① 가계계승; 우리 사회에서 지난 50년간 가계계승 즉 가문의 '대 잇기'는 점차 허물어져왔고 이 가족문화는 앞으로 더 급격히 침몰할 것이다. 그렇게 추정하는 이유는 다음과 같다. 1990년도 소 자녀 추세 즉 평균가구원 수 3.12명, 합계출산율이 1.47명에서는 자녀를 둔 가정이라해도 아들을 한 명 가진 가정이 감소할 수밖에 없다. 그런데 앞으로의 문제는 더 심각하다. 즉 1990년도 저출산 시대에 탄생한 세대가 자녀를 낳기 시작하는 2020년부터는 부계중심의 '대 잇기'가 불가능해진다(조은, 2002). 왜냐하면 이들 세대에서는 결혼해서 아들을 낳기는커녕 결혼을 하지 못하는 가정이 급격히 늘어나기 때문이다. 즉 독신가정, 1인 가정, 그리고 동성결혼가정 등과 같은 비전통적 가정이 급증할 것이다.

한국헌법이 만들어진 1945년대 우리나라는 유교가 지배하던 사회였다. 그에 따라 우리나라의 민법 중 가족에 관한 법은 가계계승을 지원하는 방향으로 제정되었다. 그러나 최근 시대 변화에 걸맞게 가계계승을 뒷받침하고 있었던 민법 중 가족법이 2005년과 2008년에 크게 개정되었다. 예컨대 유림회의 강력한 반발에도 불구하고 호주제도가 폐지되었는데 호주는 남자만이 될 수 있었기에 이 제도는 양성원칙에 위배된다고 여성계로부터도 심하게 공격을 받아왔었다. 동성동본금혼제도도 폐지되었는데(민법 제 809조) 그간 동성동본금혼은 순수혈통을 중시하고 혈연적 가계계승을 유지하는 도구로 이용되어 왔었다. 한편 입양제도의 활성화를 위해 양친과 양자의 친족관계를 인정하면서 양친의 성과 본을 따르게 법을 개정하였다(민법 제 908조의 2항 내지 8항). 자녀의 성과 본은 혼인신고 시 부모의 협의에 의해 모의 성과 본도 따를 수 있게 개정되었다(민법 제 781조 1항). 이러한 가족법의 개정으로 우리는 더 이상 부계가계계승을 고수할 수 없게 되었다.

그러나 가계계승을 옹호하던 가족법이 개정되었다고 해서 한국인의 부계가계계승 전통이 그대로 사라질 것인가? 그렇게 쉽게 사라질 것 같지는 않다. 그러려면 먼저 일본에서와 같이 데릴사위제가 우리 사회에 쉽게 정착되어야 한다. 데릴사위제도란 남자가 여자 집에 입양되는 것이다. 그래서 자식이 아버지의 성이 아닌 어머니의 성을 이어받는다. 그러나 우리나라에서 딸만 가진 가정에서 딸이 결혼해 자기의 성을 딴 자식을 호적에 입적시키는 것이 가능할까? 우리나라 속담에 '겉보리 서 말만 있어도 처가살이는 하지 않는다.'는 것이 있는데 이런 반 데릴사위제도의 문화는 오늘날 우리 사회에서도 그대로 존속하고 있다. 우리의 개정 가족법이 더 이상 부계가계계승을 옹호하지는 않을지라도 시민법은 그대로 부계가계계승을 선호하고 있다. 여자호주제가 우리 사회에서 폭넓게 인정되고 받아들이는 것은 아직 시기상조인 것 같다.

그리고 아직도 아들을 선호하는 경향이 우리 사회에서 사라지지 않고 있는데(앞에서 살펴본 성비의 왜곡현상을 참조할 것) 이것 역시 아직 우리 국민이 가계계승에 대한 향수를 버리지 못하고 있다는 증거가 된다. 우리가 아들을 선호하는 것이 과거처럼 단순히 부모가 늙어서 자식에게 의탁하려는 욕심 때문이 아니다. 왜냐하면 현재 우리 사회에서 부모가 자식에게 노후에 의지하려는 사람이 적을 뿐 아니라 자식도 그럴 생각이 추호도 없기 때문이다. 그렇다면 현재 나타나고 있는 성비의 왜곡은 어떻게 설명할 수 있을까? 아마도 자신의 대를 잇고 싶은 욕망 때문이라고 해석할 수밖에는 다른 이유가 잘 떠오르지 않는다.

② 남성우월주의; 우리 사회에서 남녀평등사상이 널리 전파되어 이제 더 이상 성차별을 하거나 남성우월주의를 주장하는 사람이 없게 되었다. 즉 직장에서 사원을 채용하거나 승급 승진 시 더 이상 여성을 차별하는 것을 금하고 있다. 또 우리는 선거민주주의를 채택할 때부터 여성이 선거권과 피선거권을 동시에 갖도록 헌법에 규정하였다. 그리고 오늘날 전문직 예컨대 법조계, 학계, 의료계에 여성인력이 대거 진출하고 경제고위직, 고위공무원직, 군인, 경찰직에도 여성인력이 활발하게 유입되고 있다. 어디

그뿐이랴! 강한 남자의 체력이 요구되는 육체노동직 예컨대 탄광, 제철소, 고층건설, 조선소 용접, 고층 창문 청소 그리고 경호에도 여성인력이 점차 눈에 띄기 시작했다. 오래전 미국에서 양성평등주의가 본격적으로 불타오르기 시작할 때 남성우월주의자들이 흔히 여성이 위에 열거한 육체노동취업을 꺼리는 것을 비꼬아 육체노동시장에서 남성이 없어서는 안 되며 이 때문에 여성차별이 존재할 수밖에 없다고 강변(强辯)했다. 즉 탄광, 제철소에서 왜 여성인력을 찾아볼 수 없는가? 이것은 여성 스스로 여자의 한계를 드러낸 것이라고 공격했다. 그래서 미국 남녀평등론자들은 여성들에게 이런 남성전용 직업에 과감하게 도전해 남성들의 공격을 물리치도록 호소했었다.

오늘날 우리 사회에서 여성을 남성에 비해 능력이나 체력이 열등하다고 주장하는 남성우월주의자가 완전히 사라진 것은 아니지만 이를 공공연히 내놓고 주장하는 사람도 찾아보기 힘들다. 그런데 이렇게 법적으로나 사회분위기상으로나 남녀평등사상이 우리 사회에서 뿌리내리고 있는데 우리 가정에서도 남녀평등사상이 수용되고 있는가?

저자는 아직 우리 가정에서는 남성우월주의가 완전히 제거되었다고 보지 않는다. 물론 이것은 세대에 따라 극심한 차이가 난다. 현재 나이가 80-90세인 세대는 남자가 우월하다는 생각을 아직 갖고 있을 것이다. 그래서 여성 정치가나 여성 전문가, 그리고 여성 CEO를 별로 탐탁하게 생각하지 않는 경향이 있다. 이에 비해 지금 30-40대 들은 그들의 아버지나 할아버지 세대와는 전혀 다른 생각을 한다. 그들은 남녀평등을 당연시하며 이를 반대하는 사람은 마치 외계인 취급을 한다. 그보다 더 어린 20대들은 어떤 생각을 할까? 저자는 이에 관해 놀라운 사실 하나를 언급하고자 한다.

여성비하 또는 남성우월주의를 나타내는 대표적인 태도가 하나 있다. 그것은 우리가 혼전 성경험에 관해 남녀 간에 차별적인 태도를 취하는 것이다. 남성우월주의 사회에서는 여자의 처녀성을 아주 중요시한다. 예컨대 아프리카 후진국이나 이슬람권에서는 처녀성이 신부가 갖추어야 할 가장 중요한 필수요건으로 간주한다. 반면 이런 남성우월주의 사회에서는 남자가 혼전에 성경험을 하였는지는 별로 문제 삼지 않는다. 남자는 혼전 동정을 오히려 수치로 여기고 결혼 후 여러 명의 첩을 두는 등 온갖 성적 사치를 다 누린다.

남성우월주의가 팽배했던 5-60년 전 한국사회에서도 권력 있는 양반이나 돈 있는 중인들은 첩을 두는 것이 다반사였다. 그리고 남자들은 기생집을 무시로 드나들었지만 여자들에게는 외도를 법적으로 금기하고 바람 피는 유부녀는 엄한 형벌을 가했다. 그리고 이런 남성우월주의는 아직 한국사회에서 그대로 잔존하고 있다. 예컨대 우리 사회에서 남자들의 외도는 별로 죄인취급을 하지 않는다. 최근 성매매법이 제정되어 성을 구매한 자에게도 법적 책임을 부과하고 있지만 이 법이 제정되기 전인 불과 10여 년 전만 해도 남자들이 러브호텔에서 외도를 하는 것은 비일비재했고 전혀 사회의 지탄을 받지 않았다.

그런데 최근 젊은 세대 즉 20대에게서 혼전 성경험과 관련해 크나큰 변화가 감지되고 있다. 저자가 2004년 '사회심리학'이란 교양과목을 듣는 학생(남녀 289명)을 대상으로 혼전 성경험여부와 성 개방문제에 대한 태도를 조사했다(이훈구, 2005). 이 수강생들은 연세대 신촌 캠퍼스의 재학 중인 바 여러 단과대학 재학생으로 구성되어 있었다. 이 수강생 집단은 비록 연세대 전체 학생을 대표하는 집단은 아니지만 그래도 다양한 전공의 학생들이 골고루 섞인 집단이다. 저자는 수강생들에게 먼저 자신의 동정(童貞)여부를 조사했다. 남학생의 경우 동정이라고 응답한 사람은 전체 123명 중 55명으로 44.7%였다. 반대로 동정이 아니라고 말한 사람은 54.5%이다. 여대생의 경우는 어떻게 나타났을까? 여자 155명 중 동정녀는 125명으로 80.6%였고 비동정녀는 19.4%였다. 우리가 예상했던 바대로 남자들은 혼전 성경험률이 54.5%로 여자에 비해 2.8배나 더 높았다. 이는 여자들의 동정은 중요시되는 반면 남자들의 혼전 성경험은 간과되는 우리 사회의 남성우월주의를 반영하고 있다. 그러나 재미있는 사실은 동정이 아니라고 용기 있게 응답한 여대생이 약 20%에 가까웠다는 사실이다. 아직 그렇게 많은 숫자는 아니지만 여성들 사이에서도 혼전 성경험에 관해 개방적 태도를 취하는 사람이 적지 않다는 것은 놀라운 사실이 아닐 수 없다.

그런데 더 놀라운 사실이 다음 결과에서 밝혀졌다. 저자는 상기 집단에게 자신의 배우자가 "동정이어야 하느냐 아니면 아니어도 되느냐"를 질문했다. 응답자 277명 가운데 88명 즉 31.8%

가 배우자가 동정이어야 한다고 응답했다. 반면 동정이 아니어도 된다고 대답한 사람은 189명으로 68.2%였다. 연세대 20대 청년들은 배우자가 동정이 아니어도 좋다고 응답한 사람이 압도적으로 많고 동정을 고수해야 한다는 사람은 그 비율이 1/3밖에 되지 않았다. 이 조사대상 집단은 3-4학년보다 1-2학년이 더 많았다. 그래서 비동정녀의 수나 혼전 성경험을 도외시하는 경향은 대학사회에서 이 결과보다는 실제로 더 높을 것이다. 그 이유는 학년이 높아질수록 성을 경험할 확률도 증가하기 때문이다.

위의 두 가지 결과는 소수의 연세대 학생집단을 대상으로 조사한 결과지만 혼전 성경험과 관련해 아주 혁신적인 태도를 보여준다. 이 결과는 혼전 성경험이 남자는 되고 여자는 안 된다는 남성우월주의가 어느 정도 불식되고 있다는 사실을 보여준다. 그러나 아마 이들의 부모인 5-60대 이상의 구세대들은 이 조사결과를 보고 충격받을 것이다.

아직 서구식의 남녀평등의식이 우리 가정에 온전히 자리 잡았다고 판단하기에는 시기상조다. 저자가 직접 상담을 통해 살펴본 바 가정파탄의 원인으로 남편의 외도가 압도적으로 많았고 부인의 외도는 단 한 사례뿐이었다. 이 역시 아직 우리 사회에서는 외도에 있어서 성별 차이가 크게 나타남을 알 수 있다. 그 원인은 남자의 외도보다는 여자의 외도를 더 문제시하는 가족문화 때문이다.

우리 사회 남성우월주의는 가부장제, 가계계승과 같은 가족문화가 우리 사회에 반영되어 나타난 것이다. 이렇게 가족문화와 사회문화는 서로 영향을 주고받는다. 일차적으로 우리의 가족문화 또는 유교가 우리 사회의 남성우월주의를 잉태하고 발전시켰다. 그러나 최근의 우리 사회의 남성우월주의 타파, 그리고 남녀평등권의 고조는 반대로 우리 가족 문화를 변형시키고 있다. 즉 우리 사회에서 남성우월주의가 퇴색하는 것에 발맞추어 이제 우리 가정에서도 남성우월주의가 점차 사라지고 있다. 어떤 측면에서는 성차별과 남아존중사상을 더 이상 가정에서 찾아 볼 수 없게 되었다. 예컨대 우리의 부모세대만 하더라도 아들은 무리를 해서 공부를 시켰지만 딸은 초등학교나 중학교만 졸업하고 시집을 보냈다. 딸자식의 교육은 그 정도면 족하다고 생각했었던 것이다. 그러나 지금 이런 식으로 교육상에 남녀차별을 두는 부모는 거의 없을 것이다.

가정에서 볼 수 있는 남성우월주의의 또 다른 대표적인 모습은 가정에서 남편과 부인이 갖는 권력상의 차이이다. 과거 아버지는 집안에서 모든 권한을 거머쥐었고 부인과 자식들은 아버지에게 복종해야만 했다. 이런 아버지의 절대적 권한은 우리 가족문화가 지닌 독특한 특징 중의 하나이다. 그래서 가부장의 권위에 관해 아래 절에서 따로 살펴 볼 필요가 있다.

③ 가부장의 권위; 유교의 가족규범과 윤리는 가부장 즉 아버지에게 절대적인 권한을 부여하였다. 반면 유교는 부인에게는 7거지악이란 족쇄를 만들어 옴짝달싹하지 못하게 묶어 놓았다. 7거지악이란 '여자가 아들을 못 낳거나' '질투심이 많은 경우' 등등으

로 남편이 아내를 쫓아낼 수 있는 여성비하 규범이다. 지금부터 7-80년 전에는 우리 사회에서 '출가외인'이란 말이 공공연히 회자되었는데 이 말은 출가한 딸을 지칭하는 것으로 출가하면 딸은 시집에서 뼈를 묻어야 하고 어떤 이유로든 시집에서 쫓겨나서는 안 된다는 것을 강조한 경구(警句)다.

이런 가부장의 절대 권력 하에 최근 30-40년 전만하더라도 한국의 남편들은 아내에게 군림했으며 아내를 정신적으로나 육체적으로 학대해도 비난받지 않았다. 정식으로 이혼을 당한 아내가 극히 드물었는데 그 이유는 이혼한 여자는 친정에서 받아들여지지 않고 사회에서도 매장당했으며 여자가 경제적으로 독립할 길이 없기 때문이다. 이혼은 여자에게는 결국 생을 포기하라는 선고장과 마찬가지였다.

아버지는 아내에게만 군림한 것이 아니었다. 유교는 효를 자녀가 행해야 할 가장 신성한 의무로 간주하였다. 따라서 자녀는 부모를 공경하고 아버지의 명령에 절대 순종해야만 했다. 아버지가 자녀의 일상생활, 진로, 미래계획, 그리고 인생을 모두 좌지우지했다. 아들과 딸은 신붓감이나 신랑감의 얼굴을 상면하지 못한 채 부모들 간의 결정에 의해 배우자를 맞아들일 수밖에 없었다. 배우자 결정에 있어서 부모의 영향력을 조사한 결과가 있다. 한국행동과학연구소는 두 차례에 걸쳐 한국인의 가치관을 조사할 기회가 있었다. 1971년에 가족계획연구에서 한 번 조사했고(Chung, Palmore, Lee & Lee, 1972) 1980년 같은 내용을 조사했다(이훈구, 1980). 조사내용 중 부모의 자녀에 대한 영향력을 알아본 문항이 있었다. 그 문항은 '본인들은 결혼하기를 원하나, 부모가 반대할 때'라는 것이었고 (1)결혼해야 한다. (2)결혼하지 말아야 한다의 두 가지 답지를 주어 그 중 하나를 선택하게 했다. 조사대상자는 남녀 1,883명(1971년)으로 한국을 대표할 수 있는 집단이었다(1980년의 경우는 1,193명이었다). 그 결과를 보면 (1)결혼해야 한다를 택한 응답자의 비율이 1971년도에는 57%였고 (2)결혼하지 말아야 한다를 택한 비율은 43%였다. 즉 당시 한국인은 부모가 반대하더라도 결혼해야 한다고 생각하는 사람이 다수여서 57%였다. 그러나 이를 반대한 사람도 적지 않아 43%에 이르렀다. 10년 후에 조사한 결과는 어떻게 나왔을까? 부모가 반대해도 결혼해야 한다는 비율이 67.9%로 10년 전에 비해 10.9%가 상승했다. 이 두 조사 결과는 1970년대와 1980년대 우리 사회에 이미 근대적 사상이 침투하여 부모의 영향력이 점차 약화하고 있음을 보여주는 재미있는 결과다. 그러나 그에 못지않게 부모가 자신의 결혼을 반대할 때 결혼하지 말아야 한다는 사람도 43% (1971년), 32.1%(1980년)로 나타나 아직 부모의 영향력이 건재하고 있음을 볼 수 있다. 요즘 우리나라 TV드라마에서 단골 메뉴로 등장하는 것이 결혼 배우자 문제로 부모와 자식이 티격태격하는 모습이다. 그래서 부모의 배우자 결정권은 21세기 한국 청춘남녀에게 아직 화두로 떠오르고 있다.

과거 우리 가정에서 아버지는 왕이었고 바로 법이었다. 그 결과 자식이 아버지에게 신체적으로나 정신적으로 학대를 당하는 경우가 적지 않았다. 물론 과거 한국의 모든 아버지가 자녀들에게 폭군으로 군림했었다는 말은 아니다. 가부장의 절대 권한을 현명하고 조화롭게 행사한 아버지도 많았다. 저자가 강조하고 싶은 것은 과거 우리 사회에서 가부장의 권한이 막강했기 때문에 요즘에 비해 아버지가 엄격한 존재로 군림했고 일부 아버지가 권한을 남용하고 오용했다는 사실이다.

아버지가 엄한 독재를 행사한 반면 어머니는 자녀를 따뜻하게 감쌌다. 어머니의 모정이 작용한 탓도 있지만 어머니와 자녀는 아버지라는 폭군에 맞서는 공동피해자라는 점에서 동료의식도 나누어 가졌을 것이다. 60-70세 연령층은 대부분 어머니를 생각하면 눈물부터 샘솟는다고 말한다. 그 원인은 어머니가 자식을 위해 너무 많은 희생을 해온 것을 잘 알고 있기 때문이다. 반면 아버지에 대한 회상에서 즐거운 추억을 갖는 사람은 그렇게 많지가 않다. 우리에게 아버지는 필요한 때 좋은 멘토가 되기보다는 잘못한다고 야단치고, 윽박지르는 독재자로 각인되어 있기 때문이다.

그러나 민주주의란 쓰나미가 우리나라에 밀려오고, 민주주의 양육방법, 남녀평등사상이 온 사회에 팽배해짐에 따라 요즘 가부장의 권한은 급전직하(急轉直下)했다. 이런 현상은 남성의 나이 대에 따라 다른 형세로 나타난다. 남녀평등사상이 투철해진 30대 젊은 부부에서는 오히려 아내의 권한이 점점 더 강해져 남편이 아내의 눈치를 살피는 형국으로 나타나고 있다. 남자가 빨래, 집안 청소를 하는 것은 물론이고 설거지, 요리, 그리고 장까지 봐온다. 서양식의 여존남비사상이 우리 가정에 점차 뿌리박기 시작했다고 말해도 과언이 아니다.

물론 가부장 권한을 모든 세대가 다 포기한 것은 아니다. 연령대가 60-70인 남편들은 아직 가부장의 권위를 고수하려 악전고투한다. 20년 전 그들이 현직에 있을 때에는(그들의 나이가 40-50세일 때) 그나마 가부장의 권한을 유지할 수 있었다. 그렇게 된 원인은 아직 부인이 전근대적 가족관을 그대로 유지하고 있어 남편의 가부장적 권위를 어느 정도 양해했기 때문이다. 또 다른 큰 원인은 남편이 매달 생계비를 벌어왔기 때문이다. 그러나 남편이 정년을 한 이후부터 아내의 태도가 돌변하기 시작했다. 아내가 이제 더 이상 남편으로부터 속박당하고 억압당하지 않으려 한다. 어떤 부인은 더 나아가 과거에 남편이 자기에게 폭군 노릇 한 것을 보복하려 한다. 그래서 60-70세의 퇴직자 중 영악한 남편은 자신의 퇴락한 신분, 실추한 능력, 그리고 우리 사회에서 갑자기 높아진 남녀평등권 기류를 감안하여 더 이상 아내에게 군림하려 하지 않는다. 아내의 반항이 이유가 있다고 판단하고 이를 받아들이며 어쩔 수 없이 시대조류와 타협하는 것이다. 반면 마음 약한 남편은 아예 백기투항을 하여 아내의 명령에 복종하여 공처가가 된다. 요즘 우리 사회에서 유행하는 여러 가지 공처가 시리즈 중 하나를 골라 적어 보기로 하자. 소위 '간 큰 남자'라는 제목의 패러디인데 이 패러디는 추락한 한국남자의 처지를 잘 묘사하고 있다. 이 유머에서 '간 큰 남자'란 다음과 같은 사람을 말한다; ① 아침에 밥 달라고 식탁에 앉는 남자, ② 아내가 잔소리하는데 말을 끊는 남자, ③ 아내가 연속극을 보는데 야구중계를 본다고 채널을 돌리는 남자. ④ 아내가 해준 음식을 맛

없다고 타박하는 남자, ⑤ 아내의 생일과 결혼기념일을 전혀 기억하지 않는 남자. ⑥ 본가에는 갈비 한 짝, 처가에는 정종 한 병 사가는 남자(조은, 2002).

현재 60-70세 연령대의 남자는 간 큰 남자가 하는 행동을 당연하다고 생각할 것이다. 그러나 그의 부인은 이런 남자는 간 큰 남자로 지탄한다. 그래서 이들 60-70대 연령층에서 가정분란이 많이 발생한다. 그 결과 요즘 우리나라에서도 황혼이혼이 늘어나고 있다. 가부장의 권한을 고수하려는 남편과 이를 전면 철폐하려는 부인 사이에 도저히 조정이 이루어지지 않는 경우, 이들이 30-40년간의 결혼생활에 종지부를 찍는 것이 바로 황혼이혼이다. 가정파탄 즉 이혼에 관해서는 이 책의 해당 절에서 보다 더 자세히 논의하기로 하고 여기서는 이만 줄이기로 한다.

(2) 효 및 부모의 자녀관

앞서 지적한 것처럼 그간 한국은 유교가 지배하는 사회였다. 유교의 가장 중요한 가르침은 효사상인데 자식은 무조건 부모에게 효도해야 한다는 것이다. 조선시대에 으뜸가는 효자는 나라에서 상을 내리고 효자가 죽으면 공덕비를 세울 정도로 효도를 칭송했다. 그래서 조선사회에서 자식의 부모에 대한 효도는 의무이었다.

그런데 오늘날 경제선진국이라는 한국에서 고려장을 당하는 부모가 더러 있다. 치매에 걸렸거나 망령이 난 부모를 자식이 놀이공원에 데리고 가 놀다가 부모를 버리고 슬그머니 사라진다.

먹일 것이 없어 부모를 내다버리는 것이 아니다. 병에 걸린 부모를 수발하기 지겹고 힘들기 때문이다. 물론 현대판 고려장이 만연한 것은 아니다. 일부 몰지각한 자식들이 이런 파렴치한 행동을 한다.

현재 한국에서 많은 자녀들이 부모에게 더 이상 효를 하지 않는다는 사실이 밝혀지고 있다. 그 증거중의 하나로 한국이 OECD 국가 중에서 자살 증가율이 세계에서 제일 높은데 그것도 노인 자살률이 제일 높다는 것을 들 수 있다. 늙은 부모가 자식으로부터 버림받고 외로워서 그리고 경제적으로 궁핍해 자살한다.

저자는 십 여 년 전부터 서울 서대문구 무악동에서 독거노인을 대상으로 봉사활동을 전개해오고 있다. 10여 평짜리 임대아파트에 혼자 사는 노인들이 소위 독거노인인바 그 수가 상당하다. 이들은 나이가 많아 운신을 잘 못하고 그래서 혼자 목욕할 수 없다. 그런 독거노인을 위해 연세대 자원봉사학생들이 일주일에 한 번씩 인근 공동목욕탕에 가 같이 목욕을 한다. 남자 대학생은 할아버지를, 여대생은 할머니를 목욕시켜준다. 그런데 재미있는 사실은 독거노인들 중 상당수가 사실은 홀몸이 아니라는 것이다. 자식들이 있지만 자식들이 부모를 모시지 않고 아파트에 방을 얻어 혼자 살게 한 가짜 독거노인들인 것이다. 가끔 자식들이 찾아오는 경우가 있지만 가족이 방문하지 않은 경우가 많아 독거노인들은 외롭게 살아가고 있다. 독거노인들의 자녀가 부모를 모시지 않는 이유는 부부가 맞벌이 하거나 부모가 병들어 수발하기 어렵기 때문이다.

비록 빈곤층만 부모를 모시지 않는 것은 아니다. 현재 한국의 전 사회계층에서 자식들이 부모를 모시는 경우가 점차 줄어들고 있다. 중산층 가정에서도 늙은 부모가 자식과 같이 사는 경우가 드물다. 부모도 그렇고 자식도 그렇고 서로 따로 사는 것을 선호한다. 최근 서울시가 1955-1963년에 태어난(현재 56-48세) 소위 '베이비붐 세대' 8,993명을 대상으로 조사한 '서울 서베이'에서 응답자의 84.6%가 '부모가 노후한 경우에 부모와 따로 살고 싶다'고 응답했다. '같이 살겠다'는 응답자는 15.4%에 불과했다. 반면 같은 질문에 65세 이상 노인은 22.1%가 '자녀와 같이 살고 싶다'고 응답했다(동아일보, 2010년 4월 29일 자 매트로 판).

앞으로 신체가 부자유할 정도로 나이가 많아지면 중산층의 부모들은 양로원이나 실버타운을 찾을 것이다. 나이 많은 부모가 자식과 떨어져 혼자 살거나 양로원이나 실버타운에서 산다는 것은 조선시대의 가치관으로서는 도저히 용납될 수 없는 일이다. 이제는 부모가 자식으로부터 효도를 기대할 수 없는 상황이 되어버렸다. 더 나아가 어떤 부모는 늙어 자식에게 짐이 되지 않을 각오를 하고 있다. 부모가 자식을 낳는 것은 늙은 후 의지하기 위해서가 아니라 키우는 재미라는 서구식의 자녀관이 이제 한국 중류층 가정에 폭 넓게 확산되고 있다. 우리 부모가 이런 식으로 자녀관을 바꾸는 것은 어쩌면 당연하고 옳은 것이다. 서구의 개인주의, 핵가족화, 그리고 민주적 자녀 양육방법이 한국에 널리 입수됨에 따라 이제 한국 부모가 더 이상 자녀에게 일방적으로 효도를 강요하거나 늙은 후 봉양을 기대할 수 없는 상황이 되어버렸기 때문이다.

외국의 자녀가 부모에게 효도하지 않은 데에는 몇 가지 이유가 있다. 첫째는 부모가 자신을 희생하면서 자식을 교육시키지 않기 때문이다. 즉 부모가 빚을 내는 등 자신의 경제적 능력을 초월해 자녀에게 고액 과외며 외국 유학을 시키지 않는다. 미국에서는 고등학교까지 무상 교육이다. 고등학교를 졸업하고 대학을 가더라도 중류층 출신의 경우 대학생이 스스로 학비를 번다. 따라서 대부분 미국 부모는 자녀 학비 때문에 자신을 희생할 필요가 없다. 그러다보니 미국 자녀들은 부모에게 효도할 의무감을 느끼지 않는다. 독일을 비롯한 스칸디나비아반도 국가들은 대학까지 무상교육이다.

그러나 여기서 우리가 눈여겨 볼 것이 하나 있다. 그것은 자녀와는 달리 한국 부모는 자녀 양육 및 교육에 관한 한 전통적 가치관을 그대로 간직하고 있다는 사실이다. 한국 부모는 서구 부모와는 다르다. 중류층 부모가 자녀를 조기 유학 보내고 힘에 부치는 고액 과외를 시킨다. 좋은 대학에 입학하지 않으면 자식의 장래가 그만큼 보장받을 수 없기 때문이기도 하지만 원래 자녀 교육에 지극정성이다. 자녀를 조기에 해외 교육시키느라 기러기 아빠가 생기고 가계부가 적자가 나는 것은 한국 가정뿐이다. 아직 한국 부모는 자녀를 자기 분신처럼 생각하고 희생을 마다하지 않는 전근대적 자녀관을 그대로 견지하고 있다.

문제는 앞에서 지적한 것처럼 한국의 자녀들은 전통적 가족관에서 재빠르게 탈피해 더 이상 부모에게 효도를 해야 한다고 생각하지 않는다. 그래서 한국 부모와 자녀 간에 갈등이 자주 생긴다. 즉 서로가 상대방에게 기대하는 역할 간의 갈등이다. 이제 한국 부모도 서구 부모처럼 더 이상 자기를 희생해 가며 능력 이상으로 자식을 교육시킬 필요가 없다. 미국 부모처럼 어느 정도 선을 그어야 한다. 그런데 한국 부모들이 자녀 교육에만 올인하는 것이 아니다. 그들은 자녀의 결혼비용은 물론 자녀가 결혼 후 기거할 집까지 마련해 주고 있다. 그래서 한국 부모들은 자식 치다꺼리가 끝나면 늙어 빈털터리가 되기 마련이다. 부모가 노후에 자식의 손길을 기다리지만 자식들은 나 몰라라 한다. 따라서 한국 부모가 늙어 추해지지 않으려면 자식들에게 너무 올인해서는 안 된다. 그리고 자녀관을 바꾸어야 하는데 서구식의 자녀관을 가져야 한다. 한국 자녀들도 서구 자녀들처럼 18세 이상이 되면 부모 곁을 떠나 경제적으로 독립해야 한다. 그렇지 않고 지금처럼 부모에게 장기간 경제적 의존을 지속한다면 당연히 그들은 늙은 부모를 책임져야 한다. 한국의 자녀들은 자기 의무는 도외시하고 부모의 의무만을 강조하는 이기적인 가치관을 갖고 있다.

마지막으로 자녀의 부모 봉양과 관련한 패러디를 하나 소개하면서 이 절을 마치기로 한다. 이 패러디는 몇 년 전 강남에서 떠돌던 것으로 한국 중류사회의 자녀가 부모 봉양과 관련해 보이는 태도를 풍자한 것이다.

> '딸이 둘이면 서로 오라고 해서 비행기 안에서 죽고, 아들이 둘이면 서로 다른 아들 집으로 가라고 해서 길가에서 죽고, 아들만 하나면 오라는 대도 가라는 대도 없어서 뒷방에

서 죽고, 딸만 하나면 애 업고 살림해 주느라 싱크대 앞에서 죽고, 아들 하나 딸 하나면 어머니가 아플 때 딸은 급하니까 빨리 병원으로 모시자고 서둘고 아들은 급할 것 없다고 느긋해 하다가 정작 병원에 들어가기 전에 병원 앞에서 죽는다(조은, 2002).'

(3) 가정파탄 및 이혼

조선시대 부부 이혼율은 아마 세계에서 최소였을 것이다. 당시 남편이 칠거지악(七去之惡)을 들어 부인을 쫓아 낼 수는 있었지만 부부가 합의이혼이든 강제이혼이든 이혼을 하는 경우는 아주 드물었기 때문이다. 그러나 지금은 어떤가? 앞에서 지적한 것처럼 그간 한국의 이혼율이 세계에서 제일 가파르게 증가하여 현재 OECD 국가 중에서 한국의 이혼율이 제일 높다. 대충 부부 3쌍 중 한 쌍이 이혼하고 있다(조은, 2002). 부부관계의 해체가 급속히 이루어지고 있는 셈이다. 이 현상은 어떻게 설명할 수 있는가? 여기서는 가정파탄과 이혼의 이유를 살펴보기로 하자.

최근 한국을 방문한 미국의 유명한 이혼문제 심리학 전문가 가트맨(스탠포드 석좌교수)은 한국의 높은 이혼율은 한국이 지난 60년간 경제성장을 이룩했기 때문이라고 주장한다. 왜 경제성장을 하면 이혼율이 높아질까? 한 가지 이유는 여성이 취업을 많이 하고 경제적 능력을 갖기 때문이다. 한국에서 경제성장 전에는 취직은 남성의 전유물이었다. 취업시장이 협소해 여자들이 파고 들어갈 여지가 없었다. 집에서 가사를 책임지고 어린 애를 키우는 것이 주부의 역할로 간주되었다. 혹 여자가 취업하더라도 결혼 한 후 가정으로 돌아가는 것을 당연하게 생각했다. 그러나 경제성장 이후 한국 여성의 이런 전업주부역할은 상당히 퇴색했다. 특히 여성이 전문직 종사자라면 그 여성은 결혼 후 그리고 자녀를 낳은 후라도 직장으로 복귀했고 사회도 이를 긍정적으로 바라보았다.

여성이 경제적 능력이 있으면 어떤 일이 발생하는가? 남편과 이혼을 해도 먹고살 수 있기 때문에 이혼을 두려워할 필요가 없다. 과거에는 이혼하고 싶어도 여성이 이혼하면 취업하기가 어려워 생계에 위협을 받았다. 그래서 이혼하고 싶어도 이를 참을 수밖에 없었다.

최근 중산층 이상의 가정에서 이혼이 급증하고 있는데 그 이유는 이혼하게 되면 부인이 남편 재산의 반을 위자료로 받도록 이혼판결이 나기 때문이다. 한때 일본에서 황혼이혼이 유행했다. 황혼이혼이란 황혼기에 접어든 부인들이 남편이 퇴직을 하면 이혼하는 것을 말한다. 이혼을 하면서 그 부인은 남편 퇴직금을 위자료로 받아낸다. 왜 일본에서 황혼이혼이 급증하고 있는가? 남편이 독재적으로 군림하고 여러 모로 성격 차이가 있어 이혼하고 싶었어도 부인들이 자식 때문에 그리고 사회의 눈초리 때문에 이혼을 감행하지 못했다. 그런데 이제 자식을 다 키웠고 또 남편에게 청구할 위자료가 생겼기 때문에 미루었던 이혼을 실현하는 것이다. 일본 이혼의 또 다른 이유는 남편이 은퇴 후 하루 종일 방에 틀어박혀 있어 수십 년 간 '남편부재'에 익숙했던 부인들이 생활리듬이 깨지게 되기 때문이다. 거기다 부부가 평소 대화를 해 본 경험이 없기 때문에 하루 종일 얼굴을 맞대면서도 말 한마디 하지 않은 불안한 동거가 시작되기 때문이다(김동엽, 2011).

앞에서 지적한 바와 같이 현재 우리나라에서도 일본에서 유행하고 있는 황혼이혼이 증가하고 있고 이혼의 사유도 일본의 경우와 유사하다. 황혼이혼이 늘어나면서 국민연금을 나눠 갖는 분할연금수령자도 급증하고 있다. 국민연금공단에 의하면 분할연금수령자가 2007년에는 불과 1,701명이던 것이 2011년 5월 말 현재 5,111명으로 3배 이상이 늘었다고 한다(김동엽, 2011).

결혼 후 언제 이혼이 제일 많이 발생하는가? 가트맨은 첫아이를 낳은 후라고 주장한다. 그는 첫아이를 낳은 후 부부가 아이 양육문제로 스트레스를 많이 받게 되는데 그것이 이혼의 도화선이 된다고 주장한다. 한국의 가정법원에서 15년간 이혼조정 역을 담당했던 김영희 씨도 모 방송국에 출연했을 때 이 시기가 이혼율이 제일 높다고 증언했다. 그런데 이혼 사유에 관해 그녀는 가트맨과는 다르게 설명한다. 첫아이를 낳은 후 부부가 방사를 자주 하지 않기 때문이라는 것이다. 특히 그녀는 부인이 첫아이를 낳은 후 방사를 탐탁하게 생각하지 않고 거절하는 경우가 많아 남편이 성에 관해 관심을 잃고 술에 탐닉하게 되기 때문이라고 해석한다. 가트맨과 김영희의 해석은 약간 서로 다르지만 그 시기에 의견의 일치를 보인다는 점에서 우리의 관심을 끈다.

현재 한국의 이혼부부를 연령대로 살펴보면 40대가 제일 많다. 이들 세대가 제일 많은 이유는 권태기에 들어설 나이이기도 하지만 40대 부인이 경제적으로 제일 활발한 활동을 할 때이기 때문이다. 또 40대는 여성이 남성과 가장 가족가치관(예컨대 남편과 아내의 역할, 사위와 며느리의 역할, 자녀 교육, 가계운영방식)에서 갈등을 많이 보이고 이를 노출하는 세대라고 말할 수 있다. 우리나라의 다른 연령대에서도 똑같이 남성과 여성 간에 이런 가족가치관에서 갈등을 보이지만 이 갈등을 실제로 표면화하고 해결할 심리적, 경제적 능력을 가진 사람이 유독 40대이기 때문에 40대 여성이 제일 많이 이혼을 감행한다.

부부가 이혼하는 이유는 사회경제적 지위에 따라 서로 다르다는 것이 밝혀졌다(Levinger, 1966). 저소득층의 부부들은 남편의 경제적 무능, 신체폭력 또는 음주 등을 호소하는 데 비해, 중류층의 경우는 심리적 학대 또는 성격상의 불화 등을 열거했다. 저자가 상담한 많은 부부 사례에서도 이런 경향이 나타났다. 저자는 바른사회시민회의와 무악동 평화의 집의 도움을 받아 1990년부터 서울시내 거주자에게 무료 상담을 해 주었다. 상담은 크게 두 가지로 진행되었는데 첫째는 대면상담으로 직접 저자가 피상담자를 만나 상담하는 것이며, 둘째는 인터넷을 통한 상담이다. 지금까지 77명을 대면상담하였고 인터넷 상담은 2011년 현재 1,100회의 상담실적을 올렸다. 저자의 대면상담의 고객은 주로 부인이었다. 이들은 저소득층이 대부분이었는데 상담내용을 정리하면 크게 다음 여섯 가지로 분류된다; ① 남편의 신체적 폭력, ② 남편의 바람(외도), ③ 남편의 경제적 무능 및 도박, ④ 남편의 음주벽, ⑤ 성격상의 차이, ⑥ 가정경제권. 이 중 세 가지 가정문제를 골라 자세히 살펴보고자 한다. 그것은 음주, 혼외정사, 그리고 가정경제권에 관한 것이다.

① 음주문제; 경제수준을 막론하고 한국 가정 남편의 가장 큰 문제는 과음 및 알콜 중독이다. 저자가 상담한 사례를 보면 많은 경제하류층 가정에서 남편의 음주문제가 심각한 것으로 나타났다. 상당수의 부인이 남편의 과음, 그리고 이로 인한 폭행문제를 저자에게 호소해왔다. 그런데 이 문제는 중상류층 가정에서도 마찬가지다.

왜 한국 남자들의 음주문제가 심각한가? 한국은 집합사회이다. 집합사회란 집단의 이익과 목표를 개인의 그것보다 더 중요하게 생각하는 사회다. 그래서 가정, 직장, 사회의 한 일원으로서 우리는 자신을 주장하기보다는 우리가 속한 집단의 명령에 복종하기 마련이다. 그런 가운데 집단 구성원 간의 화합이 중시되고 이를 위한 단합행사를 자주 벌린다. 그리고 그런 행사에서는 늘 음주가 뒤 따른다. 제사를 지낸 후에 가족들이 모여 음복을 하고 가정의 큰 행사 결혼, 생일잔치 때도 술 파티가 따른다. 한국의 직장에서는 부서의 단합을 위해 잦은 회식을 갖는데 그때도 음주가 늘 뒤따른다. 술좌석에서는 늘 술잔을 돌리기 마련이고 술을 못하는 사람에게 강권하기 일쑤다. 그런데 음주는 1차에서 끝나는 것이 아니다. 2차와 노래방이 준비되어 있고 이곳에서 본격적으로 술을 마시기 시작한다. 직장에서 술을 못하면 유능한 사원으로 인정받지 못한다. 술을 잘하면 인간관계도 잘하고 능력이 있는 사람으로 간주한다. 그래서 한국인의 일인당 알콜 섭취량이 세계에서 제일 높다. 한국에서는 알콜중독 문제를 심각하게 생각하지 않는다. 좀 술이 과한 사람으로 가볍게 넘긴다. 그러다보니 알콜 중독자가 되어도 치료받거나 술을 줄일 생각을 하지 않는다.

알콜은 마약처럼 쉽게 중독된다. 그리고 알콜중독은 마약중독과 마찬가지로 쉽게 치료되지 않는다. 그만큼 알콜의 독성이 강한 것이다. 알콜중독자가 생기면 그 집안은 파괴된다. 왜냐하면 알콜중독자는 집안일에 무심하기 때문이다. 매일 늦게 귀가하기 때문에 집안 식구들과 다정하게 대화를 나누지 못한다. 매일 만취되어 늦게 들어오는 남편 때문에 부인은 남편을 증오하고 부부싸움을 할 수밖에 없다. 알콜중독자는 부부싸움을 할 때 이성을 잃고 부인을 폭행하기 쉽다. 알콜은 이성을 마비시키기 때문에 자제력을 잃게 되고 그래서 부부싸움을 하는 경우 폭행이 뒤따르기 마련이다.

알콜중독자가 훌륭한 남편, 자상한 아버지가 될 수 없다. 이는 그 자신에게도 치명적이다. 알콜중독자로 판명되면 회사에서 그를 고위관리자로 임명할 수 없다. 그리고 그는 건강악화로 인생의 낙오자가 되기 마련이다. 미국이나 서구에서는 알콜중독자를 위한 프로그램(예컨대 Anti Alcholistic Association; AAA)이 널리 유행하고 많은 사람이 이 프로그램을 이용한다. 그러나 우리나라에서는 이런 프로그램을 일부 정신 병원이나 종교단체에서 운영할 뿐 널리 보급되어 있지 않다. 이런 프로그램을 많이 개발하고 더불어 알콜 중독자들이 자진해서 이런 프로그램을 이수해야 한다.

② 혼외정사(婚外情事); 저자가 상담한 가정의 가정분란의 원인을 살펴본 결과 그 주요한 원인 중의 하나가 부부의 혼외정사였다. 그런데 이 혼외정사는 중상류층으로 갈수록 그 빈도가 높을 것이다. 왜냐하면 바람을 피우려면 시간과 돈이 필요한데 저소득층 보다는 고소득층일수록 이런 자원이 더 많기 때문이다. 또 우리나라에서는 부패 공직자, 권력기관 종사자들이 부패민원인으로부터 성 상납을 자주 받는다. 그래서 공무원들의 혼외정사가 빈번하다. 최근에는 소위 스폰서 검사들이 민간인들로부터 성 접대를 받아 우리 사회에 큰 물의를 일으켰다.

저자의 저소득층 상담사례에서 밝혀진 바로는 대개가 남편이 바람을 피웠고 여자의 경우는 단 1명뿐이었다. 그러나 고소득자의 경우는 남편 못지않게 부인의 혼외정사가 높다. 그 이유는 부인이 직장생활을 함에 따라서 많은 남자를 만날 가능성이 높고 고소득층 부인은 남녀평등의식이 저소득층의 부인보다 더 높기 때문이다. 그래서 남편이 바람을 피우면 부인도 맞바람을 피우겠다는 각오를 한다.

부부의 혼외정사는 왜 발생하는가? 부부간의 권태, 외간 남녀에 대한 호기심, 기타 부부간의 갈등 등에 그 원인이 있다. 더불어 부부가 서로 얼마나 사랑하는지, 배우자로서의 역할과 임무를 어떻게 생각하는지, 그리고 결혼생활을 어떻게 정의(定意)하는지에 따라 부부간의 혼외정사여부가 결정된다. 앞 장에서 미국의 이혼전문가와 한국의 이혼문제 조정가가 결혼 후 1년 즉 어린 아이가 생긴 이후 부부간의 갈등이 생기기 쉽다고 말했다. 저자는 이 시기가 권태기에 해당하지 않을까 생각한다.

권태기란 부부가 항상 똑같은 사람과 똑같은 방식으로 생활하는 것에 대한 지루함이라고 정의할 수 있다. 신혼의 밀월이 끝나고 아내가 임신하고 애를 낳으면 아내는 자연 남편보다 아이에게 애정을 더 쏟게 된다. 그리고 남편의 잠자리 요구도 시큰둥하게 여긴다. 남편은 아내가 자기보다 자식을 더 사랑하고 이제는 자기에게 더 이상 신경을 쓰지 않아 섭섭하게 생각한다. 그렇게 되면 남편의 귀가 시간이 점점 늦어지게 되고 친구나 동료들과의 술자리가 잦아진다. 그러다 술집에서 여자를 사귀게 되고 이것이 반복되면 바람을 피게 된다. 저자도 남자이니까 그런 이야기를 한다고 독자들이 항의할 수 있지만 남편의 바람은 어느 정도 아내하기 나름이다. 아내가 초혼 때와 같은 애정과 사랑을 남편에게 지속적으로 쏟는다면 남편은 절대 외도하지 않는다.

아내가 초혼 때는 화장도 하고 예쁜 옷을 입고 남편이 귀가하기를 학수고대하다가도 결혼 후 1년이 지나면 그리고 애가 태어나면 그때부터는 아줌마로 변해버린다. 화장도 하지 않고 옷도 대충대충 입는다. 나는 주부들이 왜 외출할 때는 정성들여 화장을 하고 좋은 옷을 입지만 집에서는 화장기 없는 부수수한 얼굴에 허름한 옷을 걸치는지 이해가 가지 않는다. 화장을 하고 옷을 잘 입는 이유는 남에게 좋은 인상을 주기 위한 것인데 남편보다 더 소중한 사람이 세상에 어디에 있는가? 남편이니까 대충 대충해도 된다고 생각하는 것은 잘못이다. 남편은 집 안팎에서 아내가 항상 예쁘게 화장하고 고운 옷을 입기 바란다.

이 문제는 남편에게도 해당한다. 집이라고 해서 그리고 아내 앞이라고 해서 수염도 깍지 않고 후줄근한 몰골로 지내는 것은 몰상식한 일이다. 서로 상대방에게 좋은 인상을 주고 매력을 느끼게 만드는 것이 부부가 할 임무 중 가장 중요한 임무라고 생각한다.

배우자가 상대방을 사랑하지 않고 잠자리를 거부하고 바가지를 긁으면 부부는 혼외정사를 벌일 가능성이 많다. 바람둥이가 유부녀를 유혹하는 가장 효과적인 방법은 무조건 그녀를 "아름답다"라고 칭찬하는 것이다. 남자들은 연애할 때나 신혼 초에는 여자에게 늘 아름답다고 칭찬한다. 그러나 신혼이 끝나고 나서는 그런 칭찬에 인색하다. 남편은 자기가 아내를 사랑하니까 그리고 이제는 자기의 배우자이니까 아내가 예쁘다고 말할 필요가 없다고 생각한다. 그래서 많은 아내들이 남편에게 실망하고 자존심이 상해 있다. 따라서 외간 남자가 자기 보고 "미인이다"라고 칭찬하면 깜빡 죽는다. "아직 나는 남자의 시선을 끌 만큼 아름답다"라고 생각해 자부심이 생긴다. 그래서 유부녀는 자기의 자존심을 되살려주는 바람둥이의 말 한마디에 쉽게 유혹당한다.

배우자가 혼외정사를 벌이는 보다 더 근본적인 이유는 배우자 간에 갈등이 있기 때문이다. 우리나라 속담에 '화난 김에 서방질 한다'라는 것이 있는데 이것은 맞는 말이다. 부부가 싸움을 하고 서로 증오하게 되면, 거기다 폭력까지 곁들이게 되면 부부는 상대방을 증오하고 그 분풀이로 평소에 감히 생각도 해보지 않던 엄청난 일을 저지르기 쉽다. 즉 평소에 얌전하던 양가 집 규수가 엄청난 일을 저질러 혼외정사에 빠지기 쉽다. 따라서 부부간 갈등이 생기면 이를 재빨리 해소해야 한다. 가능하면 부부문제 전문상담가의 도움을 받는 것이 좋다. 갈등을 해소한다고 장기간 서로 말하지 않고 각방을 쓰는 등 냉전을 벌리는 것은 오히려 혼외정사와 같은 심각한 문제를 야기할 수 있다. 부부간의 갈등은 조기에 박멸해야 한다.

③ 가정경제권; 부부간에서 가정경제권을 누가 잡느냐는 부부간의 지위를 결정하고 가정평화에도 큰 영향을 준다. 얼마 전까지 한국의 중류층에서 가정경제권은 남편이 가졌다. 남편이 월급을 타오고 그 월급을 아내에게 쥐어주면 아내는 그 월급한도 내에서 가정살림을 꾸려나갔다. 이는 미국의 경우도 마찬가지다. 미국의 중류층의 경우 가정경제권은 남편이 갖기 마련이다. 그 이유는 남편이 아내보다 경제상식이 많고 돈을 관리하는 능력이 있다고 판단하기 때문이다.

그런데 지난 30여 년 전부터 한국중류가정에 큰 변화가 일어나기 시작했다. 월급이 월급봉투로 지불되지 않고 통장에 온라인으로 자동 입금됨에 따라 어찌된 영문인지 그 때부터 월급통장은 아내가 차지하게 되었다. 그러면서 자연히 가정경제권은 아내에게 넘어가기 시작했다. 물론 부부 각자가 신용카드를 발급받아 자기 나름대로 돈을 꺼내 쓸 수 있다. 그러나 매달 각자의 신용카드 사용내역이 우편이나 인터넷으로 통보된다. 그래서 남편이 마음대로 카드를 긁었다가는 아내로부터의 추궁과 비난을 받는다.

한국중류층의 가정경제권이 대폭 아내에게 넘어간 또 다른 이유가 있다. 그것은 아내가 부동산 투자를 해 가정의 경제를 튼튼하게 한 경우가 많기 때문이다. 우리나라에서 지난 50-60년간 가장 이익을 본 투자방법은 무엇인가? 그것은 바로 부동산 투자였다. 우리나라의 부동산은 경제발전과 더불어 천정부지로 뛰어올랐다. 그런데 이런 부동산 경기를 잘 감지하는 사람은 남편들보다 부인들이었다. 부인들은 친구모임, 계를 통해서 그리고 동네 부동산 업자를 자주 만나면서 부동산 경기 부침을 예리하게 판단할 수 있었다. 반면 남편들은 직장 일에 바빠 부동산 경기가 어떻게 돌아가는지 전혀 지식이 없었다. 물론 실패한 경우도 있겠지만 우리나라의 부동산투자는 대개 적중해 재미를 보았다. 그래서 아내 덕에 탄탄한 중류층을 유지하고 있는 가정이 한국에서 상당히 많다.

한국 가정에서 남성우월주의, 가부장의 권한이 많이 퇴색했기 때문에 여성이 이에 편승해 가정경제권을 자연히 넘겨받았을 수도 있다. 여하튼 가정경제권을 아내가 쥐게 됨에 따라 남편은 아내에게 매일 용돈을 타거나 카드사용액의 한도를 규제받는 처량한 신세가 되었다. 그러면서 자연히 아내의 가정에서의 권리는 증대되는 반면 남편의 위신과 권리는 점차 격하되었다. 물론 모든 한국남편들이 부인에게 가정경제권을 양도한 것은 아니다. 그런 경우는 대부분 중류층의 봉급생활자들이다. 자영업자나 기타 부유층들은 아직 남편이 가정경제권을 움켜쥐고 있다. 그런 경우 부인은 남편으로부터 매달 생활비를 타낸다. 그런데 이 방법에도 여러 가지가 있다. 어떤 남편은 한 달 생활비를 매달 한 번 지불하고 그 사용방법은 부인에게 일임한다. 부인이 남편으로부터 월급을 받아 자기 책임 하에 가계를 꾸리는 방법이다. 이 경우 부인이 가정경제를 통째로 맡아 운영하는 경우보다는 부인이 갖는 자존심과 위신은 낮아지나 그래도 부인이 불평하지 않는다. 왜냐하면 부인은 자기 의사에 따라 가계를 꾸려나가기 때문이다. 반면 어떤 남편은 주 단위나 일일 단위로 부인에게 생활비를 지급하고 이를 감사(監査)한다. 즉 생활비를 어디에 얼마큼 썼는가를 주 단위 또는 일일 단위로 남편이 감시하는데 이것은 부인에게 굉장한 스트레스를 준다.

저자가 상담한 어느 50대 후반의 아내는 가게를 운영하는데 매일 같이 남편이 가게에 나와 하루 매상고를 감사한다. 그녀의 말을 들어보면 자기가 돈을 빼돌릴까봐 의심을 하고 매일 가게에 나와 하루 매상고를 조사한다고 한다. 그래서 부인은 남편을 증오하고 부부사이가 좋지 않다.

부인들이 살림을 하다보면 남편이 주는 봉급으로 적자가 나는 경우가 있다. 갑자기 돈 쓸 일이 생기는 경우가 많기 때문이다. 친구를 만나거나 자기 신분과 품위유지를 위해 돈 쓸 일이 생기는 것이다. 저자가 상담한 중류층 가정의 부인이 하나 있다. 그녀는 자식 학교의 자모회 회원들과 어울리다 보니 돈 쓸 일이 많이 생기고 남편이 한 달에 한 번씩 주는 생활비로는 모자라 카드를 긋기 시작했다. 그 결과 카드빚이 눈덩이처럼 불어나 4천 6백만 원의 빚을 지게 되었다. 남편에게 그렇게 된 경위를 설명하고 구조를 호소했지만 남편은 자기의 허락을 받지 않았다고 나무라며

빚을 갚아주지 않았다. 그리고 시집식구들에게 아내가 돈을 펑펑 써서 빚이 산더미 같다고 광고를 해 아내의 가슴을 아프게 했다. 결국 그녀는 자살할 수밖에 없다고 생각하여 수면제를 다량 구입하고 때를 기다리고 있었다.

많은 중하류층 가정이 생활비를 놓고 부부싸움을 벌린다. 남편이 생활비를 적게 준다고 싸우는 경우도 많지만 생활비를 누구 책임 하에 사용하는가 하는 문제로 다툼이 많다. 부인이 알뜰하게 살림을 꾸려나가는 사람이라고 판단되면 생활비의 사용은 부인에게 책임을 넘기는 것이 마땅하다. 그래야만 부인이 책임을 갖고 자기 소신껏 살림을 꾸릴 수 있다. 부인을 믿지 못해 세무서 직원처럼 부인의 가계부를 검사하는 남편은 부인으로부터 사랑과 존경을 받을 수 없다.

앞에서 가정은 교육의 장(場)이라고 말했다. 즉 개인이 한 인격체로 성장하는 곳이 바로 가정이다. 그런데 개인의 인격성장은 부모의 영향을 많이 받는다. 부부가 원만하면 자식도 낙천적이고 대인관계도 원만하다. 반면 부부가 불화하면 자식들은 불안하고 우울해진다. 친구를 잘 사귀지도 못하고 가정문제 때문에 주눅이 든다. 학교에서 왕따를 당하는 학생들의 가정환경을 살펴보면 대부분 부모가 사이가 좋지 않다. 부모가 불화하는 경우 그 자식들도 결혼해서 이혼하는 경우가 많다. 그래서 심리학자들은 이혼은 심리적으로 유전한다고 말하기까지 한다. 그러나 부부가 불화하면서도 자식들을 생각해 이혼을 안 하는 것도 문제가 있다. 이 책의 뒤에서 예로 든 이O석의 경우와 같이 부부가 오래전부터 각방을 쓰고 남남으로 지내면서 이혼하지 않는 것은 오히려 자식의 정서발달에 악영향을 준다.

부부가 갈등하면 일차적으로는 전문가의 도움을 받는 것이 필요하다. 외국에서는 부부문제 상담사가 개입하여 부부간의 문제를 해결해 준다. 우리나라에서도 갈등하는 부부가 심리학자의 도움을 받고 그 경비를 건강보험공단에서 지불하는 법안이 마련되어야 한다. 지금처럼 정부가 갈등하는 부부를 그대로 방치하면 이혼가정이 늘어나고 이O석과 같은 불행한 자녀들이 양산된다.

(4) 부모와 자녀관계

우리 가정이 서구가정과 크게 다른 점 하나는 부모와 자식간 대화가 부족한 것이다. 부모가 자식을 끔찍이 사랑하면서도 우리 부모들은 자식과 일 대 일로 만나 대화를 잘 하지 않는다. 그렇게 된 이유 중의 하나는 과거 우리 부모들이 권위주의적, 독재적 훈육방식을 행해왔고 우리가 아직 이런 풍토에 젖어있기 때문이다. 즉 과거 우리 아버지들은 엄한 아버지 역할을 해왔고 자식에게 자상하지 못했다. 또 자식은 엄하게 길러야 한다는 잘못된 인식도 갖고 있었는데 이런 풍토에서는 자식과 민주적으로 대화할 필요성을 느끼지 못한다.

우리 가정의 이런 대화부족 풍토는 요즘도 개선되기보다는 오히려 더 심화되었는데 그 이유가 몇 가지 있다. 하나는 중류층 가정에서 가장 두드러진 현상인데 자녀들이 학교공부에 워낙 바쁘기 때문에 부모와 자식이 서로 만날 시간이 없다. 또 다른 하나는 아버지가 직장 일에 바빠 자식에게 신경 쓸 여가가 없다. 생각해 보면 우리 한국 아버지처럼 바쁜 사람도 없다. 주중엔 직장 일에 바쁘고 주말엔 결혼식, 동창회, 상가 집 방문에 쫓겨 좀처럼 집에서 주말을 가족과 같이 보내기가 어렵다.

우리 가정의 또 다른 특징 하나는 흔히 지각없는 가정에서 발생하는 일이지만 부모가 아동을 신체적으로나 심리적으로 학대하는 것이다. 자녀가 잘못하는 경우 부모가 벌을 주는 것은 당연하다. 그러나 부모가 체벌을 심하게 하는 것은 아동학대에 속한다. 어려서 부모가 자녀를 억압하거나 심하게 처벌하면, 자식이 커서 부모에게 반항하고 부모를 증오한다. 그래서 심한 경우, 자녀에게 정신과적 문제가 발생하거나 가족 간의 심한 폭력까지 발생한다.

한국 부모와 자식 간 발생하는 여러 가지 문제를 여기 짧은 절에서 모두 다 열거하고 논의하는 것은 무리다. 여기서는 크게 세 가지 문제만을 중점적으로 다루려 한다. 그중 하나는 한국 가정의 고질적이고 앞으로도 지속될 것 같은 문제 즉 대화 부족문제이다. 둘째는 부모-자식 간 가치관의 충돌이다. 그리고 세 번째는 아동학대에 관한 것이다.

•

① 부모와 자식 간 대화부족; 최근 방영한 어느 TV 방송국 프로에서 부모-자식 간 갈등을 지혜롭게 해결한 사례를 소개하였다. 초등학교 4학년인 아들을 가진 어머니가 그 아들이 초등학교 1학년 때부터 학교에서 과잉행동을 보이고 너무 호기심이 많

아 아들과 분쟁이 많았다. 아들은 호기심이 많아 학교가 끝나도 집에 돌아오지 않고 주변의 비닐하우스, 들판을 쏘다니며 자연을 관찰하느라 집에 늦게 들어오기 일쑤다. 불안한 나머지 어머니는 아들을 야단치고 구박하고 집에 감금했다. 그러나 아들은 점점 반항하기 시작한다. 어머니가 학교에서 주최하는 부모교육프로그램에 참여하고 나서부터는 아들의 호기심이 전혀 나쁜 행동이 아니고 오히려 장려해야 할 것이란 사실을 깨닫게 되었다. 그래서 어머니는 아들과 대화를 하기 시작한다. 그리고 아들의 호기심을 이해하게 되고 이 문제를 위해 서로 타협을 한다. 즉 모자는 서로 스마트폰을 통해 방과 후 아들이 어디에 있는지를 확인하기로 한다. 그래서 아들이 집에 몇 시간 늦게 돌아오는 것을 어머니가 더 이상 꾸중하지 않기로 한다. 이렇게 대화를 통해 어머니는 아들과의 문제를 지혜롭게 해결할 수 있었다.

자식이 고등학생이 되면 자식의 대화상대는 친구로 바뀌고 부모는 제3자로 물러난다. 부모는 자식에게 공부하라고 잔소리만 하는 사람으로 변하고 자식의 고민이 무엇인지 학교생활을 어떻게 보내는지 관심이 없다. 자식이 대학생이 되면 부모-자식 간 대화는 더 줄어든다. 부모는 자식이 대학입시 준비하느라고 고생했다고 생각하고 자식이 마음대로 행동하도록 방임한다. 부모-자식 간 가치관의 차이가 너무 커 서로 말이 통하지 않는다고 생각하고 서로 말문을 닫는다.

② 부모-자식 간 가치관의 충돌; 지금부터 20여 년 전부터

우리나라에서 아버지와 자식 간에 커다란 충돌이 생기기 시작했다. 그 이유는 정치적 신념에 대해 서로 다른 태도를 갖고 있기 때문이다. 아버지는 우파인 반면 자녀는 좌파를 지지했다. 그래서 선거철 마다 아버지와 자식 간 언쟁이 벌어졌다. 아버지는 우파 정당을 지지하라고 자식들을 설득했지만 자식들은 마이동풍이었다. 어쩌다 이런 비극이 벌어졌을까 하고 아버지들은 탄식을 했다. 부모와 자식 간의 가치관의 차이가 생기는 것은 동서양을 막론하고 고금을 통해 있었던 사실이다. 예컨대 부모들은 혼전 순결을 중요시하지만 자녀들은 프리섹스를 지지한다. 부모들은 보수주의자이나 자녀들은 진보주의자들이다. 그래서 미국영화 '러브 스토리'에서 볼 수 있는 것처럼 명문가정의 아들은 부모의 결혼 반대를 무릅쓰고 평범한 서민가정 출신 처녀와 결혼을 약속한다.

부모-자식 사이에서 가치관의 갈등이 발생하는 원인은 가치관이 시대에 따라 변화하기 때문만이 아니다. 사실 부모에게도 문제가 있기 때문이다. 부모가 평소 자식과 대화가 부족하고 일방적으로 자녀에게 자기식의 사고, 가치관, 인생관을 주입시키려 하기 때문이다. 평소 자식에게 관심을 갖고 자식과 자주 어울리고 대화를 한 경우 부모와 자식 간의 의견충돌이 발생하지 않는다. 더 나아가 부모가 자식의 생각과 주장을 경청하는 가운데 자기의 태도를 설득하면 자식이 부모의 견해를 존중하고 따를 가능성이 높다. 과거에는 우리 사회의 만연한 가부장제의 영향으로 비록 자식이 부모와 다른 태도를 가졌다 손치더라도 부모의 견해를 그대로 수용할 수밖에 없었다. 그러나 지금은 상황이 달라졌다. 자녀들이 자신의 의견과 생각을 직설적으로 표현하고 이를 실행하는 시대다. 더 나아가 부모가 하는 일이 마음에 들지 않으면 반항하고 부모를 공격하는 못된 자식까지 볼 수 있는 시대다. 부모에게 대들고 싸우는 어느 자식의 예를 하나 들고자 한다. 이 사례는 저자가 직접 경험한 것이다. 비록 단일 사례이지만 우리의 세태가 어떻게 달라지고 있는가를 단적으로 보여준다는 점에서 한 번 음미해 볼만하다.

어머니를 이년 저년 하고 욕하는 딸

2004년 8월, 30대 초반의 한 여대학원생이 저자의 연구실을 노크했다. 그녀를 Y양이라고 칭하기로 하자. Y양이 나를 찾아온 이유는 저자의 졸서, '미안하다고 말하기가 그렇게 어려웠나요'(이훈구, 2002)를 읽고 자기가 그 책의 주인공 이O석과 똑같아서 상담을 받기 위해서였다.

Y양을 면담하면서 그녀의 가족관계가 다음과 같이 밝혀졌다. 아버지는 당시(2004년) 70대 초반이고 고졸출신의 측량기사로 25년 전 40대 후반의 나이로 퇴직했다. 저축한 돈으로 시장에 옷가게를 내어 부인(50대 후반)이 이를 맡아 운영한다. Y양은 딸 3명 중 막내이다. 어머니와의 갈등이 심한데 어머니가 고집불통이고 원칙주의자라서 자주 싸운다고 했다. 그리고 자기가 어머니와 싸울 때 이년 저년 한다는 말을 거리낌 없이 한다. 저자는 어머니와 같이 상담을 받는 것이 좋겠다고 말하고 가족치료를 시도하였다.

어머니가 말하는 딸의 문제는 현실을 직시하지 않고 환상을 쫓는다는 것이다. 구체적으로 말하면 딸이 대학의 인문사회학부를 졸업하고 외국에 연수를 다녀온 다음부터 환상 속에

산다는 것이다. 적당한 곳에 취업하여 시집갈 생각은 하지 않고 대학원에 진학하여 전문가가 되려 한다는 것이다.

딸의 이야기를 들어보면 어머니의 간섭이 심하여 친구를 사귀는 것, 취미생활, 종교생활을 자기 뜻대로 결정하려 한다는 것이다. 어렸을 때부터 자기의 외모를 꾸며주고 쌍까풀을 만들어 주는 등 법석을 떨지만 정작 자기가 무엇을 공부하고 어떤 방향으로 나아가야 할지에 관에서는 아무런 도움을 주지 못한다고 한다. 단순히 시장 가게에서 돈을 벌어 자기를 경제적으로 돌보는 선에서 끝난다고 푸념한다. 아버지에 관해서 물어보자, 딸은 아버지가 더 문제가 있는 사람이라고 말했다.

아버지는 독재자고 폭력적이어서 폭행을 해 자기가 아버지를 경찰에 신고한 적이 있다고 한다. 그 후부터는 자기를 무서워하지만 이른 나이에 은퇴해 술에 의지해 사는 알콜 중독자라고 말한다. 저자에게 아버지를 정신병원에 입원시키는 방도가 없는가 하고 물었다. 어머니도 딸의 말에 수긍하며 남편에 대한 불만을 토로한다. 가게를 맡겼으면서도 자기가 돈을 친정에 빼돌릴까봐 매일 수입금을 체크한다는 것이다.

Y양의 사례는 부모-자녀 간 역할갈등의 대표적인 사례이다. 아버지는 가장으로서의 권위를 잃고 딸을 폭행해 왔으며 그로 인해 딸로부터 경찰에 고소를 당하였다. 어머니는 딸을 사랑하고 딸이 잘되도록 정성을 기울여왔지만 딸의 성장에 도움이 되지 못했다. 즉 딸이 무엇을 공부하고 사회에 나가 어떤 일을 해야 할지에 관해서는 전혀 정보를 제공하지 못했다. 그러면서 딸이 잘못될까봐 딸의 일상적인 활동에만 신경을 쓰고 잔소리를 한다. 그러다 보니 딸과 마주치면 싸우기 일쑤다. 그래서 딸로부터 존경을 받지 못하고 심지어 욕을 먹기까지 한다.

이제 시대가 바뀌어 부모가 부모의 역할을 제대로 하지 못하면 자식으로부터 무시를 당하고 욕까지 얻어먹는 세상이 되었다. 물론 이 사례는 보편적인 것은 아니다. Y양은 정서적 문제가 있고 꿈과 현실 사이에 깊은 괴리를 느낀 나머지 좌절하여 부모를 닦달하고 있는 불효자식일 뿐이다.

저자는 수많은 사람을 면담하면서 나이가 든 자녀일수록 부모와 더 갈등을 갖는다는 사실을 발견했다. 왜 자녀가 나이가 들면 그만큼 부모와 갈등을 갖기 쉬울까? 자식은 성인으로서 부모의 간섭으로부터 벗어나고픈 욕구가 점점 더 강해지기 때문이다. 따라서 저자는 젊은 세대들이 결혼 전이라도 성인이 되면 일찌감치 부모로부터 독립하는 것이 마땅하다는 생각을 자주하게 된다. 나이 든 자식을 부모가 청소년 자식처럼 간섭할 때 부모-자녀 간에 깊은 골이 생기고 드디어 비극으로 발전할 수 있다.

③ 아동학대; 부모가 자식을 훈육할 때 나타내는 훈육방법에 양극적인 것이 있는데 그 중 하나가 아동 학대이다. 다른 극단적인 방법은 자식을 떠받드는 것인 바 이런 훈육방법은 자녀가 고등학생일 때 부모가 취하기 쉽다. 한국에서 자녀가 고등학생이 되면 대학입시를 준비하기 위해 피나는 노력을 해야 한다. 하루 서너 시간밖에 자지 못하고 놀고 즐기지도 못하는 그야말로 고된 입시지옥에 돌입한다. 부모는 자식이 그런 고된 세월을 보내는 것을 볼 때마다 너무 안쓰러워 자식이 잘못해도 싫은 소리를 하지 못한다. 그래서 고교생 자식을 둔 부모는 자식의 눈치를 살피

고 자식이 부모에게 군림하는 이상한 부모-자녀관계가 형성된다. 자식은 부모에게 신경질을 내기 일쑤고 부모는 자식이 불쌍해 그 신경질을 모두 받아준다. 이런 풍토 때문에 위에서 예를 든 어머니를 "이년 저년" 하고 욕하는 자식이 생겨난다. 이런 잘못된 부모-자녀관계 또는 자녀훈육방법을 개선하는 방법은 무엇인가? 부모가 중심을 잡고 부모의 역할을 제대로 해야 한다. 동시에 우리의 과열된 대학입시풍토가 바뀌어야 한다. 다음에는 부모-자녀훈육에 다른 극(極)인 아동학대를 살펴보자.

아동학대는 신체적인 것과 심리적인 것이 있다. 자식에게 심한 매질을 하는 것, 자녀를 이유 없이 닦달하는 것, 자식에게 충분한 의식주를 제공하지 않은 것, 자식에게 성적 폭력을 가하는 것은 신체적인 학대에 해당한다. 심리적인 학대는 부모가 자식을 사랑하지 않고, 관심을 갖지 않고 방임하는 것이다. 그러나 부모의 심리적인 학대는 우리 일반인 눈에는 잘 띄지 않아 주로 신체적인 학대가 사회에서 문제가 되고 있다.

서양은 아동학대를 감시하는 체재가 잘 갖추어져 있다. 병원, 학교, 그리고 이웃은 자기병원에 온 환자, 자기가 맡고 있는 반의 학생, 그리고 자기 이웃 집 아동이 구타당하고 학대당한 흔적이 있으면 지체 없이 관계당국에 고발한다. 즉 의사, 담임선생, 그리고 이웃은 아동학대피해자를 고발해야 한다는 의무감을 모두 갖는다. 그래서 외국에서는 아동학대 신고율이 아주 높다. 우리나라의 경우는 어떤가? 이웃은 자기 앞 집의 자녀가 부모로부터 학대를 당하고 있는 현장을 매일 목격하면서도 이를 고발하지 않는다. 남의 가정 일에 외부 사람이 개입할 수 없다고 생각하기 때문이다. 이런 식의 사고방식은 담임선생이나 의사도 갖고 있다.

아동학대는 아동이 정상적으로 성장하지 못 할 만큼 깊은 상처를 준다. 부모를 증오하는 수준에서 끝나지 않고 사람을 미워하며, 자기가 쓸모없다는 생각과 더불어 스트레스 상황에서 도피할 수 없기 때문에 무기력해진다. 그래서 많은 싸이코 패스가 어려서 부모로부터 학대를 당한 사람들이다. 우리나라에서 최고로 많은 사람을 잔인하게 살해한 사람이 유O철이다. 그는 20명 이상의 콜걸을 무자비하게 살해했다. 그의 성장사를 살펴보면 그의 아버지는 알콜중독자이고 바람을 피워 유O철은 생모와 생이별해 계모 밑에서 자랐고 계모로부터 아동학대를 당했다. 잠잘 곳도 없고 밥도 제대로 챙겨주지 않아 그와 그의 형제들은 한강다리 밑에서 천막생활을 한 적이 있다. 계모의 학대로 그는 골방에 칩거하고 자기만의 환상의 세계를 펼쳤다. 중학생 때부터 나쁜 친구들과 어울려 절도를 하고 체력을 키워 학교에서 주먹으로 학생들을 휘어잡았다. 그는 어려서 이웃의 술집을 자주 염탐해 성적 호기심이 발달했다. 그러나 그 자신은 조루증 환자였다. 그래서 자기의 성적능력을 비웃는 콜걸들을 저주하고 그들을 사냥하기 시작했다. 콜걸을 자기 집 아파트에 유인하여 둔기로 타격하여 살인하고 여자의 유방과 성기를 해부하는 변태행동을 보였다.

유O철은 가난하고 무식한 부모 밑에서 심하게 신체적 정신적 학대를 받은 사람이다. 그러나 교양을 갖춘 중상류층의 가정에서도 아동학대가 발생한다. 그 예가 2000년 부모를 토막 살해한 이O석의 경우다. 그의 아버지는 해군사관학교를 졸업한 고급장교였고 어머니는 이대 정치학과를 나온 엘리트였다. 서울 과천고교에서 전교 8등을 놓친 적이 없는 이O석은 고려대학교 컴퓨터공학과에 입학하였고 군복무도 마친 앞날이 촉망되는 인재였다. 그러나 어느 날 갑자기 어머니와 사소한 언쟁을 한 끝에 두 부모를 살해하고 시신을 토막 내 과천공원과 지하철 쓰레기장에 내다버렸다. 친족살해를 가중 처벌하는 우리 법 체제에서 그는 무기징역이라는 아주 관대한 처분을 받았다. 그가 이런 관대한 처분을 받게 된 동기는 그가 어머니로부터 학대에 가까운 훈육을 받아왔다는 이웃, 어머니 친구의 증언, 그리고 카톨릭 신부들의 진정서 때문이다.

저자가 그의 형을 면담하고 그가 중학교 때부터 써온 장문의 일기를 분석한 결과 그가 불행한 환경에서 양육되어온 것이 사실이었음이 밝혀졌다(이훈구, 2001). 우선 그의 부모는 성격차이, 자라온 환경의 차이로 일찍부터 불화하여 부부가 각방을 쓴 지 오래였다. 그리고 어머니는 자신이 못 이룬 꿈을 아들을 통해 성취하기 위해 아들에게 스파르타식 훈육을 했다. 아들의 일상생활을 감시하고 공부를 게을리 하면 날벼락이 떨어졌다. 어머니의 심한 훈육에 견디지 못해 그의 형은 대학에 입학하자마자 가출했다. 반면 O석은 가정의 평화를 위해 어머니의 심한 잔소리에 반항하지 못했다. 어머니는 남편과의 불화, 친정어머니의 치매간병으로 많은 스트레스를 받고 자식들을 엄하게 다루었다. 그녀의 친구들이 요즘 자식들이 말을 안 듣는다고 푸념할 때 마다 그는 자기 아들들을 예로 들면서 자식은 엄하게 키워야 한다고 주장했다. 그녀의 말은 사실이어서 그녀의 친구나 이웃들은 아들들이 너무 공손하게 전화를 받고 행동하는 것을 보고 놀랐다. 이웃은 아들들이 기를 펴지 못하고 너무 움츠려 지냈다고 증언했다.

O석은 일류 대학에 입학했지만 고교에서 친구들에게 왕따 당한 경험 때문에 학교생활에 적응하지 못하고 이성교제에서도 실수만 연발했다. 그래서 그가 대학 2학년까지 한 것이라고는 비디오 방에 가서 영화를 보는 것 그리고 그의 방에서 컴퓨터 게임을 하는 것이 일과의 전부였다. 그는 군대에 가서도 왕따를 당했고 그 탓에 그의 대인기피증은 더욱 심화되었다. 그러던 어느 날 형의 이사문제로 어머니와 사소한 말다툼 끝에 그는 양부모를 죽이는 엄청난 불륜을 저질렀다.

이 사건은 우리 가정이 안고 있는 많은 문제점을 지적하고 있다. 첫째는 부모와 자식 간 대화부족과 대화기술의 미숙이다. 아버지는 아버지대로 그가 공부를 잘하라고 격려한답시고 그에게 다음과 같이 조롱했다. "너는 키가 작아 아무 것도 할 수 없다. 그러니 공부를 열심히 해 판검사가 되는 것이 상책이다". 이 말은 그의 가슴에 비수로 꽂혔는데 그는 초등학교 5학년 때부터 3일에 한 번씩 자위를 했다. 그 결과 그의 키는 대학 2학년 때도 중3 때의 키 163cm 그대로였다. 그래서 늘 자기의 왜소한 키의 원인이 자신의 자위행위 그리고 이를 통제하지 못하는 자신의 무능력에 있다고 자책해 왔다. 그런 그에게 아버지의 조롱은 그를 더욱 비참하게 만들고 아버지를 더욱 증오하게 만들었다. 어머니는 그가 말을 잘 듣는 것에 흡족해 그가 자신의 아들 겸 딸이라고 좋아하며 그에게 저녁 찬거리 구입은 물론 설거지까지 시켰다. 물론 어머니가 아들을 학대한 것만은 아니다. 어머니는 큰 아들이 부모 말을 듣지 않고 공부를 게을리 해 삼류학교에 들어간 것을 못마땅해 했고 반면 O석이 공부를 잘하는 것을 보고 그를 출세시켜 대리만족 하려 했다. 그래서 같이 영화를 보고 예술의 전당의 값비싼 오페라를 둘이서만 감상하곤 했다. 어머니는 아들을 무척 사랑하고 기대했다. 그러나 그녀의 진심이 아들에게 잘 전달되지 않았다. 이 부부는 성격상의 문제가 있고, 부부간의 갈등이 있었지만 원천적으로 그녀나 그녀의 남편이 아들과 대화하고 훈육하는 방법을 잘 몰랐기 때문에 이러한 비극이 발생했다. 그리고 그녀의 스파르타식 훈육은 아들로 하여금 어머니를 평생 증오하게 만들었다.

이 사건은 우리 가정이 여러 가지 문제점을 안고 있음을 시사하고 있다. 첫째 부모-자식 간 대화부족이다. 둘째 부모의 스파르타식 훈육이다 셋째는 부부가 오랫동안 불화하면서 이를 해결하지 않은 것이다. 이O석 부모는 자식들이 초등학교 때부터 불화했지만 그대로 부부관계를 유지했다. 그러나 이들은 각 방을 쓰고 밥도 서로 따로 먹고 같은 성당을 다녀도 오고가는 길을 서로 달리 택했다. 어머니는 O석에게 자식 때문에 이혼할 수 없다고 푸념했지만 사실 이 부부가 서로 일찍 이혼했었더라면 오히려 아들이 왕따를 당하고 싸이고 패스로 발전하는 불행한 일이 발생하지 않았을 것이다. 이렇게 부부간 불화가 자식에게 주는 영향은 아동학대 만큼 가혹하다.

(5) 자살

한국의 큰 치부중의 하나는 높은 자살률이다. 한국의 자살률은 인구 10만 명당 26.1명으로 OECD 국가 중 최고다. 특히 노인 자살률이 높아 85세 이상의 남자의 경우 218.9명이다. 청소년의 자살률은 15세부터 급증하여 결혼적령기인 25-29세 때까지 완만하게 상승한다. 15-19세 청소년이 사망하는 여러 가지 원인 중 자살이 두 번째로 높은 위치를 점한다.

자살은 당사자에게 최대로 불행한 사건이지만 남은 가족에게도 깊은 상처를 안겨준다. 특히 우리나라에서 미혼자녀의 자살이 많은데 그 원인이 무엇이든 부모는 평생 짐을 안고 살 수밖에 없다. 우리나라 속담에 '부모의 시신은 산에 묻고 자식의 시신은 가슴에 묻는다'는 말이 있는데 이것은 자식의 자살이 부모에게 얼마나 큰 상처로 남는가를 잘 나타낸다. 물론 부모의 자살이 자식에게 주는 영향도 크다. 유족은 자기가 가족의 자살을 예방할 수 없었다는 죄책감을 갖고 평생 괴로워한다. 따라서 자살은 본인은 물론 가족의 행복을 위해서 무슨 수를 써서라도 막아야 한다.

자살하는 이유는 무엇인가? 청소년 자살의 경우는 충동성이 작용하는 경우가 많다(홍강의, 2009). 부모가 심하게 꾸짖은 경우, 성적 부진, 이성 친구와의 헤어짐, 동성 친구로부터의 절교 등과 같은 충격적인 사건을 겪은 경우, 자살계획이나 준비가 없이 자살하는 경우가 많다. 또 동반자살이나 모방자살도 발생한다. 같은 처지에 있는 여학생들 예컨대 가정, 학교, 또래집단에서 소외된 학생들이 같이 모여 동반자살을 한다. 흠모하던 연예인이 자살하는 경우 그들의 자살을 미화하고 모방하여 자살한다. 대부분의 자살자는 미리 가족에게 암시를 하여 도움을 청하는 데 반해 청소년은 남에게 고민을 알리고 도움을 청하지 않고 자살하는 경우가 많다.

15세부터 갑자기 자살이 높아지는 것은 우리 청소년들이 과도한 학업경쟁에 시달리기 때문이다. 한 문제 틀려서 내신 등급이 달라지는 우리나라의 입시제도에서는 청소년이 무력해질 수밖에 없다. 죽어라고 자지 않고 놀지 않고 공부만 하는데도 불구하고 성적이 부모가 기대하는 만큼 오르지 않는 상황에서 무력감을 느끼지 않는 청소년은 그가 바로 비정상인일 것이다. 강남의 신경정신과에는 청소년 환자들로 붐빈다. 모두 학업스트레스환자인 것이다. 저자가 인터넷 상담과 대면상담을 한 바 청소년의 상담의 주 내용은 바로 학업스트레스이다. 정신과적 장애자를 양산하는 현 입시제도는 하루빨리 없어져야 한다.

일반적으로 자살사건의 경우 유서가 없고 유족이 자살의 원인을 말하지 않는 경우가 많아 자살의 원인을 분명히 가리는데 어려움이 있다. 김효창과 손영미(2006)는 경찰청의 도움으로 노인 자살사건의 원인을 기록지를 통해 조사한 바 있다. 그 결과 노인 자살자의 52%가 정신질환, 57%가 신체질환을 동반하였고 자살시도 경력이 있는 사람은 17%, 자살사고를 이야기한 적이 있는 사람은 52%였다. 이외에 노인 자살이 높은 이유는 배우자와의 사별, 가족과의 소외로 인한 우울증 때문이다. 노인들은 우울증을 이겨내는 저항력이 약해져 있기 때문에 가족으로부터 버림을 받으면 자살을 감행한다. 외국에서는 유치원과 양로원을 함께 설치하는 경우가 많다. 그 이유는 노인들이 대화를 나눌 아이가 필요하기 때문이다. 노인에게 애완견을 기르게 하는 이유도 노인들이 외로움을 많이 느끼기 때문이다. 요컨대 노인에게 있어서 가정은 가장 효과적인 치료약인데 불행하게도 자식들은 더 이상 늙은 부모를 모시려하지 않는다. 그에 반해 우리나라의 노인인구의 기대여명은 날로 연장되어 노인 수가 급격히 증가하고 있다.

청소년 자살이나 노인 자살이나 그 원인이 무엇이든 간에 자살을 감행하기 전에 자살자는 심한 우울증에 빠진다. 즉 자살을 이끄는 도화선은 바로 우울증이다. 우울증은 정신과적인 질환의 하나이고 이 질환은 조금만 관심을 가진다면 일반인도 쉽게 그 증상을 판단할 수 있다. 예컨대 어떤 사람이 갑자기 두문불출하고, 식사도 잘 하지 않으며, 잠을 제대로 자지 못하고 갑자기 울음을 터트리며 죽고 싶다고 말하고 이런 증상이 일주일 이상 지속한다면 그는 우울증에 빠진 것이다. 우리는 자신은 물론 타인이 우울증에 걸렸는가를 쉽게 판단할 수 있다. 그러므로 우리는 평소 가족, 친구, 기타 사랑하는 사람의 일거수일투족을 잘 관찰할 필요가 있고 그가 우울증을 앓고 있다고 판단되면 즉시 도움을 주어야 한다. 제일 좋은 방법은 심리학자나 정신과의사의 도움을 청하는 것인데 이 병은 항우울제를 사용하는 약물치료방법과 대화를 통한 심리치료방법을 병행하면 쉽게 치료된다.

또 많은 경우 자살자는 그 가족에게 도움을 청하는 예고행위를 한다. 예컨대 갑자기 "죽고 싶다"라고 도움을 청하는데 가족들은 이를 예고로 받아들이지 않고 농담으로 간주한다. 그러면 그 자살자는 더 이상 도움을 받을 수 없다고 판단하여 자살을 감행한다. 따라서 우리는 큰 생애변화사건 예컨대, 사업실패, 이혼, 실직, 실연, 학업실패, 왕따 피해를 당한 사람이 그가 받은 충격을 이겨내고 있는가 아니면 도움이 필요한가를 유심히 관찰해야 한다. 만일 심리적 충격을 이겨내지 못하고 있다고 판단되면 즉시 심리학자나 정신과 의사의 도움을 받도록 권유해야 한다. 모든 병이 다 그렇지만 정신과적 장애는 일찍 발견하고 일찍 치료하는 것이 제일 효과적이다. 그런데 조기발견, 조기치료를 가능하게 도와주는 사람이 바로 가족이다. 가족은 식구의 정신건강에 많은 신경을 써야 한다.

지금까지 가족의 소프트웨어 측면을 크게 5가지 영역 즉 ① 가부장제, ② 효 및 부모의 자녀관, ③ 가정파탄 및 이혼, ④ 부모-자녀관계, ⑤ 자살로 나누어 이 다섯 가지 영역의 소프트웨어가 지난 반세기 동안 어떤 변화를 거쳐 왔는가를 논의했다.

가부장제를 지탱하는 가계계승은 우리나라에서 가족법의 개정, 그리고 소 자녀 출산경향 때문에 크게 허물어지고 있는 상황이다. 오히려 신 모계사회로까지 변모하는 형편인데 그 이유는 자녀를 돌봐주는 사람이 시집식구가 아닌 친정 부모들이기 때문이다. 아들이 결혼하면 처갓집 근처로 이사 가는 사람이 늘고 있고 처가살이도 좋다는 아들들이 점차 증가한다. 통계청의 2010년 총인구조사결과에 따르면 처가살이를 하는 남성은 20년 만에 3배로 늘어난 반면(1990년 1만 8,088명에서 2010년 5만 3,675명) 시집살이를 하는 여성은 반 이상(1990년 44만 4,634명에서 2010년 19만 8,656명)이나 줄었다(조선일보, 2011년 7월 25일 A12면). 그러나 아직은 부계사회와 신 모계사회가 서로 충돌하고 있다고 보는 것이 타당할 것이다. 왜냐하면 그렇다고 해서 아들이 데릴사위 식으로 처가살이를 하는 것은 아니다. 처가살이를 하더라도 자식은 아직은 아버지의 성을 따르기 때문이다. 매스컴에서는 이를 신 모계사회라는 명칭을 붙였다.

남성우월주의가 사회에서 점차 퇴색하는 것에 발맞추어 가정에서도 빛을 잃고 있다. 더 이상 부모가 교육상에서 자녀를 성차별하지 않고 있다. 혼전 성경험과 관련한 남녀차별태도도 대학생들 사이에서 급격한 변화를 보이고 있어 더 이상 남자가 배우자의 순결을 중요시하지 않는다. 따라서 남성우월주의는 앞으로 우리 가정에서 급속도로 약화할 것이다. 이들 젊은 세대가 자녀를 낳는 미래사회에서는 가정에서의 성차별과 남성우월주의는 크게 개선될 것이다. 그러나 아직 남성우월주의와 아들존중사상이 우리 사회에서 완전히 뿌리가 뽑힌 것은 아니다. 앞의 가족의 하드웨어에서 살펴본 겄처럼 우리 가정에서 성비의 왜곡이 심하게 나타나고 있다.

가부장의 권위가 점차 퇴색하고 있다. 오히려 젊은 세대사이에서는 남편보다 부인의 권력이 더 증대하고 있다. 즉 서구식의 남존여비사상이 점차 한국 가정에서 고개를 들고 있다. 가부장의 권위가 추락하고 있는데 이를 고수하려는 구세대 남편과 부인 사이에 갈등이 증폭하고 있다. 남편이 가부장의 권위를 계속 행사하는 경우, 부인이 황혼이혼을 결행하는 수가 점점 늘어난다.

효 및 부모의 자녀관에서 토의한 내용은 이제 우리 사회에서 부모나 자식들이 서로 늙어 같이 살려 하지 않으려 한다는 것이다. 경제력이 있는 부모는 늙어 자식이 돌봐주지 않아도 문제가 없지만 그렇지 못한 부모들은 살아가기가 막막하다. 그래서 한국 노인의 자살률이 세계에서 제일 높다. 한국 부모는 자녀 양육 및 교육에 헌신적이고 자기희생적이다. 한국의 자식들이 더 이상 부모를 모시지 않으려는 상황에서 부모가 이런 전근대적인 자녀 양육관, 자녀 교육관을 갖는 것은 모순이고 비경제적이다. 한국 부모가 서구식의 자녀 교육관으로 탈바꿈하던지 아니면 한국 자녀들이 서구식의 경제자립심을 갖던지 해야 이 문제가 해결될 수 있다. 그렇지 않으면 한국 부모는 일방적으로 자녀를 위해 희생만 하고 늙어서는 빈털터리가 되어 자살할 수밖에 없다.

가정파탄 및 이혼에서는 한국에서 이혼이 급증하고 있는 이유를 논의했는데 여성의 경제적 독립, 남녀평등권의 고조가 그 원인으로 제시되었다. 저자는 상담사례를 통해 한국 저소득층 가정의 파탄의 이유를 정리했다. 그리고 저자는 세 가지 중요한 가정파탄 문제를 집중적으로 논의했는데 그것은 ① 알콜중독, ②

혼외정사, ③ 가정경제권이다. 우리나라가 1인당 알콜 섭취량이 세계에서 제일 높은 이유, 그리고 알콜중독자가 많은 이유가 논의되었고 그 해결책을 제시했다. 과거에는 남편의 바람은 그대로 묵인되었지만 앞으로는 더 이상 묵과되지 않을 것이다. 따라서 앞으로 한국에서 혼외정사는 부부간 파탄의 제일 큰 원인으로 등장할 것이다. 가정경제권은 경제능력이 있는 사람이 가져야 하고 일방적으로 남편이 갖는 것은 옳지 않다. 그런데 최근엔 우리나라의 중류층에서 부인이 가정경제권을 갖게 되었다. 그 원인은 남편의 봉급이 온라인으로 부인의 통장에 자동 입금되기 때문이다. 부부간에 가정경제권을 잘 조정하고 타협해 나가는 지혜가 필요하다.

마지막으로 부모-자녀관계에서는 세 가지 주제를 논의했다. 첫째는 부모-자녀간의 대화부족문제이고 둘째는 부모-자녀 간 가치관의 충돌이며 셋째는 아동학대와 방임이다. 과거 우리 가정에서 부모-자식 간 대화가 부족했다는 것과 그 원인을 논의했다. 이런 상황은 현재 더욱 심화하고 있는데 그것은 자식과 부모가 서로 너무 바쁘기 때문이다. 자식은 학교 공부에 부모는 직장 일에 바쁘기 때문이다. 우리 사회에서 부모-자식 간에 가치관의 심각한 충돌이 있는데 그 원인은 정치적 이념을 포함한 성에 관한 우리의 가치관이 급속도로 바뀌지고 있기 때문이다. 또 평소 부모와 자식이 만나고 대화를 하는 시간이 없기 때문이다. 최근 정치이념에 관해 부모-자식 간 불일치가 큰데 이는 양자 간 관계를 더욱 악화시키는 요인으로 작용하고 있다.

아동학대와 부모의 방임(자식이 하는 대로 그대로 방치함)이 우리 사회에서 아직 사라지지 않고 있음을 지적했다. 저자가 연구한 연쇄살인범 유O철과 부모살해범 이O석의 경우를 예를 들어 아동학대가 자식에게 얼마나 큰 상처를 남기는가를 논의했다. 그리고 우리 사회가 아동학대를 고발하는 책임을 전 국민이 나누어 가져야함을 역설했다. 한편 중류층 가정에서는 대입준비 때문에 고생하는 고등학생 자식에게 방임적 양육태도를 취하고 있다. 이런 방임적 양육태도는 자식이 부모를 학대하는 기현상으로 발전할 수 있다.

세계적으로 제일 높은 한국인의 자살률을 청소년층과 노인층을 나누어 살펴보았다. 두 계층의 자살의 원인은 각기 다르나 그 도화선은 우울증이라는 공통점을 갖고 있다. 따라서 우리는 우울증을 가진 사람을 일찍 발견할 수 있는 지식을 갖추어야 한다. 그리고 우울증환자를 조기에 정신과적 치료를 받도록 유도해야 한다. 자살은 본인은 물론 유족에게 심각한 정신적 상처를 남겨주므로 가족정신건강을 위해 철저히 막아야 한다.

여기서 마지막으로 논의해야할 문제가 하나 있다. 그것은 저자가 지금까지 토론한 여러 가지 한국 가족의 변화된 모습이 나쁜 것이냐 아니면 그것은 오히려 바람직한 방향이냐 하는 것이다. 몇몇 사회학자들은 부계혈통주의가 중심이 되고 있는 우리 가족주의 가족사회는 바뀌어지는 것이 마땅하다고 주장한다(예컨대, 이득재, 2001; 권명아, 2000; 조은, 2002). 조은(2002)은 가부장제적 가족사회는 효, 모성애, 온정주의를 토대로 가정의 화목과 단결을 강조했지만 이는 가족 내부의 세대 간 불협화와 가족구성원의 개별화를 촉진시키는 소비지향적 물질중심적 사회에 걸맞지 않는 가족 이데올로기라고 주장하고 있다. 그녀에 따르면 지금 우리 가정은 무너지고 있지만 이것은 우려하고 통탄할 것이 아니라 오히려 시대조류에 발 맞추어가는 변화라는 것이다.

저자도 대 잇기, 남성우월주의, 가부장의 권한이 무너지는 것을 가슴아파하지 않는다. 그런 부계혈통주의와 그에 따른 파생물들은 오히려 소멸되는 것이 바람직하다. 그리고 어떤 면에서는 우리가 미풍양속으로 간주하는 효도 다시 한 번 생각해 볼 필요가 있다. 효를 막연히 자식이 부모에게 무조건 복종하고 공경하는 의무로 정의하면 이것은 가부장제를 옹호하는 구시대적 잔재라고 공박 받을 가능성이 많다. 효를 새롭게 정의하는 작업이 필요할 것 같다. 예컨대 효를 자기를 낳아주고 키워준 부모에 대한 보답 내지 보은이라고 정의하면 어떨까? 그래서 효를 끈끈하고 희생적인 부성애, 모성애 속에서 자연 발생하는 자식의 보은으로 간주하면 효에 대해 가지는 거부감이 어느 정도 희석되지 않을까 생각한다.

가족의 어떤 이데올로기가 바람직한 것인가의 문제는 앞으로 심도있게 연구해 보아야 할 과제다. 따라서 우리가 지금 겪고 있는 가족문화의 변천이 과연 바람직한 것인지 아니면 미풍양속으로 간주하고 이를 더 지켜나가야 할 것인지의 여부는 차후에 좀 더 연구해 보아야 한다.

03 우리 가정을 어떻게 복원할 것인가

지금까지 우리 가족의 하드웨어와 소프트웨어를 살펴보면서 여러 가지 큰 변화가 있어왔고 그에 따른 문제가 있음을 지적했다. 그러나 사실 우리 가정을 서양에 비하면 아직은 건전하고 따뜻한 모습이다. 서양에서는 부모와 자식 간 관계가 우리처럼 그리 돈독하지 못하다. 자식은 18세가 되면 독립해 따로 살고 부모와 연락을 잘 취하지 않는다. 그런데 비하면 한국에서는 부모-자식 간 혈연적 동맹이 끈끈하다. 특히 부모의 자식 뒷바라지가 두드러져 자식이 결혼한 후라도 집사는데 도움을 주고 손자녀가 생기면 친정부모가 수발을 마다하지 않는다. 가족 간 깊은 사랑은 계속 유지하고 발전시켜 나가야 할 우리의 귀중한 자산이다.

그러나 하드웨어에 나타난 저출산율은 너무 심각해 이를 위해 우리가 지금부터 손을 쓰지 않으면 큰 낭패를 볼 수밖에 없다. 저출산율을 방지하는 방법이 손쉬운 것이 아니라는데 문제가 크다. 저출산율을 방지하는 방법은 젊은 부부들이 아이를 최소한 3명 이상 낳게 독려하는 길 뿐이다. 그러나 젊은 부부들은 여러 가지 이유로 자녀를 2명 이하로 그치려 한다. 그 이유는 자식을 돌봐줄 사람이 없고 자녀 양육비가 너무 많이 들기 때문이다. 더 힘든 것은 자식이 커서 대학에 들어가기 위해 피나는 노력을 해야 하고 그를 위한 부모의 경제적 부담도 막대하다. 대학등록금이 외국 대학 못지않은 고액수준인 것도 큰 문제이다. 따라서 한국의 저출산율을 변화시키기 위해서는 정부의 여러 부서가 머리를 맞대고 묘수를 찾아야 한다. 교육과학부는 과도한 대학입시경쟁을 완화하고 부모의 자식교육비부담을 경감시키는 대책을 마련해야 한다. 보건복지부는 탁아소, 영유아원을 많이 만들어 저렴한 가격으로 직장여성에게 제공하여 육아부담을 덜어주어야 한다. 지식경제부는 자녀를 많이 낳는 부부에게 실질적인 혜택을 부여해야 하는데 임대주택 제공, 식료품비 지원, 기타 금전적 지원을 강구해야 한다. 저자가 하와이에서 살펴본 바 폴리네시안 원주민들은 자녀를 많이 낳았다. 그 이유를 살펴보니 자녀가 많으면 많을수록 정부에서 주는 Food Stamp지원액이 높아져 3-4명의 자식을 둔 부부는 더 이상 노동을 하지 않더라도 생계를 충분히 꾸려나갈 수 있었다. 물론 저소득층에게만 이런 혜택을 부여하는데 그렇게 되면 저소득층에서는 자녀를 많이 낳고 중류층에서는 자녀를 적게 낳아 '악화가 양화를 구축'하는 폐단이 발생할 수 있다. 따라서 동시에 중류가정의 부부들이 자녀를 많이 낳는 정책도 마련해야 한다.

자녀를 많이 낳게 하는 또 하나의 방법은 양수검사를 통한 태아의 성별검사를 법적으로 완전히 금지하는 것이다. 그 이유는 태아 성감별법이 발명되기 전까지는 아들을 낳기 위해 어쩔 수 없이 자녀를 많이 낳는 경향이 있었기 때문이다. 그런데 성감별법이 알려지고 나서부터는 원하는 성의 자녀를 낳을 수 있기 때문에 더 이상 많은 수의 자녀를 낳지 않게 되었다. 우리나라에서는 현재 태아의 성감별과 인공유산을 법적으로 금지하고 있다.

그러나 실제로 이것은 지켜지지 않고 있다. 양수검사를 하지 않아도 태아의 초음파 촬영으로 성별을 알 수 있다. 이것 역시 금지해야 한다.

성비의 왜곡현상을 적극적으로 해소해야 한다. 성비의 왜곡은 저소득층으로 하여금 배우자를 찾는데 큰 장애를 갖게 만든다. 즉 신랑감에 비해 신붓감이 모자라는 현상은 저소득층 특히 농촌에서 심각하게 나타난다. 현재 이 문제를 외국신부로 해결하고 있다. 외국신부가 늘어나고 다문화가정이 많아지는 것을 억제할 필요는 없다. 그러나 이번의 놀웨이에서 브레이빅이 외국인과 외국문화에 대한 반발심으로 엄청난 학살행위를 저지른 것을 우리는 눈여겨 보아야 한다. 외국인이 많아질수록 그 사회는 민족 간 갈등이 고조되기 쉽다. 그러므로 우리는 외국 신붓감을 적극 찾기보다 한국인 자신이 자녀를 많이 낳게 하는 묘수를 찾아야 한다.

가족의 소프트웨어 상에서 나타난 가장 큰 문제는 이혼율의 급격한 증가이다. 이혼율의 증가는 한국이 세계에서 제일 높다. 이혼은 당사자뿐만 아니라 자식들에게 심각한 충격을 안겨준다. 그래서 이혼율을 급감시키는 노력을 경주해야 한다. 이혼이 느는 원인은 여성들의 취업기회가 늘어났기 때문이고 남녀평등권이 고조되었기 때문이다. 법원에서 이혼을 방지하기 위해 이혼신청자에게 숙려기간을 주고 이혼을 재고하라는 주문을 하고 있지만 이는 미봉책에 불과하다. 부부문제 상담소를 많이 개설하고 전문가를 양성하여 부부간 갈등이 생긴 경우 도움을 받을 수 있도록 정부가 배려해야 한다. 심리학자들이 외국처럼 진료행위를 하지 못해 고급인력이 낭비되고 있다. 이들에게 부부 상담을 전담시키고 그 비용은 건강보험료로 지불할 수 있는 획기적인 대안을 빨리 강구해야 한다. 중류층 가정의 부부들이 서로 갈등하는 경우 현재는 정신과의사에게 도움을 청하는데 꼭 정신과 의사의 도움을 받을 필요는 없다. 그러나 현 우리의 의료제도에서는 심리학자가 상담치료를 공식적으로 행하고 건강보험공단에 진료비를 청구할 수 없다.

효사상이 점점 약해지고 자식이 부모를 돌보려하지 않기 때문에 우리나라에서 노인 자살률이 제일 높다. 수명이 연장됨에 따라 노인인구는 점점 더 많아지고 이들이 은퇴 후 생존기간도 점차 더 연장된다. 따라서 노인의 복지문제를 지금부터 철저히 연구하고 대책을 마련해야 한다. 우리나라는 저출산으로 향후 노동력이 모자란다. 이를 보완하는 한 방법은 퇴직연령을 늦추는 것이다. 57세부터 60세에 정년 하는 직장이 상당히 많은데 청년들의 구직에 영향을 주지 않는 직업분야에서 정년을 연장하는 방법을 강구할 필요가 있다. 또 요즘 중소기업에서 노동력이 태부족인데 정년 퇴직자를 고용하는 방법도 고려해 볼 만하다. 요즘 노인들은 옛날과 달라 몸이 건강하다. 그러므로 이들을 흡수해 부족한 노동력을 해소한다면 일거양득이 될 수 있다.

우리 사회에서 잘 드러나지 않지만 자주 행해지는 아동학대를 전면에 드러내고 이를 방지하기 위한 전사회적 노력이 필요하다. 그 첫 출발은 모든 국민이 아동학대를 그대로 묵인해서는 안 된다는 인식부터 시작해야 한다. 그리고 다음에는 학교, 병원, 그리고 이웃이 아동학대 피해자를 발견하고 고발하는 책임감을 가져야 한다. 연쇄살인범과 같은 무서운 괴물이 어려서 아동학대를 받은 사람이라는 것을 우리 모두가 확실히 인식하고 이에 방지를 위해 전 국민적 노력을 경주해야 한다.

한국 가정의 큰 문제는 가족 간 대화가 부족하다는 것이다. 부부간에서도 그렇고 부모-자식 간에서도 그렇다. 부부가 서로 각자의 삶을 사는 것 같다. 그런 부부는 이혼하기 쉽다. 부모-자식 간 대화부족은 자식이 대학입시준비에 바쁜 탓이지만 그럴수록 부모는 자식의 고민과 방황을 들어보고 같이 해결하려 노력해야 한다. 대화기술이 미숙한 것도 문제다. 일방적으로 자신의 주장을 토로하고 주장하는 식의 대화가 구세대 부모가 하는 전형적인 대화기법이다.

자살은 가족에게 심각한 후유증을 안겨준다. 그러므로 가족은 구성원이 자살을 하지 않도록 많은 노력을 기울여야 한다. 제일 중요한 것은 자살가능성을 미리 판단하는 것이다. 가족 중에 심한 심리적 충격을 받은 사람이 있는 경우, 가족이 특별이 신경을 써야 한다. 가족의 도움으로 피해자가 그 충격을 이겨낼 수 있지만 많은 경우 전문가의 도움이 필요하다.

우리의 높은 자살률을 감소하기 위한 방법에는 필요한 곳에 '핫 라인'을 설치하는 것에서부터 시작하여 재해, 재난, 심리적 충격을 받은 피해자들에게 심리적 상담을 제공하는 봉사단체를 결성하는 것 등 여러 가지가 있다.

가정이 튼튼해야 나라가 튼튼하다. 그리고 가정에서 부모의 역할은 막중하다. 그러나 우리는 부모가 어떤 역할을 해야 하는지도 모르고 하루아침에 부모가 되어버린다. 자식에게 의식주만을 충분히 제공해 준다고 해서 부모의 역할이 다 끝나는 것이 아니다. 자식에게 충분한 사랑을 베풀어주고, 길을 잃고 좌왕우왕할 때 멘토가 되고, 그리고 가슴이 아플 때 경청해주고 상처를 쓰다듬어줄 수 있는 카운슬러가 되어야 부모역할을 다하는 것이다. 그래서 전 국민은 가정을 꾸리기 전에 부모교육을 받아야 한다. 더 강력하게 나가려면 국가에서 부모자격증제도를 법적으로 도입하여 부모예비자가 일정시간 교육을 이수한 후 부모자격증을 발급받아 가정을 꾸릴 수 있게 만들어야 한다. 이것이 좀 과격하다고 생각하면 고등학교와 대학교에 가족심리학 과목을 몇 개 개설하여 청소년들이 일찍부터 부모공부를 할 수 있도록 제도화할 필요가 있다.

참·고·문·헌

김동엽(2011). 황혼이혼과 은퇴남편증후군. 사학연금, 2011, 8, Vol. 297

권명아(2000). 가족이라는 이야기는 어떻게 만들어지는가. 서울: 책세상.

김효창, 손영미(2006). 노인 자살의 특성과 자살유형에 관한 연구. 한국심리학회지, 12(2). 1-19

동아일보(2010). 2010년 4월 29일자 메트로 판 기사.
이득재(2001). 가족주의는 야만이다. 서울: 소나무.
이훈구(1980). 한국 1971-1980; 그 가치관의 변화. 행동과학연구보고 제124집. 서울: 한국행동과학연구소
이훈구(2001). 미안하다고 말하기가 그렇게 어려웠나요. 서울: 법문사.
이훈구(2005). 대학이 변하고 있다. 서울: 법문사.
이훈구((2011). 성격은 이렇게 형성된다. 서울: 법문사.
조은(2002). 한국인의 가치형성과 가부장적 가족문화의 위기. 임희섭 외 한국의 문화 변동과 가치관 중에서. 서울: 나남출판.
조혜정(1980). 개인적 대담.
조선일보(2011). 2011년 7월 11일자 A3면.
조선일보(2011). 2011년 7월 12일자 A4면.
조선일보(2011). 2011년 7월 25일 A 12면 기사.
통계청(2001). 인구동태통계연보.
통계청(2011). 2010년 총 인구조사.
홍강의(2009). 청소년의 자살. 이홍식 외 편저(2009), 자살의 이해와 예방. 서울: 학지사
Chung. B. M., Palmore, J. A., Lee, S. J., & Lee. S. J.(1972). Psychological Perspectives: Family Planning in Korea Hollum Publishing Company: Seoul.
Levinger, George. (1966). "Sources of Dissatisfaction Among Applicants for Divorce." *American Journal of Orthopsychiatry*, 36:803-807
OECD(2009). OECD Factbook 2009 Economic, Environmental and Social Statistics. OECD publishing.

지명토론

'우리 가정이 무너지고 있다'에 대한 토론

임 은 미*
(전북대학교 교육학과)

'한국 가정이 무너지고 있다'에서 저자는 한국 가정의 변천사, 하드웨어, 소프트웨어를 검토하면서 한국 가정의 위기 유발 요인들을 다양하게 진단하고, 그 복원방법을 제시하고 있다. 다양한 현상들을 폭넓게 다룬 원고이며, 매우 공감하는 내용이 많았고, 아직 생각해보지 않은 원인에 접할 수 있는 기회를 갖게 되었다. 여러 가지 제안에 가정을 지키기 위해 부모가 해야 할 일이 많이 소개되어 있어서, 가정을 지키기 위한 부모의 책임이 막중하며 부모역할을 제대로 하는 것이 쉽지 않다는 것을 다시 느낄 수 있었다. 더불어, 요즘 매스컴에 심심치 않게 등장하는 '삼포세대' 즉, 경제적인 이유 때문에 연애와 결혼 및 출산을 포기한 젊은층에** 관한 기사들이 떠올라 미래에는 무너질 가정조차 없어지는 것은 아닐까 하는 우려도 생긴다.

---

* 임은미(任銀美), 전북대학교 교육학과 교수(현), 한국행동과학연구소 연구원(전), 한국청소년상담원 상담교수(전), tgeunmi@jbnu.ac.kr

** 2011. 5. 18. 경향신문(http://new.khan.co.kr). 복지국가를 말한다(1부), 과부하 걸린 한국 가족.

토론 원고에서는 한국 가정을 복원하는 방법에 논의의 초점을 모아 저자가 제시한 해결방법 중 일부에 대하여 토론자의 견해를 덧붙였다. 토론자의 견해는 제도나 하드웨어의 개선과 함께 가정의 소중함에 대한 인식과 가치관 교육이 필요하다는 것으로 요약된다.

첫째, 하드웨어의 개선노력과 함께 악화에 대한 수용 및 긍정화가 필요하다.

친부모가 자녀를 키우면서 유지하는 핵가족, 자국민끼리 결혼하여 자녀를 낳은 가정, 가족끼리 동거하는 것 등은 우리나라 가정을 안정적으로 유지하는 데 도움이 되는 하드웨어였다. 따라서 가정의 존립과 구성원의 행복에 긍정적인 영향을 미쳤다.

그러나 최근에는 원거리 직장생활로 인한 주말 또는 월말 부부의 증가, 급증하는 이혼율*, 기러기 가족, 국제결혼 등으로 인하여 위 조건을 충족하지 못하는 가정이 이미 많이 존재하고, 사회구조의 변화상 막기 어려운 현상이 되었다. '하드웨어'를 행복의 조건으로 못 박을수록 자신의 가정을 불행하다고 규정하게 되고, 그로 인해 자연스럽게 행복한 삶에서 멀어져 있는 자신을 발견하게 되며, 이러한 불행감은 악순환 되기도 한다. 그렇다면 오히려 이런 현상을 적극적으로 수용하고 긍정적으로 해석하는 태도를 교육하는 것이 오히려 가정을 지키는 대안일 수도 있다.

---

* 2010년 기준 326,104건의 결혼 발생, 116,858건의 이혼 발생(통계청(2010). 시군구/인구동채건수 및 동태)
* 2010년 국제결혼 34,235건으로 전년도보다 9백건 증가. 총 국제결혼 건수 중 76.7%는 외국인 여자와의 혼인(〃)

둘째, 소비의 우선순위를 수립하고 건전한 경제 가치관을 갖도록 하는 교육이 필요하다.

출산 및 육아비용 인하, 교육비 인하, 반값 등록금 등 제도적인 개선과 아울러 소비에 대한 가치관의 변화를 위한 계몽운동을 추진해야 한다. 임신을 하면 산전관리, 출산비용, 산후조리비용, 각종 값비싼 학습지와 보조도구들, 유치원비, 아역배우 버금가는 외모 꾸며주기, 고입과 대입을 위한 사교육비 등 출산과 육아에 따르는 비용은 어마어마하다. 88만원 세대 비율이 높은 젊은이들의 수입으로는 이러한 소비수준을 감당할 수 없다.

그러나 제도를 통해 비용을 낮춰주는 데는 한계가 있다. 지출 우선순위를 결정할 때 개인의 가치관에 혼란이 생기면 아무리 보조해주고 낮춰주어도 사치스런 소비생활을 동경하며 스스로를 가난뱅이라고 생각할 것이기 때문이다. 예를 들어, 통신비, 커피값, 염색, 화장, 화려한 패션, 성형수술 뒤에 빚이 숨어 있다면, 그 빚은 등록금 때문에 생기는 빚인지 분수에 넘치는 소비생활 때문인지에 대하여 생각하도록 교육하는 것이 필요하다. 소비 우선순위에서 학비가 다른 것보다 우위를 차지하지 못한다면 점차 전액면제를 주장할 것인데 그것이 과연 가정과 국가를 지키는데 도움이 되는 것인지는 생각해 볼 일이다. 비용절감 대책과 함께 개개인이 미래를 위한 저축이나 의미 있는 소비에 대한 개념을 정립하고 이를 위한 절제능력을 기르도록 하는 가치관 교육이 필요하다.

셋째, 인간의 존엄성을 인식하고 실천하는 태도를 길러주어야 한다.

태아감별 금지, 출산장려 등의 정책을 펴는 것과 함께 자녀의 인격을 존엄하게 대접하는 것이 중요함을 인식하도록 해야 한다. 자녀는 부모의 소유물이 아니라 태어나는 그 자체로 소중한 인격체이기 때문에, 그 모습 그대로를 수용하는 것이 가장 큰 사랑의 실천이다. 그 자녀가 남자이든 여자이든, 잘났든 못났든, 정상아이든 장애아이든 무한하게 존귀한 생명을 가지고 부모와의 인연으로 그 부모 밑에서 세상에 나왔음을 받아들여야 한다.

부모가 선호하는 성의 자녀를 얻기 위해 인위적으로 무엇인가를 시도하는 것은 자신들의 욕구나 필요에 의해 자녀를 조종하려는 의도가 내재된 행동이다. 자녀의 역량이나 꿈을 고려하지 않은 채, 부모의 자신의 체면을 세우기 위해 자녀를 특목고나 일명 SKY대학(서울대, 고려대, 연세대)에 보내려고 기를 쓰거나 남이 알아주는 직장을 얻기 위해 기약 없는 취업 재수를 하도록 유도하는 행동들에도 이런 도구주의적 자녀관이 어느 정도 스며있다. 인간 병리의 근원은 부모의 이런 조건적인 사랑에 뿌리를 두고 있다(Rogers, 1961). 조건적 사랑을 받은 자녀는 스스로에 대하여 무조건적 존중감을 갖지 못할 뿐 아니라 배우자나 자녀를 사물화 시키고 자신의 욕구 충족을 위한 수단으로 삼을 우려가 있기 때문에 가정을 지키기 위해서는 인간존중사상부터 고취시킬 필요가 있다.

넷째, 대인관계 갈등의 직면과 해결 노력이 매우 의미 있는 일임을 가르쳐야 한다.

이혼감소를 위한 제도 마련도 중요하지만, 주제 원고에 있는 것처럼, 더 적극적으로는 친밀한 관계의 중요성을 인식하고, 관계 형성과정에서 겪는 갈등과 갈등 해결 노력에 대하여 의미를 부여할 수 있도록 교육해야 한다. 아울러 대인관계 형성 및 유지 방법과 대화기법 등에 대한 행동적 교육도 필요하다. 인간을 병들게 하는 것은 고통이 아니라 의미의 상실이라는 Frankl(1988)의 지적처럼, 우리가 가정을 지키기 위해서는 설사 그 과정에서 고통을 경험할지라도 그 고통은 의미가 있는 고통임을 깨달을 수 있어야 한다. 가정을 지키는 것 자체가 의미 있고 보람 있는 일임에 공감하고 기꺼이 헌신하는 사회적 분위기가 확산되어야 하고, 이에 교육학자들은 주도적인 역할을 해야 한다.

다섯째, 정년 연장에 대한 대책과 함께 청년층에 대한 대책을 함께 세우는 것도 시급하다. 청년 시기에 직장을 얻지 못하면, 인생을 주도적으로 설계하는 것이 어렵고, 결혼과 출산뿐 아니라 자녀 양육에도 지속적인 영향을 미친다.

현재 청년층은 유능한 부모 '덕분에' 어린 시절을 풍요롭게 보냈지만, 성인이 되어서는 부모세대 ' 때문에' 일자리를 얻기 힘든 상황에 놓여 있다. 지식기반 사회의 산업 특성상 지식 집약적인 일들이 대부분이어서 일자리 늘리기는 매우 어렵다. 그렇지 못하면 현재 있는 일자리와 임금을 공유해야 한다. 저자의 지적대로 '우리나라 부모-자녀는 혈연적 동맹이 강하고 자식 뒷바라지에 헌신적이어서' 부모 개인은 자식을 위해 모든 것을 내어 놓을 준비가 되어 있다. 자식에게 모든 것을 주고 나니 자식 세대라는 집단을 향해서는 더 이기적이 되는 것은 아닌가? 새로운 일자리를 창출하기 위해 얼마나 고민하는가? 일자리를 공유하는가? 우리 사회 전체의 가정을 지키기 위해서는 '내 자식'을 넘어서서 '자식세대'에 무엇을 주어야 할지에 대하여 깊이 있는 토론과 실천이 필요하다.

여섯째, 차세대 자녀의 건전 성장에 대한 어른 세대의 공동 책임의식을 길러야 한다.

몇 가지 법제도와 아동보호 시설 등이 이미 마련되어 있다. 이들은 자녀세대가 최소한의 인간적 대접을 받도록 하는데 기여할 것이다. 그러나 차세대 자녀들이 무너져 가는 가정을 지킬 만큼 건강하게 자라기를 바란다면, 보다 적극적인 의식의 전환이 필요하다.

부모에게 대접받지 못하는 아이들이라 할지라도 사회에서는 대접 받을 수 있도록 해 주어야 한다. 어린 시절 인간적인 존중을 받아보지 못한 어린이가 자신과 남을 존중할 줄 아는 어른으로 성장하는 것은 불가능하거나 최소한 뼈아픈 성찰과 노력의 기나긴 기간이 필요하다(Winnicott, 1987). 그렇기 때문에 부모에게 학대받은 아동에 대한 외적 조치와 더불어 부모로부터 받지 못한 사랑과 존중을 경험할 수 있도록 해주기 위한 방안을 적극적으로 마련하고, 의식 있는 성인들이 참여를 유도해야 한다. 우리나라 부모들이 '내 자식 사랑'의 실천 범위를 넓혀서 '우리나라 자식 사랑하기'로 확대하는 인식의 전환이 필요하다.

이상 한국 가정이 무너지지 않도록 지키기 위한 방안으로 '의식 또는 가치관 변화'에서 찾아보고자 하는 토론자의 짧은 생각을 여섯 가지의 예를 통하여 정리하였다.

참·고·문·헌

Frankl, V. E.(1988). *The willing to meaning: Foundations and applications of logotherapy*. New York: Meridian Printing.

Rogers, C. R.(1961). *On becoming a person; A therapist's view of psychotherapy*. Boston: Houghton Mifflin Company.

Winnocott, D. W.(2011). 소아의학을 거쳐 정신분석학으로[Through paediatrics to psycho-analysis]. (이재훈 역). 한국심리치료연구소(원전은 1987년에 출간).

제4장

직장인의 정신건강과 기업 내 인사관리

한 주 희*
(중앙대 경영경제학부)

01 서론

우리나라는 고도성장을 통해 산업화와 민주화를 이루었지만 국민들의 행복지수는 점차 감소하고 있으며, 이와 함께 국민들의 스트레스 수준도 높아져 마음의 고통을 받는 이들이 늘어나는 추세에 있다. 2011년 대한신경정신의학회의 '행복과 스트레스 인식조사' 결과(성인 남녀 1,006명 대상)에 의하면 우리나라 국민들의 행복상태가 68.1점으로 다른 나라들에 비해 비교적 낮으며(호주 77%, 캐나다, 프랑스, 영국, 미국, 독일 73·76%, 스페인 61%, 멕시코 45% 등), 우리나라는 스트레스를 많이 또는 아주 많이 느낀다는 대상자도 무려 26.2%에 달하고 있다. 이와 같은

* 한주희(韓周希), University of Exeter(Ph.D.), 중앙대학교 경영경제대학 경영학부 인사조직전공, jhan@cau.ac.kr

수치는 미국의 AP통신이 2006년에 주요 10개국 성인을 대상으로 조사한 결과에 따른 것이며, 이 조사에서 우리나라 국민의 81%가 스트레스를 받고 있다고 응답하여 10개국 중 최고 수준으로 나타나고 있다(보건복지부 정신건강정책과, 2011).

이에 보건복지부는 우리나라 국민들의 정신건강 문제에 능동적으로 대처하기 위해 국가정신보건사업 5개년계획을 수립하여 추진하고 있는 상황에 있으며, 전국에 164개의 정신보건센터를 통하여 정신질환의 예방, 고위험군 조기발견, 상담, 치료 등의 정신건강서비스를 제공하고 있다(보건복지부 정신건강정책과, 2011).

이렇게 우리나라 국민들의 정신건강 문제가 국가적 주요 이슈가 되고 있는 상황에서 여러 가지 정책적 대안이 마련되어 추진되고 있지만, 정작 성인의 대다수를 이루고 있는 직장인들의 정신건강 문제에 대해서는 아직 그 실질적인 대책이 미흡한 실정이라고 볼 수 있다.

우리나라 직장인들은 IMF 경제위기 이후 직장에서 살아남기 위한 필사의 노력이 계속되면서 개인의 정서는 무시되고 계속 소외되고 있는 것이 현실이었다(김희숙, 박경란, 2008). 그리고 대부분의 직장인들이 조직 내에서 상반되는 개인의 욕구와 보상, 조직의 효율성과 생산성 증대라는 요소 간의 상호작용에서 발생하는 불균형, 역할수행과정에서 발생하는 상사 및 동료들과의 불화 등을 경험함으로써, 이러한 문제는 직장인들로 하여금 심각한 스트레스를 유발하게 하고, 궁극적으로 직장인의 정신건강에 악

영향을 미치는 위험인자로 작용하고 있는 것이 오늘날의 현실이라 할 수 있다. 그러나 국가에서 추진하고 있는 국민 정신건강의 관리영역은 주로 어린이와 청소년층의 정서불안과 유해매체에 대한 중독 문제, 일반 성인의 우울증과 스트레스 문제, 노인 우울증 및 치매 문제, 기타 알코올과 약물 등에 대한 중독 문제 등에 집중되어 있어, 직장생활을 하고 있는 성인들의 실질적인 정신건강 문제에 대한 접근은 아직 미흡한 것으로 보인다.

국제노동기구(ILO)는 근로자 10명 중 1명은 업무로 인한 우울증, 정서불안, 스트레스, 신경쇠약 등 각종 정신질환에 시달리고 있으며, 근로자의 70%가 스트레스성 정신신체 증상을 경험하고 있다고 보고하고 있다(Jang, 2002). 또한 Woo(2005)의 연구에 의하면, 직장인들이 우울증, 스트레스 등 정신건강 문제로 업무 집중력이 저하되고 결근율이 증가함으로써 생산성이 저하되는 문제가 오늘날 기업 및 국가 측면에서 경쟁력 손실을 발생시키는 매우 중요한 문제가 되고 있다는 주장을 펼치고 있다(김희숙, 박경란, 2008).

또한 기업경영의 측면에서 살펴보았을 때, 아직 조직구성원의 정신건강 문제를 기업경영의 주요 이슈로 여기고, 이에 능동적으로 대처하는 기업이 많지 않은 것도 문제가 된다. 서울지방노동청이 지난 2009년 11월, '제2회 근로자지원프로그램 심포지엄'에서 발표한 자료에 따르면, 종업원의 정신건강 문제를 기업의 주요 이슈로 여기고, 이와 관련된 프로그램을 도입하여 운영하고 있는 곳은 우리나라 전체 기업 중에서 600여 곳에 불과하였으며, 기업 대부분도 어느 정도 여력이 있는 대기업이 중심을 이루고 있었다(노동부 임금복지과, 2009).

이상의 논의에서 살펴본 것과 같이, 국민들의 정신건강 문제가 국가적 이슈가 되고 있는 만큼, 이제 우리 기업들도 근로자의 정신건강을 향상시킴으로써 장기적으로 회사 측에 이익으로 환원된다는 인식이 정착될 필요가 있으며, 이와 함께 기업주도의 관련 활동을 적극적으로 수행해 나갈 필요가 있는 시점에 와 있다는 주장이다.

한편, 지금까지 기업의 인사조직경영 관점에서 직장인들의 정신건강 문제를 다룬 선행연구들을 살펴보면, 주로 직무 스트레스, 역할문제, 자존감 등을 확인하는 실태조사나 상관관계조사에 그치고 있는 실정이다. 그리고 이러한 직장인의 정신건강 문제에 대하여 그 유발원인을 감소시키거나 정신건강을 향상시키는 전략을 인사조직경영의 관점에서 접근하고 있는 연구들은 많이 부족한 실정이다.

전술한 바와 같이, 정부의 각 기관이 밝히고 있는 자료에 의하면, 우리나라 직장인들 대부분은 직장 내 업무상황에서 스트레스를 경험하고 있는 것으로 나타나고 있다. 때문에 다음과 같은 측면 및 인사조직경영 관점에서 직장인의 정신건강 문제에 대한 새로운 접근이 필요하다 하겠다. 본 논문은 이러한 문제를 문헌 및 사례를 중심으로 인사조직경영의 관점에서 접근해보고자 한다. 즉, 직장인의 정신건강 문제와 인사조직경영 측면에서 시사될 수 있는 대처방안 등을 제시하고자 하는 데 본 논문의 목적이 있다. 이와 같은 맥락에서 본 논문은 다음과 같은 문제를 제시하고 있다.

첫째, 우리나라 직장인들의 정신건강과 관련된 실태 및 문제는 무엇인가?

둘째, 직장인 정신건강에 영향을 미치는 요인은 무엇인가?

셋째, 직장인 정신건강 문제와 관련하여 주요국 및 기업의 사례는 어떠한가?

넷째, 직장인 정신건강 문제와 관련하여 기업의 인사조직경영 관점에서 도입·적용할 수 있는 시사점은 무엇인가?

02 직장인의 정신건강

1) 우리나라 직장인의 정신건강 문제

정신건강(mental health)에 대한 정의는 일반적으로 '정신질환이 없는 상태'를 의미한다. 정신질환이란 구체적으로 우울증, 불안장애, 알코올 남용 등으로 인해 다양한 정신적 장애를 경험했을 때 나타나는 정신적 장애(illness)를 말한다(임영진 외, 2010). 그러나 이는 의학적인 맥락에서 정의한 전통적 견해에 의한 것이며, 오늘날 현대인들이 경험하는 다양한 정신적 문제를 감안할 때, 정신건강에 대한 새로운 정의와 접근이 필요하다는 판단이다. 이와 같은 맥락에서 정신건강에 대한 새로운 정의를 제시한 Keyes(2002)에 의하면, 진정으로 건강한 정신을 지닌 사람은 '정신장애로부터 자유로운 동시에 정신적 웰빙을 경험하고 있는 사람'이라고 주장하고 있다. 여기서 정신적 웰빙이란 개인이 자신의 정서 상태와 심리적 및 사회적 기능이라는 관점에서 자신의 삶을 지각하고 평가하는 것을 말한다. 따라서 정신적 웰빙을 경험하는 사람은 자신의 삶에 대해 스스로 만족할 뿐만 아니라 행복감과 같은 긍정적 정서를 보다 많이 경험하며, 분노, 불안 등의 부정적 정서를 보다 적게 느끼게 된다(임영진 외, 2010). 이와 같은 정신건강에 대한 정의에 의하면 정신건강은 행복감이나 정서적으로 안녕한 정도를 나타낸다고 할 수 있다. 따라서 최근에는 정신건강에 우울감, 스트레스와 같은 부정적인 측면뿐만 아니라 행복감, 만족감, 안녕감, 주관적 삶의 질과 같은 긍정적 측면에 대한 관심도 높아지고 있다(박혜선, 2010).

한편, 본 논문의 목적상, 직장과 같은 인간관계 속에서 정신건강에 대한 의미를 고찰해볼 필요가 있다. 먼저 Keyes(2002)에 의하면 정신적 웰빙은 정서적 웰빙에 대한 주관적 평가에 국한되지 않으며 직장과 같이 개인과 개인이 속한 사회의 기능에 대한 주관적 평가까지 포함된다고 하였다. 따라서 사회의 기능에 대한 주관적 평가는 사회적 웰빙이라고 칭하기도 한다(임영진 외, 2010). 이와 같은 맥락에서 직장과 같은 사회 기능적 측면에서 정신적으로 건강한 직장인의 의미를 고찰하면 다음과 같이 설명될 수 있다.

첫째, 정신건강을 유지하고 있는 직장인은 직장 내에서 발생하는 다양한 상황 속에서 건강하고 적절한 성격을 이루고 있는 특징이 있으며, 주변 환경의 변화와 조화를 이루면서 스트레스를 이겨낼 수 있는 사람이다.

둘째, 직장 내에서 발생하는 다양한 상황 및 인간관계 등에 있어 자신에 대한 현실적 판단, 자신의 장점과 약점을 있는 그대로 받아들이며 외부의 가치보다는 내부의 가치에 의해 지향되고 그 과정에서 타인에게 피해를 주지 않으면서 자신을 돌볼 수 있는 사람이다. 이러한 사람은 성격의 부조화를 이루지 않고도 스트레스와 좌절을 이겨낼 수 있는 능력이 있다.

그러나 아무리 자신이 정신적으로 건강한 상태에 있다 하더라도, 많은 직장인들이 일생에 있어 대부분의 시간을 직장에서 보내기 때문에, 직장인들이 경험하는 직장 내 인간관계, 직무수행상황 등은 긍정적이든 부정적이든 스트레스와 같이 정신건강에 부정적 영향을 미치는 요인에 노출될 수밖에 없는 실정이다. 선행연구에 의하면 현대 직장인들은 불안증, 우울증, 정신분열증과 같은 심각한 정신건강 문제에 노출되어 있다(보건복지부, 2006). 이러한 상황은 우리나라 직장인의 정신건강 문제에 대한 우려를 낳게 한다. 이에 대한 논거는 다음과 같다.

우리나라에서 직장인의 정신건강 문제를 조사한 가장 최근의 공식자료는 2006년에 보건복지부가 실시한 "정신질환 실태 역학조사"이다. 보고서의 내용을 소개하면 다음과 같다(보건복지부, 2006). 본 조사는 직장에 재직하고 있는 성인 남녀 총 6,510

명을 대상으로 실시하였는데, 조사결과에 따르면 25개 정신질환의 평생유병률(평생 동안 한 가지 이상의 정신질환에 한 번 이상 이환된 적이 있는 비율)은 30.0%였고, 남녀별로는 남자 38.2%, 여자 21.7%로 남자가 여자보다 약 1.8배 더 높았다. 또한 알코올과 니코틴 사용 장애를 제외한 정신질환의 평생유병률은 12.3%였고, 남녀별로는 남자 8.2%, 여자 16.5%로 여자가 남자보다 2배 더 높았다. 주요 정신질환별 평생유병률을 보면, 알코올 사용장애가 16.2%, 니코틴 사용장애가 9.0%, 정신병적 장애가 0.5%, 기분장애가 6.2%(주요우울장애 5.6%), 불안장애가 6.4%, 신체형장애가 1.2%였다.

한편, 25개 정신질환의 일년유병률(지난 일 년 동안 한 가지 이상의 정신질환에 한 번 이상 이환된 적이 있는 비율)은 17.1%(남자 20.7%, 여자 13.5%)였다. 니코틴 사용장애를 제외하면 일년유병률은 12.9%(남자 13.0%, 여자 12.9%)였고, 알코올과 니코틴 사용장애를 둘 다 제외한 일년유병률은 8.3%(남자 5.5%, 여자 11.2%)였다. 이상의 결과를 전국 인구로 추산하면, 지난 일 년 동안 한 번이라도 정신장애를 경험한 적이 있는 인구가 2,640,930명으로 추정되었다. 그러나 이상의 결과는 정부 차원에서 실시한 공식 자료일 뿐, 정신적 증상을 드러내길 극히 꺼리는 문화적 특성을 감안하면 더 많은 것으로 예상된다. 이상의 결과를 종합하여 볼 때, 우리는 다음과 같은 문제를 생각해 볼 수 있다.

첫째, 위 실태조사 결과는 우리 사회가 겪고 있는 정신건강 문제 중 극히 일부분일 수 있다는 것이다. 보다 더 빈도가 높고 심각한 문제는 직장에서 경험하는 우울, 불안 등의 스트레스 관련 질환일 수 있다는 것이다. 2006년 보건복지부의 보고에 따르면, 알코올 중독 환자가 한 달에 1.86일, 불안장애 환자가 3.29일, 우울장애 환자가 5.92일 정도 일상생활에 지장을 받는다고 추산했는데, 이러한 질환은 이미 오래전부터 주로 직장에서 발생하는 직무 스트레스 관련성 정신질환으로 보고된 바 있다(Cummings, 1988).

둘째, 이러한 정신적 장애를 호소하는 직장인들은 업무에 있어서도 능률의 저하, 사회적 갈등의 유발, 행동적 위험 등을 보일 우려가 있으며, 이러한 결과는 궁극적으로 많은 사회적 기회비용과 경제적 손실을 낳게 할 것이다.

따라서 직장인의 정신건강 문제 역시 단순히 만성 정신질환자를 입원 치료하거나 재활하는 소극적 방법에서 벗어나, 직장을 중심으로 스트레스 및 불안, 우울, 물질남용 등 스트레스 관련성 정신증상의 원인과 특성을 이해하고 기업 차원에서 예방하는 데에 초점을 맞출 필요가 있다.

2) 인사조직경영 관점에서 구성원 정신건강의 중요성

일반적으로 정신이 건강한 사람은 자신이 달성하고자 하는 목표를 향해 끊임없이 매진하는 과정 속에서 다양한 난관에 부딪혀도 이를 극복할 수 있는 힘이 있다. 한편, 정신이 건강하지 않은 사람은 심리적으로 불편한 증상이나 고통을 경험하고 있으며, 이러한 경험은 자신이 처한 현실을 왜곡하여 사회적 기능을 발휘하지 못하게 되고, 궁극적으로 사회적 규범에 어긋나는 일탈행동을 할 수 있다(김동배, 안인경, 2004). 전술한 바와 같이 지금까지 많은 직장인들이 정신건강과 관련하여 부정적 경험을 했거나 경험하고 있는 것으로 밝혀지고 있는데(보건복지부, 2006), 이러한 부정적 경험은 직무 자체에서 발생하는 것보다는 주로 주변 상사나 동료들과의 관계에서 유의미하게 나타나고 있다(임승락, 2000).

이러한 문제를 개인이 적절하게 대처하면 정신건강에 미치는 부정적인 효과는 감소되기도 하지만, 근본적으로 기업의 인사조직경영 차원에서 정신건강에 부정적 영향을 미치는 요인들을 찾아 이를 제거하거나 감소시켜 나가고자 하는 노력이 보다 더 중요하다는 판단이다. 오늘날 직장인의 정신건강 문제는 개인뿐만 아니라 직장, 더 나아가 사회 전체에도 영향을 미치고 있기 때문에 건강한 정신건강 유지 문제에 대한 기업 차원의 개입과 적극적인 대처가 매우 중요한 상황이라 할 수 있다(박혜선, 2010).

인사조직경영의 관점에서 정신건강에 대한 개입의 필요성은 갈수록 증대된다고 할 수 있다. 또한 인사조직경영의 관점에서 직장인들의 정신건강에 대한 개입의 필요성은 매우 명확하고 극명하게 나타난다. 구체적으로 정신건강 문제로 인한 사회경제적 손실은 차치하고라도, 이로 인한 직장의 노동일수 손실, 사고의 증가, 사기 저하, 기업 이미지 훼손 등의 현실적 피해를 감안하면 직장 차원의 적극적 개입 필요성은 매우 중요한 문제이다. 아래 <표 1>을 살펴보면, 우리나라 직장인들의 스트레스 보유율은 95% 수준에 달하고 있어, 거의 대부분의 직장인들이 스트레스를 경험하고 있는 것으로 나타나고 있다. 그리고 이로 인한 경제손실도 약 11조 3,650억 원에 이르는 것으로 조사되고 있다.

〈표 1〉 스트레스로 인한 경제손실 및 보유율

구 분	경제손실 추정치	직장인 스트레스 보유율
한국 (인제대백병원 스트레스 센터, 2008년)	11조 3,650억 원	95%
미국 (산업안전보건원 NOSH, 2004년)	302조 7,000억 원	40%
일본 (후생노동성, 1999년)	19조 1,168억 원	61.5%
홍콩 (홍콩대학, 2004년)	1조 3,520억 원	28%

출처: 박지원(2007). 위기의 직장인 이렇게 관리하라. 서울: LG경제연구원.

영국에서는 이미 오래전부터 직장 내 스트레스로 인한 정신질환 문제 때문에 연간 약 8,000만 노동일수가 손실된다고 추산한 바 있으며, 이에 대한 정부 및 기업 차원의 개입과 함께 각종 프로그램을 도입하여 운영하고 있는 상황이다. 또한 미국 예일대학 연구팀은 우울증이 있는 근로자가 그렇지 않은 근로자에 비해 두 배나 많은 병가를 사용하며, 회사에 출근은 하더라도 생산성이 그렇지 않은 사람에 비해 현저히 감소하고 있고, 결국 이러한 사람들이 기업의 의료보험 지출을 늘린다는 것을 입증한 바 있다 (Druss et al., 2001).

이와 같은 맥락에서 살펴보았을 때, 우리나라 역시 직장 근로자들을 대상으로 하는 정신건강 관련 개입활동은 기업의 경영전략 차원에서도 매우 중요한 과제가 될 수 있다. 이는 특히 기업에서 '사람'과 관련된 부분을 책임져야 하는 인사조직경영의 관점에서 구체적으로 무엇을 어떻게 개입할 것인가, 즉 개입의 대상과 영역을 명확히 규정하고, 매우 예민한 이슈가 될 수 있는 정신건강의 문제를 문제의 특성에 맞게 세심하고 정성스럽게 기획하여 추진할 필요가 있다.

03 직장인의 정신건강에 영향을 미치는 요인: 직장 내 직무관련 상황을 중심으로

1) 조직특성과 역할문제

Schein(1965)은 '조직이란 공통의 목적을 달성하기 위해 노동과 직능을 분화하고, 이에 권한과 책임을 부여한 일정계층을 통하여 여러 사람들의 활동을 합리적으로 조정하는 것'이라고 정의하였다. 따라서 조직 내 구성원들은 공통의 목적을 달성하기 위하여 협조적인 노력을 가장 효과적으로 발휘할 수 있도록 기대되는 직무를 할당하고, 직무를 수행하는 과정에서 각 구성원 간에 다양한 관계가 형성될 수 있다. 이와 같은 맥락에서 조직의 특성은 공통의 목적을 달성하고자 하는 과정상에서 어떤 조직을 다른 조직과 구별하는 비교적 지속적인, 그리고 조직 내 인간의 행위에 영향을 주는 일련의 작업환경으로 이해할 수 있다(Pritchard, 1990). 때문에 조직을 구성함에 따라 일련의 과정에서 중요시되어야 할 요건 등이 발생하게 되는데, 이를 조직특성의 구성요인이라 한다.

조직특성의 구성요인과 관련하여 관련 학자들은 오래전부터 다양한 주장을 제시하였는데, 먼저 Stevens 등(1978)은 조직특성의 구성요인으로서 조직의 규모, 노동조합의 유무, 권한의 집중도, 관리층의 비율 등을 들었다. 또한 Fukami 등(1984)은 보상의 공정성, 상사 및 동료와의 우호성 여부, 참여가치, 고용 보장성 등을 들었다. 학자들마다 차이는 있지만 조직특성을 구성하는 각 요인들을 살펴보면, 이들 요인들은 어떤 식으로든 조직특성의 형성에 영향을 미치고 궁극적으로 개별 구성원들의 심리상태에도 영향을 미칠 수 있다는 것을 생각해 볼 수 있다.

Brief 등(1981)에 의하면 조직의 이와 같은 특성은 구성원들에게 다음과 같은 세 가지 측면에서 스트레스를 유발시킬 수 있다고 하였다.

첫째, 조직은 조직 자체의 목표뿐만 아니라 구성원 개개인의 목표를 공유하고 있는 이중 가치체계를 가지고 있기 때문에 조직의 목표와 개인의 목표가 일치하지 않을 경우, 이는 구성원 개인에게 스트레스를 유발하도록 하는 요인이 될 수 있다.

둘째, 조직구성원들이 언제나 완벽한 논리적 기준에 의해 행동할 수는 없기 때문에, 조직에서 제시한 행동기준에 부합하지 못할 경우, 개인은 이와 같은 상황에서 스트레스 상황에 처할 수 있다.

셋째, 조직은 복잡하고 역동적인 체계이기 때문에 불확실성이 항상 존재하고 있다. 이와 같은 조직의 불확실성 하에서 개인은 안정을 위협받거나 변화의 상황에 직면하게 되고, 이 같은 상황에서 개인은 스트레스를 경험하게 된다.

또한 Pines & Aronson(1981)은 조직이 구성원들에게 제공하는 보상이 적을수록, 또는 구성원들이 인지하는 보상의 수준이 낮을수록 스트레스를 받기 쉽다고 밝히고 있다. 구체적으로 평가 및 보상체계가 공평하고 적절하며, 조직구성원들의 욕구를 충족시켜 준다고 지각될 경우, 조직구성원들의 직무 불만족을 최저 수준까지 감소시켜 주고 조직에의 몰입도를 높일 수 있게 되어, 결과적으로 스트레스를 감소시키게 되지만, 그렇지 않을 경우에는 스트레스를 유발시키는 중요한 요인 중의 하나로 작용하게 된다고 하였다.

이렇듯 조직특성과 관련하여 다양한 요인이 스트레스와 같은 구성원들의 정신적 부분에 영향을 미치게 되지만, 무엇보다 중요한 것은 개인이 한 조직과 접촉을 오래 하면 할수록 그 조직의 풍토에 대한 지각을 바꾸기 어렵게 되고, 이는 지속적이고 장기적인 스트레스 요인으로 작용할 수 있다는 것이다. 때문에 한 직장에서 오랫동안 근무하기를 바라는 우리나라의 정서를 감안하면, 개인과 조직의 특성 사이에서 발생하는 스트레스에 대처하는 문제를 어떻게 해결하는 것이 좋은 것인가에 대한 문제가 발생할 수 있다. 즉, 이와 같은 문제를 오랜 시간 동안 방치할 경우, 장기근속에 대한 가치를 우선시하는 개인은 장기적으로 스트레스 상황에 노출되어 정신건강에 좋지 않은 영향을 받을 수 있을 것이며, 한편 이에 적극적인 대처를 하지 못하는 구성원은 스트레스 문제로 인한 이직 등의 행동을 보일 우려가 있기 때문이다. 이러한 문제는 기업의 생산성 등에도 좋지 않은 결과를 낳을 수 있다.

한편, 개인은 조직 내에서 기대하는 행동인 '역할'을 통해 조직에서 요구하는 직무를 효과적으로 달성하게 된다. 그러나 개인이 역할을 수행하는 과정에서 다양한 스트레스가 발생할 수 있다. 먼저 역할모호성(role ambiguity)을 들 수 있다.

역할모호성은 개인이 역할을 수행함에 있어 어떻게 수행하는 것이 옳은 것인가에 대한 정보가 충분히 제공되지 않을 때 발생한다(Katz & Kahn, 1978). 구체적으로 자신의 업무 역할에 대한 부적절한 정보를 소유하거나, 역할과 관련된 상사 및 동료들의 다양한 기대, 역할과 관련된 범위와 책임에 대한 명확성 등이 결여되었을 때 역할모호성의 문제가 발생하는 것으로 알려져 있다. 일찍이 French & Caplan(1982)의 연구에 따르면, 역할모호성을 겪는 사람들은 낮은 직무만족 수준과 높은 수준의 스트레스를 경험한다고 밝히고 있다.

또한 조직 내 직무수행 상의 각종 요구가 개인적인 기준 또는 직무 요건들과 불일치하거나 필요한 자원, 시간, 능력 등이 부족할 때 그리고 상반된 둘 이상의 역할을 기대받을 때 개인이 겪게 되는 '역할갈등(role conflict)'이 스트레스를 유발하는 주요 원인이 된다(Kickul & Posig, 2001). 조직 내 역할갈등의 유형은 한 개인의 역할 전달자가 역할 담당자에게 둘 또는 그 이상의 서로 모순되는 기대를 요구할 때 발생하거나, 둘 이상의 역할 전달자가 상반되는 역할 기대를 역할 담당자에게 전달할 때 발생하거나, 한 개인이 수행하는 둘 이상의 역할이 상호 모순되는 경우에 발생하는 것으로 알려지고 있다(Kossek & Ozeki, 1998).

마지막으로 역할요인과 관련하여 '역할과중(role overload)'의 문제를 들 수 있다. 역할과중이란 조직구성원들이 역할을 수행하는데 기대되는 정도가 한 개인의 능력을 초과하거나 자신이 현재 역할을 수행할 수 있는 조건을 넘어서서 어떤 일을 급하게 또는 부주의하게끔 강요당하는 상황에서 발생한다(French & Caplan, 1982; Morley & Flynn, 2003). French & Caplan(1982)의 연구에 따르면, 역할과다는 양적(quantitative)과다와 질적(qualitative) 과다의 두 유형으로 구분될 수 있다. 양적인 역할과다는 자신에게 주어진 시간 동안 수행해 낼 수 있는 업무량 이상으로 요구되는 상황에 겪게 되었을 때, 스트레스와 같은 유형으로 경험하게 되는 심리적 압박 상태를 말하며, 질적인 역할과다는 자신의 능력, 경험, 지식의 한계를 벗어난 역할이 요구되는 경우를 말한다.

2) 개인특성과 사회적 안정

직장인의 정신건강 문제와 관련하여 개인 본연의 정신적 압박이나 스트레스로 인한 문제도 간과할 수 없다. 즉 개인적 특성과 관련된 문제에 있어, 선행연구는 경력개발과 대인관계 등을 주요 요인으로 밝히고 있다(Beech, Burns, & Sheffield, 1982). 먼저 경력개발과 관련된 스트레스는 직무안전의 결여, 승진의 적체 또는 빠른 승진 등으로 인한 지위의 불일치, 적절한 기술이나 지식의 결여, 부적절한 경력개발, 개인-직무 간의 부적합, 경력이동 등의 문제로 인해 발생한다(박수경, 2003).

다음으로 개인이 상사 및 동료들과 유지하고 있는 대인관계 수준도 스트레스에 영향을 미칠 수 있다. 오래전 대인관계 요인을 연구한 Cooper & Marshall(1976)에 의하면, 대부분의 직무상 대인관계 상황은 구성원 상호 간의 인지, 인정, 동질성 및 개인의 욕구와 관련이 있으며, 이러한 관계가 만족스럽지 못하면 스트레스 상황을 겪는 것으로 나타나고 있다.

또한 고용불안정과 실직위협과 같이 개인의 사회적 안정을 불안하게 만드는 요인 역시 심리적 불안을 야기하게 만들며(Ferrie et al., 2002), 이와 같은 상황이 지속될 경우 개인은 만성적 긴장상태를 느끼게 되어, 궁극적으로 이러한 상황에 처한 개인의 정신건강은 나빠질 우려가 있다(조병희, 2006). 지금까지 알려진 몇몇 선행연구의 결과에 의하면, 고용의 불안정과 정신건강은 대체로 역의 상관관계를 가지를 것으로 나타나고 있다. 국내 실증연구의 예를 들면, 대체로 실직 및 비정규직으로의 전환과 같은 고용상태의 변화가 개인의 우울감에 영향을 미치는 것으로 나타나고 있으며(박세홍, 김창엽, 신영전, 2009), 불안정한 고용이 우울 및 자살생각에 영향을 미치는 것으로 나타나고 있다(김일호, 백도명, 조성일, 2005). 또한 비정규직 여성노동자인 골프장 경기보조원과 학교 급식 조리노동자들을 대상으로 직무 스트레스를 평가할 결과, 이들은 매우 높은 수준의 스트레스를 경험하는 것으로 나타났다(정최경희, 2005). 이상과 같은 결과는 직업적 안정상태가 삶의 질, 더 나아가 개인뿐만 아니라 가족의 생존과 직결되는 한국사회에서 일자리의 위협으로 인한 스트레스가 개인의 정신건강에도 심각한 악영향을 미칠 수 있다는 것을 시사한다.

04 직장인 정신건강 관련 국가 및 기업사례

1) 국외사례*

미국의 경우, 1930년대부터 종업원들의 정신건강 문제에 깊은 관심을 가지고 개입 프로그램을 개발하여 운영해 온 것으로 알려져 왔다. 미국의 정신건강관리 프로그램은 1930년대 대공황

---

* 고용노동부(2011). 「내일」. 3월호, 24-27.

기 때 근로자들의 음주문제를 해결하기 위하여 시작된 알코올 중독치료 프로그램에서 유래되었다. 즉, 대공황 때문에 일자리를 잃거나 경제적인 어려움을 겪던 근로자들의 알코올 중독문제가 심각해지자 전문가의 상담이나 치료를 받게 한 것이다. 이후에는 음주로 인한 알코올 중독의 문제뿐만 아니라 정신건강, 가족문제, 직장폭력, 실직과 이직 등의 상담으로 발전하여 기업조직원의 삶의 질을 증진하는 프로그램으로 확대되었다.

현재 미국은 500대 기업의 약 80%, 1,000명 이상 사업장의 76%, 50명 이상의 33%가 직장인 정신건강관리 프로그램을 도입하여 운영하고 있는 것으로 나타나고 있다. 특히 미국 대기업의 경우에는 70%가 넘는 기업이 정신건강관리 프로그램을 도입하여 운영하고 있다. 1990년도 노동부 조사에 따르면 미국은 정신건강관리 프로그램을 운영하는데 총 7억 9,800만 달러의 경비를 지출하였으나, 투자 대비 5~16배의 손비절감 효과를 본 것으로 보고되고 있다. 더불어 산업재해에도 71%나 감소했고, 14%의 생산성 향상 효과를 본 것으로 조사되었다.

일본의 경우, 잃어버린 10년이라는 1990년대의 어려운 경제환경과 일본식 고용제도의 변혁기를 맞아 일본의 근로자들은 심리적 부담을 호소하는 상황이었다. 이 시기 일본 후생노동성 조사에 따르면 근로자의 75.4%가 '마음이 지친다'고 응답하고 있었다. 또한 1990년대 중반 이후 스트레스로 인한 뇌심혈관계 질환이 산업재해의 주요 질환으로 나타나고 있었다. 일본은 이러한 문제를 해결하기 위해 뇌심혈관 질환 예방법규를 강화하기 시작하였다. 또한 일본의 기업들은 이와 관련된 사회적 책임을 이행하고, 집단소송에 대비하기 위해 과로사나 우울증을 관리하기 시작하였다. 그 결정적인 계기는 1990년대 후반 덴쯔(Dentzu)라는 거대광고회사 직원이 초과 근무로 인한 스트레스로 자살한 사건이었다. 이 회사는 이에 대한 책임으로 피해자 가족에게 2억 5천만 엔을 배상하였다. 이후 일본정부는 초과근무시간에 따른 책임규정을 신설하고, 2002년 '마음의 건강 만들기 지침'을 내는 등 대책을 마련하였다.

이후 일본은 2000년대 들어서면서 정부가 체계적인 가이드라인을 제시함으로써 기업의 정신건강관리시스템 도입을 적극 장려하고 있다. 일본의 대표적인 기업인 소니(Sony)의 경우에는 내부에 웰리스 센터(wellness center)를 설치하여 운영하고 있는데, 웰리스 센터에는 정신과 의사를 상근시키고 있으며, 필요한 경우 외부 정신건강상담 전문기관이 클리닉을 통해 상담 및 컨설팅, 교육연수 등을 진행하고 있다.

한편, 우리나라는 관련된 활동의 역사가 그리 길지 않은 편이다. 1999년 듀폰코리아(Dupont Korea)가 종업원 정신건강증진을 위한 프로그램을 도입한 이후, 2009년을 기준으로 유한킴벌리, P&G, 한국 IBM, SK에너지 등 약 600여 개 업체에서 종업원 정신건강증진과 관련된 프로그램을 실시하고 있는 것으로 조사되고 있다. 하지만 거의 대부분이 외부전문기관에 위탁, 상담전문가들로 구성된 유료상담서비스를 회사의 직원 복리후생 차원에서 제공하고 있는 것으로 조사되었다. 상담분야에 있어서도 주로 직장 내 정신건강의 문제라기보다는 자녀 교육 및 재정 등 주로 가정과 관련된 문제가 많은 것으로 나타나고 있다.

그러나 이제는 다행스럽게도, 직장인의 정신건강 문제와 관련하여 이에 대한 사회적 관심이 높아지면서 정부 차원의 법적·제도적 대응도 이루어지고 있는 상황이다. 이미 정부는 2002년 7월 산업안전보건법을 개정하면서 사업주의 의무사항으로 직장인의 직무 스트레스로 인한 건강장애를 예방하도록 규정한 바 있다. 그리고 성인 일생의 가장 많은 부분을 차지하고 있는 직장생활에 있어, 직장생활 중 발생할 수 있는 정신건강의 문제를 어떻게 예방하고 관리할 것인가 하는 과제를 기업 차원에서도 매우 중요한 현안으로 여기고 있는 듯 보인다. 우선 국외 사례를 통해 이와 관련된 여러 기업들의 다양한 활동을 살펴보고자 한다.

외국의 경우, 현재 GM, GE, AT & T, Ford, Johnson & Johnson, DuPont, IBM 등의 세계적인 일류 회사들은 종업원의 정신건강 문제를 기업의 주요 인사조직경영의 이슈로 여기고 있으며, 이러한 회사들은 종업원 정신건강증진 프로그램을 적극적으로 도입·실행하여 좋은 성과를 거두고 있다.

외국기업의 사례 중 우수사례로 꼽히는 것이 IBM의 'WBMS'이다. 특히 IBM의 프로그램은 단순히 종업원들의 정신건강을 위협하는 요소에 대응하는 수준을 넘어, 선수적으로 그 위협요인을 제거하려는 활동, 즉 적극적 의미의 종업원 웰빙을 증진하려고 한다는 데 큰 의미가 있다.

IBM의 복지관리제도(WBMS; Well-Being Management

System)는 신체적 그리고 정신적 건강을 포함한 통합적 관점에서 안전하고 혁신적인 작업장 설계에 그 기반을 두고 있다. 즉, 산업의학, 설비안전, 산업위생, 인간공학 등의 분야를 통합하고 집중 관리하는 경영방식을 채택하고 있다. 한 예로, IBM은 전 세계 34곳의 지사에서 제조와 관련한 여러 질병과 상해를 줄이기 위한 인간공학 향상 프로그램의 차원에서 근로자가 업무를 시행하는 의자 및 업무공간의 재설계에서부터 컴퓨터 사용자들의 인간공학에 대한 인지도를 높이기 위한 교육 홍보에 이르기까지 다양한 참여를 유발하기 위한 계획을 진행하고 있다. IBM의 통합된 복지관리는 예방의학서비스를 포함하는 건강증진 프로그램을 비롯하여 깨끗하고 쾌적한 작업환경의 구축을 모토로 하는 클린 룸 정책, 일과 생활의 균형을 원하는 종업원들의 욕구를 충족시켜주기 위한 육아 및 부양 종합 프로그램 실시, 장애 근로자들을 위한 업무 솔루션의 설치 등을 포함하고 있다.

다국적 기업인 존슨앤드존슨(J&J)의 경우, 적극적인 근로자 지원프로그램을 통해 종업원들의 정신건강 관리에 효과를 거두고 있다. 존슨앤드존슨은 1978년 장거리 수송업무를 맡은 운전기사 3만 3,000명 중 51.5%에 해당하는 1만 7,000명이 운전 도중 졸림과 피로현상을 호소하고 교통사고가 빈발하자 근로자 정신건강관리 프로그램을 도입하였다. 프로그램 실시 직후 결근율이 78% 감소하고 정신건강 상태가 지표상 38%가량 개선되는 성적을 거두자 2006년에는 57개국 466개 사업소, 전체 고용인력의 75%에 정신건강관리 프로그램을 확대·적용하였다. 현재는 전 세계 J&J 임직원의 88%가 정신건강증진 프로그램의 혜택을 받고 있으며 한국얀센 등 국내 J&J 계열사도 2008년 7월부터 정신건강증진 프로그램을 운영하고 있다.

듀폰(DuPont)은 세계적인 화학회사로 일찍이 1942년에 사내 단주 모임을 시작했을 정도로 인적 요소를 중시하였다. 듀폰의 경우, 비교적 탄탄한 종업원 정신건강관리 프로그램을 개발한 것으로 알려져 있다. 듀폰은 인사부서 산하에 산업보건프로그램을 두고 운영하고 있다. 이 프로그램은 사업장 내의 신체적·정신적 건강을 모두 포괄하고자 매우 적극적으로 개입하는 프로그램으로 알려져 있다. 이 프로그램의 목적은 사업장 내 안전을 확보하고 숙련된 노동력의 이직을 줄이는 것이었다. 화학제조업종은 잠재적인 위험요인이 많기 때문에 숙련된 인력을 장기간 보유하는 것이 아주 중요하였다. 특히 듀폰은 2004년 종업원 정신건강 실태 파악을 통해, 미국지역 직원 중 30%가 업무관련 스트레스를 호소하고 있다는 것을 알게 되었으며, 이러한 스트레스가 듀폰이 해결해야 할 제1의 건강문제로 나타났다. 이와 더불어 그 해에 듀폰이 미국지역에서 정신과 서비스에 지불한 비용이 건강관련 비용 중 세 번째로 높게 나타났다. 이후 듀폰은 적극적으로 종업원 정신건강관리 프로그램을 도입·운영하였고, 이러한 개입 프로그램으로 인해 의료비를 22%나 절감할 수 있었다.

2) 국내사례

취업포털 '잡코리아(www.jobkorea.com)'가 2007년에 직장인 917명을 대상으로 '직장인 조직 피로도'를 조사하여 발표한 결과에 의하면, 응답자의 87.8%가 '업무 스트레스로 인해 심리적, 신체적 이상을 겪은 적이 있다'고 대답했다. 이 기관이 밝힌 스트레스의 주요 원인으로는 첫째, '과도한 업무량'(34.5%), 둘째, '일관성 없는 회사 정책'(18.5%), 셋째, '무책임한 상사' (13.0%), 넷째, '과도한 과 요구'(11.3%), 다섯째, '창의적 아이디어에 대한 부담'(11.3%) 등이었다. 아침에 출근하기 싫다는 느낌을 거의 매일 받는다고 답한 직장인도 25.6%나 됐다. 이러한 문제에 대한 극복 방법도 주로 개인 차원에 국한되어 있었는데, 운동 등 취미생활(38.9%), 친구 및 가족과의 대화(35.9%), 직장 내 동료와의 교제(30.7%), 술·담배로 해소(20.8%) 등이었고, 이직을 한다(25.5%)도 상당 부분을 차지하고 있었다(한겨레신문, 2011/03/30).*

우리나라 기업들도 최근 이와 같은 종업원들의 정신건강에 대한 관심이 증가하면서 주로 대기업 및 이에 관심이 있는 중견·중소기업을 중심으로 관련 프로그램의 도입 및 운영사례가 증가하고 있다. 관련 사례들을 살펴보면 주로 근로자지원프로그램(EAP: Employee Assistance Program)에 초점을 맞추고 있는데, 정신적 문제의 치료보다는 근로자의 복리후생 차원에서 운영되고 있는 것이

* 출처 및 참고: "출근하기 싫어" 직장인 63% '회사 우울증, 한겨레신문 인터넷 기사, 2011/03/30 20:32, <http://www.hani.co.kr/arti/economy/working/470719.html>.

대부분이다. 한편, 정부산하 기관인 근로복지공단은 근로복지넷(www.workdream.net)을 통해 직무 스트레스, 업무과다, 조직 내 관계갈등, 건강관리, 정서 및 성격, 자녀 양육 및 부부관계 등의 분야에서 온라인 상담 서비스를 제공하고 있다. 본 논문에서는 종업원들의 정신건강 문제를 기업의 주요활동으로 다루고 있는 사례를 수집하기 위해 인터넷 검색엔진을 활용하여 '직장인 정신건강, 근로자지원프로그램' 등의 키워드를 입력하고, 검색된 사례에서 의미 있는 시사점을 도출할 수 있는 몇몇 사례들을 수집하여 분석하였다. 먼저 수집된 주요 사례의 내용은 아래 <표 2>와 같다.

〈표 2〉 종업원 정신건강 관련 국내 기업사례

기업명	사업형태	주요내용
오토에버 시스템즈	현대차 그룹의 IT서비스 담당	- 주 고객사와의 갑을 관계로 인한 직원들의 업무스트레스 및 고충 증가 - 노사협의회를 통해 종업원 정신건강 증진을 위한 프로그램 도입 결정 - 전문상담을 제공할 수 있는 외주기업을 선정한 후, 계약을 맺은 80여명의 전문상담사가 직원 1인당 5회(가족포함)의 상담을 제공
루키스	콜센터 시스템 운영	- 회사의 매출규모에 비해 인원이 적어 종업원 1인당 업무부담이 갈수록 증가 - 회사 규모에 맞게 전문상담사 4명과 계약을 체결하여 상담 및 멘토링 프로그램 운영

		- 긍정론자(Optimist) 워크숍 병행 실시 - 상담결과를 공유하고 활용하기 위한 DB 구축
유한킴벌리	제조업 (펄프 등)	- '피톤치드'란 이름으로 정신건강관리 프로그램을 실시함 - 24시간 언제든지 비밀보장을 원칙으로 자녀관련, 가족관계, 업무관련, 재정관련 등 다양한 범위에서 자유롭게 각 분야의 전문가에게 컨설팅을 제공받을 수 있도록 함. 또한 행복한 가정생활에 도움을 주는 가족관련 사내특강을 매월 실시 - 영업사원들을 위한 멘토제도를 운영함으로써 정신적 만족도를 높일 수 있도록 함
SK에너지	제조업 (석유화학 등)	- '하모니'라는 명칭하에 본사 임직원들을 대상으로 정신건강관리 프로그램을 실시함 - 사내모형과 외부모형을 결합. 상담접수를 받는 것은 내부직원이 하고 직접 상담을 하는 것은 내용에 맞는 외부 전문상담사를 활용 - 내실 있는 상담을 위해 전문경력관리 컨설턴트, 정신과 의사, 심리상담사, 재테크 컨설턴트, 자녀 교육 컨설턴트 등을 상담자 풀(Pool)로 구성함
대구은행	금융업	- 'DGB가족행복센터'를 도입함 - 전문 자격증을 소지한 우수 직원을 선발해 직무관련 코팅과 애로사항,

		건강, 법률, 세무, 재테크 등을 상담하는 행 내 전문 상담사 운영 - 부부문제, 자녀 양육, 부모 봉양 등 가정생활의 다양한 문제를 상담하는 외부 전문 상담사 운영
LG전자	제조업 (전자제품 등)	- 2005년 4월 서울 가산동 'MC연구소'에 '마음 나눔방'이라는 이름으로 심리상담실을 개설한 것이 계기 - 직원들의 높은 호응으로 2006년 2월 서울 우면동 R&D 캠퍼스에 '맘풀이'라는 공간을 개소 - '맘풀이'에서는 직원들이 전문상담사의 도움을 받아 심리건강, 성격검사 등 다양한 테스트를 비롯해 분노조절, 스트레스 관리, 대인관계 향상과 같은 교육을 받을 수 있음
POSCO	제조업 (철강 등)	- '휴토피아'라는 스트레스 상담실을 운영 - '휴토피아'는 직원식당 옆에 위치하고 있으며, 이용하는 직원의 프라이버시를 고려해 두 개의 출입구로 구성이 되어 있음 - 실의 구성은 전문상담실과 집단상담실, 휴게공간, 릴렉스 룸 등으로 되어 있음 - 각 실의 벽면에는 아트(Art) 테라피를 위한 미술작품이 설치되어 있고, 수목 등 자연요소를 바라보게 함으로써 심리적 안정감을 느낄 수 있도록 하였음

제시된 국내기업의 사례를 살펴보면, 주로 기업 내 상담소의 설치 내지는 외부전문기관에서 제공하는 유료서비스의 이용 등이 대부분이라는 것을 알 수 있다. 상담영역에 있어서도 직장 내 문제와 가정문제를 동시에 다루다 보니, 정신건강과 관련하여 직장 내 발생할 수 있는 구체적인 상황에 대한 접근도 미흡한 부분이 발견된다. 예를 들어, 경상도 지역 제조업 근로자의 근로자 지원프로그램 관련 욕구조사를 실시한 김대성 외(2007)의 연구결과에 의하면, 응답자들은 주로 '직무 스트레스 문제 및 예방관리', '신체단련 건강증진 프로그램', '실직·퇴직 관련 고충 상담' 등에 대한 상담욕구가 상대적으로 많았다. 특히 주목할 만한 점은 평생고용이 보장되지 않고 노동시장 불안정성이 높은 현실을 반영하듯, 실직 및 퇴직 관련 문제가 현실적으로 가장 심각한 당면 과제로 지적되기도 하였다. 또한 연령에 따라서도 상담욕구에 차이를 보였는데, 29세 이하의 응답자 및 30~40세 응답자 모두 '정신건강 및 일상관련 스트레스 문제'를 1위로 꼽았고, 이중 '직무관련 스트레스'를 가장 심각하고 긴급히 해결해야 할 문제로 선정하였다. 40~50대 역시 '직무관련 스트레스'를 가장 심각한 문제로 생각하고 있었으며, '노인보호 및 간호문제', '실직 및 퇴직관련 고충' 등이 각각 2위와 3위로 뒤를 이었다. 50세 이상 응답자들은 퇴직 또는 실직의 문제를 반영하듯 '노인보호 및 간호문제', '실직 및 퇴직관련 고충' 등을 각각 1위와 2위로 선정하였다.

이러한 근로자들의 욕구에 비해 현재 우리나라 기업들은 주로 상담과 같은 1차원적인 근로자 서비스를 제공하고 있는 실정이다. 즉, 직무관련 체계적인 스트레스 예방관리와 관련된 서비스는 인프라도 거의 없는 상황이고 투자도 매우 미흡한 상황이다. 이에 비해 일본의 경우에는 네 가지 영역에서 체계적인 대응이 이루어지고 있는 것으로 알려져 있다(김대성 외, 2007). 이를 간략하게 소개하면, 첫째, 근로자 자신이 하는 자가 관리영역, 둘째, 직장의 개선, 근로자에 대한 상담대응 등 업무 라인이 하는 관리영역, 셋째, 직장 내 심리상담자, 산업 카운슬러, 임상심리사, 정신과 전문의 등 사업장 내 산업보건 스텝이 하는 관리영역, 넷째, 정신보건센터, 근로자 건강유지증진 서비스 기관, 산업보건 추진센터 등 사업장 외 자원에 의한 관리영역 등이다. 따라서 이제 우리나라도 직장 내 종업원들의 정신건강 문제에 있어서 기업의 복지 영역을 넘어서는 보다 체계적인 대안 마련과 적극적이고 선수적인 개입활동의 도입이 필요한 시점이라 하겠다.

05 결론: 정신건강 문제에 대한 인사조직 경영의 새로운 과제

1) 기업의 경영전략으로의 인식

오늘날 종업원들의 정신건강 문제가 기업의 주요 이슈로 작용하고 있는 만큼, 이에 대한 기업의 인식에도 대전환이 필요한 시점이다. 즉, 종업원 복리후생의 관점에서 기업 경영전략의 일환으로 인식될 필요가 있다. 유럽의 일부 국가는 기업의 건강경영(Health Management)에 대한 품질기준을 마련해 놓고 있으며, Volkswagen과 같은 기업은 이에 대한 구체적인 전략과 목표를 수립하여 시행하고 있다(Zwetsloot & Pot, 2004). Zwetsloot (2003)에 의해 소개된 IHM(Integral Health Management) 기법은 종업원들의 신체적·정신적 건강의 문제가 고객만족, 더 나아가 기업의 성장 및 발전과 필수불가결한 관련이 있음을 전제하고 있는데, <표 3>과 같은 7가지 세부 목적과 내용을 제시하고 있다. IHM은 종업원들의 건강문제를 기업의 경영전략으로 인식하고 있다는 점에서 우리 기업들에게 여러 가지로 시사하는 바가 크다.

〈표 3〉 IHM의 목적과 내용

구분	전략적 방향	핵심 프로세스	건강한 근무 환경	사회적 근무환경	활기찬 종업원	외부와의 건강한 관계 형성	건강한 제품과 서비스
목적	건강경영의 목표 설정/조직의 핵심가치로써 건강경영의 개념 정립	건강을 증진하기 위한 사업 및 업무 절차의 확립	안전하고 활기찬 일터를 만들기 위한 요소의 확인/위협요인의 제거	인간관계 등 사회적 관계 형성을 통해 구축할 수 있는 건강한 일터의 확립	종업원들의 신체적 및 정신적 건강을 증진시키는 구체적·지속가능적 활동의 시행	건강경영은 건강하고 긍정적인 기업이미지와 밀접한 관련이 있음을 인식시킴	궁극적으로 고객의 건강에 긍정적 영향을 미치는 제품과 서비스를 생산한다는 것을 인식시킴

내용	건강에 기반한 경영활동의 영향에 대한 탐색과 이해	단위 조직의 역할과 책임에 대한 지침 마련	일터의 (재)설계 및 관련활동의 통합	리더십 개발/개인과 직무의 적합한 매칭/건강에 대한 보상과 문화의 구축	리더십 발휘와 종업원 참여의 증진/모든 구성원들에 대한 투자활동 시행	파트너에 대한 지원과 협력/상기 관점에서 공동생산활동 수행	제품과 시장에 대한 전략적 선택/제품과 서비스에 대한 재설계 또는 시장의 재설정

출처: Zwetsloot. G., Pot. D.(2004). The Business Value of Health Management. Journal of Business Ethics, 55, 115-124. 연구자 편집 및 재구성.

2) 조직사회화 관점에서 접근

우리나라에서 직장인으로 활동하는 시기는 실제적으로 사회에서 실행하고 성장 및 발전하는 시기이다. 즉 자신의 전문성 내지는 직업을 결정하고, 결정된 직업활동 속에서 자아실현을 해야 할 중요한 과제가 뒤따르게 된다. 특히 직업은 사회의 요구와 여건, 개인의 능력과 희망, 자정의 여건과 기대 등이 복합적으로 작용하여 필요한 직업과 직장을 선정하고 그 속에서 자신의 역할을 개시하여 직업인으로서 생산적 활동에 여념이 없는 가장 왕성한 활동기를 맞게 된다. 무엇보다 배우자를 선정하여 가정을 꾸리는 것도 주로 이 시기이다.

한편, 직장인으로서의 시기는 가정과 사회에서의 여러 가지 역할, 책임, 의무에 따르는 정신적 스트레스도 함께 갖게 된다. 더욱이 개인은 시간의 경과에 따른 조직에서의 위치변화에 따라 그에게 어떠한 방식으로 행동해야 한다는 기대도 주어지게 된다. 이러한 기대행동을 '역할'이라 할 수 있는데, 이는 개인이 조직 내에서 사회화되는 과정 및 단계에 따라 차이가 발생할 수 있다(윤필현, 한주희, 2010). 이와 같은 관점에서 직장에서는 직장 내 처음 진입함과 동시에 시간이 지남에 따라 변화하는 자신의 위치, 복잡해지는 인간관계 등에 대처해 나가기 위해 겪을 수 있는 다양한 정신적 문제와 부담이 있을 수 있다. 환언하면, 개인이 직장 내에서 사회화되는 과정인 '조직사회화'의 관점에서 정신건강의 주요 이슈를 파악하고 이에 대한 적절한 개입활동을 수행할 필요가 있다. 따라서 직장인의 정신건강 문제를 조직사회화 관점에서 이해하고, 이에 대한 개입방안을 마련하는 것은 인사조직경영 측면에서 상당히 적절하고 의미 있는 일이 될 수 있다.

〈표 4〉 조직사회화 및 정신건강 관련 이슈

구분	특징	정신건강 문제(이슈)
초기단계(1년 미만)	조직환경에 미숙하므로 많은 불안과 걱정을 수반하고 진입충격을 경험/조직이 그들에게 요구하는 사항과 자신의 개성 사이에서 갈등을 경험	적응(조직특성 이해)
변화단계(1년~4년)	동료들과 상사와의 관계 속에서 자신의 역할을 보다 명확히 하고자 함/초기 단계 동안 이루어온 자신의 성과나 업적에 대한 평가와 목표의 재정립	역할문제(모호성, 갈등, 과중), 개인특성 문제(인간관계, 성격 등)

정착단계 (5년 이상)	새로운 태도, 가치관, 행동을 가지고 자신의 정체성을 찾음/승진, 승급, 비밀취급 권한 등이 현저하게 증가	개인특성 문제(리더십, 인간관계, 성격 등)
정착단계 이후	소득의 향상, 조직 내 위상강화 등에 대한 기대가 점증/고용상태 등 안정적 삶에 대한 욕구 증가	안정성에 대한 문제(실직·퇴직 등)

출처: Feldman. D. C.(1981). The multiple socialization of organizations. In R.A. Giacalone & P. Rosenfeld (Eds.) Research in Personnel and Human resource management, 4: 101-145. 연구자 편집 및 재구성.

Feldman(1981)에 의하면 조직사회화 단계는 초기단계(1년 미만), 변화단계(1년~4년), 정착단계(5년 이상) 등으로 구분할 수 있는데, Feldman의 연구를 바탕으로 정착단계 이후의 상황까지 가정하여 직무관련 직장인의 정신건강 문제를 제시해보면 위 <표 4>와 같다. 한편, 정신건강관련 문제(이슈)의 도출은 제2장에서 제시한 문헌연구 결과 및 김대성 외(2007)의 연구 등을 주로 참고하였다.

3) 근로자지원프로그램(EAP)의 적극적 도입과 확산

직장 내에서 사회·심리적 업무환경에 대한 고려를 할 필요가 있다. 이는 문제의 발생원인을 인간 또는 환경 어느 하나에 국한하지 않고 양자의 상호작용 결과에 초점을 두는 접근과 맥락을 같이 한다. 따라서 근로자의 정신건강 문제를 사회·심리적 업무

환경 요인에서 찾고, 이를 기업의 제도나 프로그램에 반영하려는 여러 기업들의 사례를 앞서 살펴본 바 있다. 사례 기업들은 근로자가 당면할 수 있는 정신적 문제를 해결해나감으로써 자사 근로자의 사기를 진작하고 생산성을 높이기 위한 목적으로 운영되고 있었다. 구체적으로 인사조직경영의 관점에서 조직적 차원의 정신건강관리 프로그램의 일례로 미국과 유럽의 다국적 기업들은 임직원의 정신건강 관리를 돕기 위해 '근로자지원프로그램(EAP)'을 적극적으로 도입하여 운영하고 있다.

EAP란 'Employee Assistance Program'의 약자로, 서구 선진 기업에서 근로의욕을 향상시키기 위해 정신건강 관리에 초점을 두고 시행하는 각종 지원 프로그램을 말한다. 일차적으로 임직원의 성향과 욕구를 파악한 뒤 심층상담 및 심리검사를 거쳐 진로 설정, 경력관리, 대인관계 설정, 스트레스 관리요령을 컨설팅 해주는 것이 주요 내용이다. 적극적으로는 결혼, 채무, 보육 등 개인적인 고민이나 법률·재무적 문제까지 회사가 일정 부분 책임지고 풀어주기도 한다. 그리고 회사는 프로그램 시행으로 인한 업무 성과 개선 여부를 수시로 피드백해 보완한다.

2007년 한국EAP협회에 따르면 미국엔 50인 이상 사업장의 33%가 EAP를 도입했고 EAP를 수행하는 교육기관이 1만 2,000개에 이르고 있다. 특히 3M, 유나이티드에어라인, 킴벌리클락 등이 EAP 도입으로 투입 비용 대비 6~16배의 의료비 산업재해보상비 등 비용절감 효과를 거뒀고 출근율과 생산성이 30~40% 향상된 것으로 보고되고 있다.

이와 관련하여 국내의 많은 전문가들은 국내 기업에도 우울증 환자가 급증하고 있는 상황이어서 기업 규모와 직종에 따른 맞춤형 EAP를 서둘러 도입해야 한다는 주장을 펼치고 있다(왕은자, 김계현, 2007). EAP 등을 통해 정신건강 문제가 심각한 사원은 신속하게 휴직이나 업무량 경감 등의 조치를 취해야 하며, 이와 함께 직장 건강검진에 정신건강 체크를 추가해야 한다는 주장도 정신의학계에서 제기되고 있는 상황이다(김희숙, 박경란, 2010). 직장인 정신건강 문제와 관련하여 일본정부의 경우, 우울증에 따른 자살 방지 등을 위해 직장 건강검진에 우울증 검사를 의무적으로 도입하는 방안이 추진되고 있다. 이는 직장인의 정신건강 문제에 국가 및 기업이 보다 많은 관심을 가지고 깊숙이 개입해야 한다는 점을 시사하기도 한다.

4) 장기적 관점에서 기존 인식의 제고

먼저, 노동력의 노령화 대비하여 직장인의 건강문제에 관심을 제고할 필요가 있다. 낮은 출산율로 인한 노동가능인구의 감소는 사업주 입장에서 미래 고용환경에 부정적 예측을 낳고 있는 실정이다. 이미 이와 유사한 환경에 처해있는 미국 및 유럽국가들의 경우, 직장인의 건강문제가 노동생산성에 직접적인 영향을 미치고 있는 것으로 나타나고 있다. 하지만 아직까지 우리나라 대부분의 건강관리 방안이 작업장의 위해요소 제거, 친인간적 작업환경의 개선 등 신체적인 건강문제에 집중되고 있으며, 정작 정신건강에 대한 실질적인 문제인식과 대응은 이루어지고 있지 못하다. 노동력의 노령화에 대비하여, 신체적인 건강의 유지 문제도 중요하지만, 간과해서는 안되는 것이 노령화와 함께 야기될 수 있는 정신건강 상의 문제이다. 전술한 바와 같이, 연령대 및 조직사회화의 정도에 따라 야기될 수 있는 정신건강의 문제는 그 유형과 심각성이 다양할 수 있기 때문에, 이러한 문제에 대응하는 기업 인적자원관리의 패러다임도 보다 구체화되고 정신적 문제에 보다 많은 관심을 기울일 필요가 있다.

다음으로, 정신건강 문제에 대한 대응에 있어 기업의 '비용'이라는 인식이 전환될 필요가 있다. 신체적인 건강문제는 결근, 업무능률 저하 등으로 인한 기업의 생산성 저하의 문제가 비교적 가시적으로 나타나기 때문에, 이에 대한 문제해결 및 소요되는 비용에 대한 투자는 비교적 적극적일 수 있으나, 정신건강 문제는 가시적으로 나타나는 것이 아니기 때문에 아직까지는 적극적인 투자를 꺼리거나 소극적인 문제해결 활동을 보일 수 있다. 이와 관련된 연구 동향만 살펴보더라도 외국의 경우, 기업 내 종업원들의 정신건강 문제 및 기업상담과 관련된 연구는 2000년도를 기준으로 총 80여 편에 달하고 있으나, 이와 관련된 국내연구는 거의 없는 실정이다(왕은자, 김계현, 2007). 정신건강 문제에 대한 기업의 적극적 개입에 있어, 기업에게 비용이 아닌 인적자원에 대한 투자라는 인식을 갖게 하기 위해서는 관련 연구가 뒷받침될 필요가 있다. 무엇보다 정신건강 문제는 단기간의 치유가 어렵고, 장기적인 관점에서 본인뿐만 아니라 상사, 부하, 동료 등 다른 사람에게도 영향을 미칠 수 있기 때문에 이로 인한 기업의 생산성 저하 문제는 신체적 건강의 문제보다 클 수도 있다. 따라서 정신건강 문제에 대한 활발한 연구활동 및 적극적인 대응 등은 장기적인 관점에서 기업에게 '이익'이 된다는 실증과 함께 인식의 전환도 필요한 시점이다.

참·고·문·헌

김동배, 안인경(2004). 한국인의 정신건강 개념에 관한 연구. 한국사회복지학, 56(1), 203-233.

김대성, 류향우, 최수찬, 임성견, 우종민(2007). 경상도 일부지역 제조업 근로자의 근로자지원프로그램 관련 욕구조사. 대한사업의학회지, 19(2), 135-144.

김일호, 백도명, 조성일(2005). 비정규직 근로가 건강에 미치는 영향. 예방의학회지, 38(3), 대한예방의학회, 337-344.

김희숙, 박경란(2010). MBTI 활용 대인관계향상 프로그램이 직장인의 자존감, 대인관계 및 정신건강에 미치는 영향. 정신간호학회지, 9(3), 261-270.

노동부 임금복지과(2009). "오는 11월 5일, 제2회 근로자지원프로그램(EAP) 심포지엄 열려", 노동부 보도자료, 11월 4일자.

고용노동부(2011). 「내일」. 3월호. 서울: 고용노동부 보건복지부(2006). 정신질환실태 역학조사. 서울: 보건복지부.
보건복지부 정신건강정책과. (2011), "대학민국 성인 행복지수 '낙제점' 수준". 보건복지부 보도자료, 4월 8일자.
박수경(2003). 조직의 사회·심리적 요인과 산재발생간의 관계. 사회복지정책, 16, 61-78.
박세홍, 김창엽, 신영전(2009). 고용상태 변화가 정신건강에 미치는 영향: 한국복지패널을 이용한 우울감을 중심으로. 상황과 복지, 27, 79-120.
박지원(2007). 위기의 직장인 이렇게 관리하라. 서울: LG경제연구원.
박혜선(2010). 지역아동센터 종사자의 직무환경 및 직무 스트레스가 정신건강에 미치는 영향. 순천대 교육대학원 석사학위 논문.
왕은자, 김계현(2007). 근로자지원프로그램(EAP) 및 기업상담의 연구동향 분석: 효과연구를 중심으로. 상담학연구, 8(4), 1411- 1433.
임승락(2000). 여성의 직무 스트레스,대처자원과 정신건강 : 종합병원 일반사무직을 대상으로. 신경정신의학, 159, 999-1009.
임영진, 고영건, 신회천, 조용래(2010). 한국인의 행복 및 정신건강 지수: 한국인의 정신건강. 한국심리학회 연차학술발표대회 논문집, 233-257.
윤필현, 한주희(2010). 스토리텔링 기법을 활용한 신입사원의 조직사회화 프로그램 구성 방안: (주)파리크라상의 경영사(經營史)를 중심으로. 경영사학, 25(2), 249-271.
조병희(2006). 질병과 의료의 사회학. 서울: 집문당.
정최경희(2005). 노동의 불안정은 건강을 잠식한다: 영세기업, 비정규노동자들의 위태로운 건강실태. 노동사회, 97, 89-96.
Beech, H. R., Burns, L. E., & Sheffield, B. F.(1982). *Behavioral approach to the management of stress: A practical guide to techniques*. New York: Wiley.

Brief, A. P., Schuler, R .S., & Van Sell, M.(1981), *Managing Job Stress*, Little Brown & Company, Boston, MA.

Cummings, R. C.(1988). Perceptions of social support, receipt of supportive behavior, and locus of control as moderators of the effects of chronic stress. *American Journal of Community Psychology, 16*, 685-699.

Cooper, C. I., Marshall, J.(1976). Occupational Sources of Stress: A Review of the Literature Relation Coronary Heart Disease and Ill Health, *Journal of Occupational Psychology, 49*(1), 11-28.

Cramer, P.(2000). Defense mechanisms in psychology today: Further process for adaptation. *American Psychologist, 55*, 637-646.

Druss, B. G., Schlesinger, M., & Allen, H. M. Jr.(2001). Depressive symptoms, satisfaction with health care, and 2-year work outcomes in an employed population. *American Journal of Psychiatry, 158(5)*, 731-73.

Feldman. D. C.(1981). The multiple socialization of organizations. In R.A. Giacalone & P. Rosenfeld (Eds.) *Research in Personnel and Human resource management, 4*, 101-145.

Ferrie, J. E., Shipley, M. J., Stansfeld, S. A., & Marmot, M. G.(2002). Effects of chronic job insecurity and change in job security on self reported health, minor psychiatric morbidity, physiological measures, and health related behaviours in British civil servants: the Whitehall II study. *Journal of Epidemiol Community Health, 56*, 450-454.

French, J. R. P., Caplan, R. B., & Van Harrison, R.(1982). T*he mechanisms of job stress and strain*. Chichester, England: Wiley.

Fukami, C. V., Larson, E. W.(1984). Commitment of Company Union:

Parallel Model. *Journal of Applied Psychology, 69(3)*, 367-371.

Jang, S. J.(2002). Relations to the emotional awareness and expession. mental health of the employed. Unpublished master's thesis, Sungshin Women's University, Seoul.

Katz, D., Kahn, R. H.(1966). *The Social Psychology of Organization*, New York: Wiley.

Keyes, C. I. M.(2002). The mental health continuum: From languishing to flourishing in life. *Journal of Health and Social Behavior, 43*, 207-222.

Kossek, E. E., & Ozeki, C.(1998). Work-family conflict, policies, and the job-life satisfaction relationship: A review and directions for organizational behavior-human resources research. *Journal of Applied Psychology, 83*, 139-149.

Morley, M. J., Flynn, M.(2003). The relationship between work-role characteristics and intercultural transitional adjustment domain patterns among a sample of US and Canadian expatriates on assignment in Ireland. *Cross Cultural Management, 10(3)*, 42-57.

Kickul, J., & Posig, M.(2001). Supervisory emotional support and burnout: An explanation of reverse buffering effects. *Journal of Managerial Issues, 13*, 328-344.

Pines A, Aronson E, Kafry D.(1981). *Burnout: From Tedium to Personal Growth*. New York: Free Press.

Pritchard, R. D.(1990). *Measuring and Improving Organizational Productivity: A Practical Guide*. New York: Preaer.

Schein, E. H.(1965). *Organizational Psychology, Englewood Cliffs*. New York: Prentice-Hall.

Woo, J. M.(2005). *Development of comprehensive mental health*

promotion program in the workplace. Gimhae: Inje University.
Zwetsloot. G., Pot. D.(2004). The Business Value of Health Management. *Journal of Business Ethics, 55*, 115-124.

지명토론

‘직장인의 정신건강과 기업 내 인사관리’에 대한 토론

허 준*
(영남대학교 교육학과)

하이데거는 일찍이, 현대 문명의 발달, 특히 기술 문명의 발달로 인간은 더욱 불행해 질 것이라고 말한 바 있다. 기술이 발달하면 할수록 세상의 변화 속도는 빨라질 것이고, 그러한 속도가 인간들을 닦달하게 된다는 것이 그 이유였다. 이렇게 ‘닦달함’(Ge-stell)이 일상을 지배하게 될 때, 인간은 현 존재로서의 자기를 성찰할 수 있는 여유도 갖지 못한 채 허둥지둥 살아갈 것이라는 것이었다. 오늘날 정보통신 기술이 발달하면 할수록 몸과 마음이 더욱 바빠지고 있는 것을 보면, 하이데거의 경고가 기우(杞憂)만은 아니다.

한주희 교수님의 논문은 직장인의 ‘정신’에 초점을 두었다는 점에서, 현대사회를 ‘직장인’으로 살아가는 우리들의 존재론

* 허준(許準), 서울대 철학과(학사) 및 교육학과(석사, 박사) 졸업, 교육학박사. 평생교육 전공, (전) 목포대학교 교육학과 전임강사, (현) 영남대학교 교육학과 조교수, joonh@yu.ac.kr

적인 문제 제기를 하고 있다. 현대문명(또는 현대 자본주의)이 요구하는 성과와 속도, 노동시장의 유연화로 촉발되는 고용 불안, 치열해지는 경쟁과 미래 불확실성, 그리고 업무 스트레스 등에 둘러싸인 우리 '직장인'들의 '정신'이 점점 지쳐가고 있다는 점은 한교수님께서 제시해주신 여러 실증적 데이터를 통해서 확인할 수 있었다. 경제 발전으로 물질적으로 풍요로워지는데 우리 정신은 황폐해지고 있는 것이다.

오늘날 기업들이 직장인들의 정신건강에 대한 관심이 높아지고 있고 이를 해결하기 위한 프로그램을 확대하고 있는 이유는 직장인들의 정신건강과 기업의 생산성 사이에 상관관계가 존재할 뿐만 아니라, 직장인들의 정신건강의 문제가 무시할 수 없을 정도로 심각해졌기 때문일 것이다. 전자이든 후자이든 경제 수준이 높아지고 미래 불확실성이 증대하면서 직장인들의 정신건강의 문제가 갖는 사회적 중요성이 커지고 있다는 것을 보여 준다. 이 점에서 한주희 교수님의 문제제기와 해법의 제시는 오늘날 노동환경 변화를 고려할 때 시의 적절하고도 중요한 의미를 담고 있다고 볼 수 있다.

이러한 맥락에서 기업의 문제보다는 지역사회 교육 문제에 집중하였던 평생교육 연구자로서 본 토론자는 몇 가지 질문에 대한 고견을 부탁드림으로써 토론자의 책무를 다하고자 한다.

첫 번째 던지고 싶은 질문은 직장인이 갖추어야 하는 '건강한 정신' 상태란 어떤 상태를 의미하는가이다. 조직적 상황에 잘 적응한 상태를 의미하는가(조직사회화의 과정), 스트레스가 적거나 우울증과 같은 정신 병리적 문제를 갖지 않은 상태를 의미하는가, 업무에 대한 긍정적이고 진취적인 태도를 취한 상태를 의미하는가 아니면 원만한 사회성을 갖춘 상태를 의미하는가. 토론자가 보기에 '건강성'은 맥락적이면서도 규범적인 개념이다. 기업의 맥락에 있어서의 정신의 건강성은 무엇을 의미하는가? 이에 대한 명확한 규정이 선행될 필요가 있다.

두 번째 질문은 왜 직장인들에게 정신건강이 중요한가, 그리고 어떤 관점과 안목으로 이 문제에 접근할 것인가에 대한 문제이다. 기업의 맥락에서 정신건강이 기업의 생산성 향상에 도움이 될 것이다. 뿐만 아니라 현대사회를 살아가는 개개인에게 노동이 중요한 의미를 갖고 있기 때문에 (정신적으로) 행복한 노동은 누구에게나 중요하다. 묵자(墨子)가 일찍이 밝혔듯이 인간은 동물 중에 유일하게 노동하는 존재이다. 인간은 살아가면서 노동을 통해 '생산'을 하고 '생계를 유지'한다. 인간은 노동을 통해 부를 축적하기도 하고 사회적 지위를 획득하기도 한다. 무엇보다도 인간은 일함으로써 '자아'를 실현하고 한 인간으로 성장해 간다. 인간에게 노동은 현대 사회를 살아가는 데 있어서 중요한 존재기반이자 그 이유이기도 한 것이다. 직장인의 정신건강의 문제가 기업의 맥락을 넘어선 일반성을 획득하기 위해서는 인간 노동의 복잡성, 특히 인간의 삶의 맥락에서 갖는 노동의 다의성에 주목할 필요가 있다.

세 번째 질문은 '대증적이고 치유적인 접근이 갖는 가능성과 한계'와 이의 '대안'에 대한 질문이다. 정신건강의 문제가 개인에게는 우울증과 같은 정신병리학적 증상으로 나타나기도 하며, 이미 이러한 증상을 보이는 직장인에게는 긴급한 지원이 이루어져야 한다는 점에서 이러한 접근의 무용론을 주장하는 것은 아니다. 그러나 이러한 대증적인 요법으로는 직장인들이 겪는 일반적인 정신건강의 근본적인 문제를 해결할 수 있을지는 의문이다. 한교수님께서도 제시하였듯이 현재의 복지적 접근을 넘어선 선수적 개입을 통한 문제 해결의 시도가 필요할 것이다. 그러기 위해서는 무엇이 직장인들의 정신건강을 해치고 있는지에 주목해 볼 필요가 있다. 로버트 서튼이 말한 고집 세고 목소리가 큰 '또라이 상사'가 부하 직원들의 성과와 영혼을 갉아먹고 있는 것은 아닌지, 한교수님이 지적한 대로 퇴직에 대한 두려움이 행복할 수 있는 노동을 압도하고 있는 것은 아닌지, 만약 그렇다면 치유 프로그램이나 상담 프로그램이 해결도 중요하겠지만 잘못된 기업 문화와 왜곡된 의사소통 구조를 비판적으로 인식하고 이를 실천적으로 바꾸어나갈 수 있는 비판적이고 성찰적 학습의 과정도 중요하지 않을까? 이를 통해 직장인들 스스로 문제를 해결할 수 있는 주체가 되고 권한을 갖게 되는 것(empowering)도 중요한 일이 아닐까?

마지막으로 토론자는 본 논문이 교육학, 특히 평생교육학에 제시할 수 있는 시사점에 대한 질문을 던지고자 한다. 한교수님도 지적하였듯이, 직장인의 정신건강 문제를 해결하기 위해서는 조직의 체질과 함께 직장인들을 지원해줄 수 있는 프로그램이 필요하다. 그러나 직장인들의 '스트레스'의 원인이 직장 '내'에만 있다고 생각하지 않는다. 직장인은 일하는 사람이기도 하지만, 한 가정과 지역사회의 구성원이기도 하다. 직장인은 노동자로서만 스스로를 표상하는 것이 아니라, 아버지 또는 어머니로서, 남편 또는 아내로서, 친구로서, 자식으로서, 지역민으로서의 자기 정체성을 가진다. 그렇지만 직장인의 '정신'은 이처럼 구획되어 있는 것이 아니라, 이러한 복잡한 관계성 위에서 흐르는 또는 작동하는 무엇이다. 그렇다면, 직장에서의 정신건강 지원이 할 수 있는 역할은 제한적일 수밖에 없다. 이 때문에 직장인들의 정신건강을 위한 기업에서의 지원과 가정 및 지역사회에서의 지원이 유기적으로 연계되는 일이 무엇보다도 중요할 것이다. 지역사회에서 이 문제에 대해 접근하는 방식 중의 하나가 '학습활동'이다. 직장인들은 퇴근 후에 다양한 개인적인 학습과 학습동아리 활동을 통해 '스트레스를 푼다.' 자발적 조직화를 통해 운영되는 직장인들의 학습동아리도 최근 늘어나고 있지만, 대부분 개인적인 비용 지불을 통해 해결하고 있다. 지방자치단체나 민간단체에서 운영하고 있는 학습 프로그램은 대부분 비경제활동 여성이나 노인들을 위한 것이다. 이러한 상황에서 볼 때, 직장인들의 정신건강을 위해 필요한 지역사회의 지원은 무엇일까? 물론 이는 평생교육을 공부하는 토론자가 풀어야 할 과제이기도 하겠지만 경영학적 관점에서 이 문제를 어떻게 볼 수 있을지 한교수님의 고견을 듣고 싶다.

우리는 불안의 시대를 살고 있다. 경제지표는 계속 상승하는데 우리의 불안감은 더욱 커지고 있다. 누구도 원하지 않았을 그런 불안함이 우리를 엄습하고 있다. 경제 환경과 노동시장의 변화는 우리의 불안함을 더욱 압박하는 조건들이다. 지난 2009년 쌍용자동차에서 대대적인 정리해고가 이루어진 이후로 13명의 노동자가 사망했고, 그 중 8명은 자살을 했다고 한다. 해고자 대부분은 재취업을 하지 못하고 대리운전과 같은 불안한 직종에 종사한다고 한다. 노동의 유연성은 선진국 수준으로 높아졌는데, 직업재교육이나 생계안정 지원과 같은 사회안전망의 수준은 아직 그에 못 미친 탓에 일하는 한국인들의 불안감 지수는 더욱 높아지고 있다. 따라서 직장인들의 정신건강 문제는 기업의 경영전략으로만 해결할 수 있는 문제는 아니라고 생각한다. 인간의 노동에 대한 사회적 이해(단지 기업의 투자나 비용의 관점에서가 아니라 개인에게는 생존이자 자아실현의 통로이기도 한 노동)와 함께 이를 아우를 수 있는 복합적 체제(직업교육체제, 복지체제 등)에 대한 고민이 더불어 이루어져야 할 것이다. 기업의 인사관리 전략도 이러한 종합적 관점에서 고려되고 사회의 다양한 지원 시스템과 '접합'될 때 보다 직장인들의 정신건강 문제를 해결할 수 있는 근본적인 해법을 찾을 수 있지 않을까?

제5장

한국 아동과 청소년 정신건강의 현주소와 나아갈 방향

도 승 이*
(성균관대 교육학과)

01 서 론

긍정심리학이 각광을 받고 있다. 셀리그만(Martin Seligman)을 필두로 칙센미하이(Csikszentmihalyi), 디너(Diener) 등과 같은 선구자들이 학문분야에서 긍정심리학에 관심을 기울였으며, TV에서도 '긍정'의 힘을 강조하는 광고가 방송되는 등 실제 사회에서도 관심을 받고 있다. 심리학자들은 이전까지 이루어진 심리학의 연구에서 정신장애, 부적응 행동, 무기력 등 인간의 부정적 측면을 다룬 논문이 긍정적 측면을 다룬 논문에 비하여 월등

* 도승이(都丞梨), 텍사스 대학(University of Texas at Austin) 교육심리학 Ph.D., 성균관대학교 교육학과 부교수, 현 한국교육심리학회 홍보위원장, 현 한국교육학회 편집위원, doseung2@skku.edu

히(약 17배) 많았다는 점을 지적하고 인간이 행복한 삶을 살도록 하는 심리학적 사명은 그다지 달성되지 못했다고 주장하였다. 그리하여 최근 행복과 웰빙 등 인간의 긍정적 측면을 탐구하는 이른바 '긍정심리학(positive psychology)'이 강조되고 있다(Seligman, 2000; 권석만, 2008 재인용).

심리학 연구의 역사에서 인간의 부정적 측면에 먼저 관심을 기울였던 것은 그것이 인간의 생존과 직결될 수 있다는 점에서 자연스러운 사건일 것이다. 예를 들어, 정서 연구에서 공포와 관련된 연구는 즐거움과 관련된 연구보다 더 일찍 체계적인 연구가 되었는데, 그 이유는 명백하게 공포가 인간의 생존과 더 직결된 정서이기 때문이다. 인간이 산에서 뱀을 보고 공포를 느껴 재빨리 그 자리를 피하는 것이 산에서 새소리를 들으며 즐거워하는 것보다 생존과 밀접히 연관되어 있다는 점은 자명한 사실이다. 인간의 부정적 측면에 대한 연구는 생존과의 연관성 이외에도 문제가 발생했을 때 그 문제에 직면하여 해결하고자 한다는 면에서 중요하다고 할 수 있다. 그러나 Seligman(2000)이 언급한 것처럼 이러한 연구의 결과에서 얻은 지혜가 쌓였다고 해서 심리학에서 그 사명을 다했다고 볼 수는 없다. 이제는 인간이 생존 등의 문제뿐 아니라 정신적인 풍요, 행복, 삶에 대한 만족 등 삶의 질적인 측면을 증진하는 것이 우리에게 매우 중요한 문제가 되었다. 그러므로 인간심리의 또 다른 측면인 행복과 웰빙에 대한 관심과 연구가 증진되어야 한다. 또한 인간에 대한 긍정적 측면의 연구는 인간에게 부정적인 사건이 일어나기 전에 예방할 수 있는 길을 제시해 줄 수 있다는 점에서 또 다른 중요성을 찾을 수 있다.

본 발표에서는 우리나라 아동과 청소년 정신건강의 실태와 어떻게 하면 학교현장에서 이들의 정신건강과 행복을 증진할 수 있는지에 초점을 맞추었다. 흔히 아동과 청소년을 사회의 미래라 일컫는다. 본 발표에서 한국의 미래인 아동과 청소년의 실태를 통해 한국사회가 건전하고 건강한 사회로 이동하고 있는가에 대하여 생각해 보고자 한다. 나아가, 교육상황과 연관된 한국 아동과 청소년 정신건강 상의 실태를 살펴봄으로써 우리의 현주소를 알아보고, 교육심리 분야에서 연구된 몇 가지 주제를 중심으로 왜 교육현장이 아동과 청소년에게 행복과 웰빙을 제공해야 하는지, 그리고 이를 위해 교육현장에서 어떠한 점을 개선할 수 있을지 제언하고자 한다.

1) 우리나라 아동 및 청소년의 정신건강 실태

(1) 한국 아동 및 청소년의 자살률과 우울증

먼저, OECD 국가 연령표준화 자살률을 살펴보면, 2009년을 기준으로 우리나라는 OECD 국가 중 1위를 차지하고 있다. 2위와 3위인 일본, 헝가리와도 그 격차가 상당히 벌어져 있고 OECD 국가 평균의 두 배 이상의 자살률을 보이고 있음을 알 수 있다([그림 1] 참조). 2010년 발표한 통계청자료 '2009년 사망원인통계 결과'에서 연도별 자살률 추이 역시 눈여겨볼 필요가 있는데, 우리나라는 2000년 이후에 꾸준히 증가추세를 보이고 있다([그림 2] 참조). 특히, 10대, 20대, 30대의 사망원인 1위가 모두 자살이라는 점에서 그 문제가 심각하다 할 수 있다(통계청보도자료, 2010).

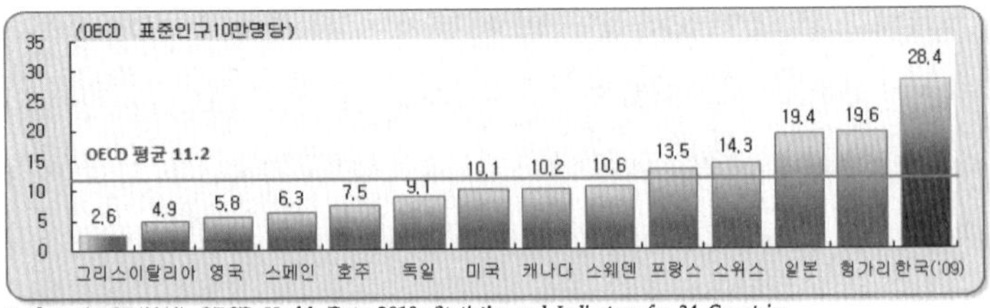

* 자료: OECD(2010) *OECD Health Data 2010: Statistics and Indicators for 34 Countries*
* OECD 평균은 자료 이용이 가능한 33개 국가의 가장 최근자료를 이용하여 계산
* 한국 2009년: OECD 표준인구로 자체 계산한 결과임.

[그림 1] OECD 국가 자살률 비교

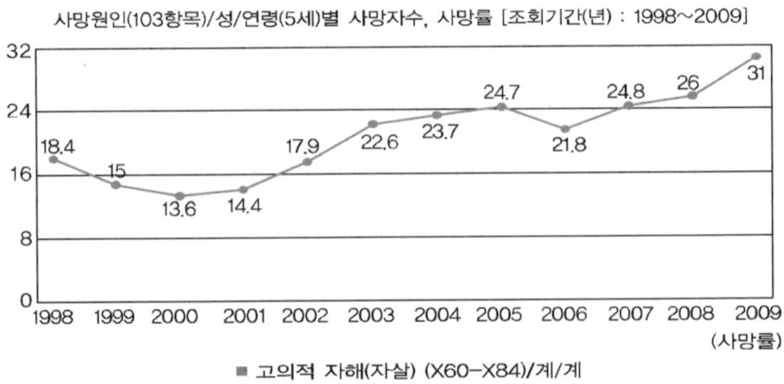

[그림 2] 연도별 자살률 추이

[그림 3]과 [그림 4]에 의하면, 우리나라의 청소년 자살률은 OECD 평균인 6.8명보다는 다소 낮게 나타나고 있지만 평균 증가율을 보았을 때에는 낙관할 수 없는 수치라고 할 수 있다. 2009년에는 전년도에 비해 47%나 증가한 수치를 보이기도 하였다. 2009년을 기준으로 자살한 학생의 학교 급별 통계를 살펴보면, 학생자살자 중 고등학생이 69%, 중학생이 28%, 초등학생이 3%로 나타났다. 학교급이 올라갈수록 자살하는 숫자가 증가함을 볼 수 있으며, 학습에 대한 부담, 학교폭력 및 왕따 등의 문제로 초등학생 자살률 역시 매년 증가하고 있는 실정이다(국민일보, 2010). 밝혀진 자살의 원인으로는 가정불화·가정문제 34%, 우울증 및 비관 13%, 성적 비관 11%, 이성관계 6%, 신체결함 및 질병 3%, 집단괴롭힘 2%이었고, 원인을 알 수 없었던 경우가 29%에 달했다.

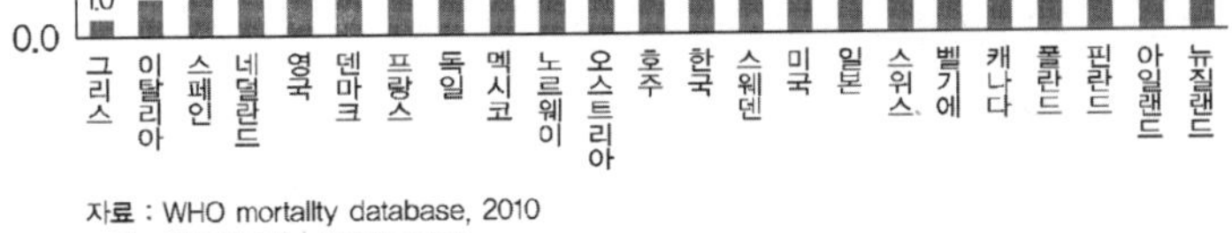

자료 : WHO mortality database, 2010
주 : 2007년 또는 가용최근년도

[그림 3] OECD 회원국의 청소년(15~19세) 자살률

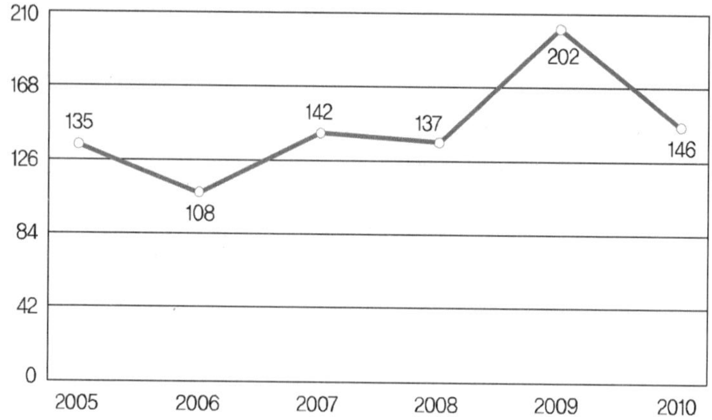

[그림 4] 청소년 학생 자살사망현황 추이

출처: 교육과학기술부 / 단위: 명

성별 기준으로 보았을 때에는, 여학생이 남학생에 비하여 자살 위험요소를 더 많이 안고 있는 것으로 나타났다. '2009 전국 청소년 위기상황 실태조사'에서 '최근 1년 동안 자살에 대해 생각해 본 경험'을 묻는 질문에 여학생의 28.9%가 '있다'고 답했고 실제로 100명 중 8명꼴인 8.1%는 최근 1년간 자살을 시도해 본 경험이 있다고 답했다. 남학생은 이보다 낮은 비율인 16.4%가 최근 1년간 자살을 생각해 본 적이 있고, 5.5%가 자살을 시도해 봤다고 보고하였다. 다시 말해, 자살과 관련한 위험요소 등을 안은 '위기 청소년'이 전체 여학생의 16.3%로 남자 청소년(14.7%)보다 더 많은 것으로 분석되었다.

다음은 자살의 가장 주요한 원인 중 하나로 알려져 있는 우울증에 대하여 알아보고자 한다. 자살자의 약 80%가 우울증을 경험하며, 우울증은 한국 전체 인구의 5.6%에 해당할 만큼 많은 숫자가 앓고 있는 질병이다. 연령별 통계결과를 살펴보면 10~19세 청소년의 우울증 증가율이 70대 이상(13.6%) 다음으로 높은 8.2%의 증가율을 보였다(건강보험심사평가원, 2010). 서울시교육청이 공개한 '학생정신건강 실태조사 결과'에 따르면 2010년 중·고등학교 3만 786명 학생을 대상으로 우울증 선별검사를 실시한 결과 4.6%인 1,425명의 학생들이 '주의군'으로 분류되어 전문의의 진단 및 상담치료가 필요한 것으로 나타났다. 이는 2008년 2.4%, 2009년 3.5%에 비하여 증가한 수치이다. 초등학생의 경우도 우울증이 증가하고 있는 추세다. 2011년 경기도 교육청 조사에 따르면, 경기도 내 초등학교 1·4학년생 10명 가운데 1명이 우울증 또는 주의력결핍 과잉행동장애(ADHD)가 의심되는 '관심군'으로 판정됐다.

우울증을 겪는 아동과 청소년에게 적극적으로 전문적인 개입을 하지 않으면 약 70-80%가 우울증이 재발하거나 성인기에 임상적 우울장애로 발전할 위험성이 있다. 이를 위해 전문가들은 청소년기 우울증을 적극적으로 치료해야 할 뿐 아니라 우울 위험군을 대상으로 예방적인 개입을 하여 장애로 발전되는 것을 막도록 노력해야 한다고 제안하고 있다. 전문가들은 한국 아동과 청소년 우울증의 주요한 원인에는 학업스트레스가 존재한다고 지적하고 있다(보건복지가족부, 2010).

(2) 한국 아동 및 청소년의 행복

과연 한국의 아동과 청소년은 행복한가. 자살률과 우울증 자료에서 유추할 수 있듯이, 한국 학생들의 행복감이나 웰빙 수준은 다른 국가와 비교하여 그리 높은 수준이 아닌 것으로 나타났다. 한국보건사회연구원(2009)에서는 OECD의 NIW(National Index of Well-being)지표를 사용하여 우리나라의 행복지수를 OECD 국가들과 비교하여 발표하였는데, 경제분야(22위), 사회분야(자립 15위, 형평성 27위, 건강 23위, 사회적 연대 26위), 환경분야(23위), 주관적 생활만족도(26위/아이슬란드, 포르투갈 제외한 28개국 중) 등 7개 부문을 종합하여 국가별 행복지수를 산출한 결과 30개 국가 중 25위를 차지하였다. 그리고 2011년 방정환재단과 연세대 사회발전연구소에서 발표한 '2011 한국 어린이, 청소년 행복지수의 국제비교'에서 전국 초등학교와 고등학교 학생 6,410명을 대상으로 설문조사한 결과, 우리 어린이와 청소년이 느끼는 주관적 행복지수는 65.98점으로 경제협력개발기구(OECD) 23개국 중 꼴찌라는 결과를 보고하였다. 특히, 이 수치는 OECD 평균(100점, 1위 스페인 113.6점)과 비교했을 때 크게 낮은 점수이다(중앙일보, 2011).

행복의 하위영역에 따라서 한국 청소년이 구체적으로 어떻게 느끼는지 알아보고자 2006년 국가청소년위원회와 한국청소년정책연구원에서 수행한 「한국청소년행복· 역량지수개발연구」에서 한국 청소년의 하위 영역별 행복지수를 조사하였다. 이 연구에서 최종행복지수 산출을 위해 6개의 하위영역으로 나누어 조사하였다. 한국청소년행복지수를 구성하는 6개 영역에 대하여 살펴보면, 100점 만점으로 환산된 영역별 점수에서 '사회적 관계'가 65.56점으로 가장 높게 나타났으며, 다음으로 '안전'(65.42점), '정서'(57.86점), '자신에 대한 만족'(53.09점), '경제적 안녕'(51.08점)의 순으로 나타났다. 한국 청소년은 6개의 하위 영역 중 '성적에 대한 만족'이 25.44점으로 가장 낮은 수준의 만족도를 보였다. 성적에 대한 만족이 다른 영역에 비하여 두 배 이상 낮게 나타난 점은 한국사회에서 학생들이 겪고 있는 학업에 대한 스트레스를 잘 나타내 주고 있다.

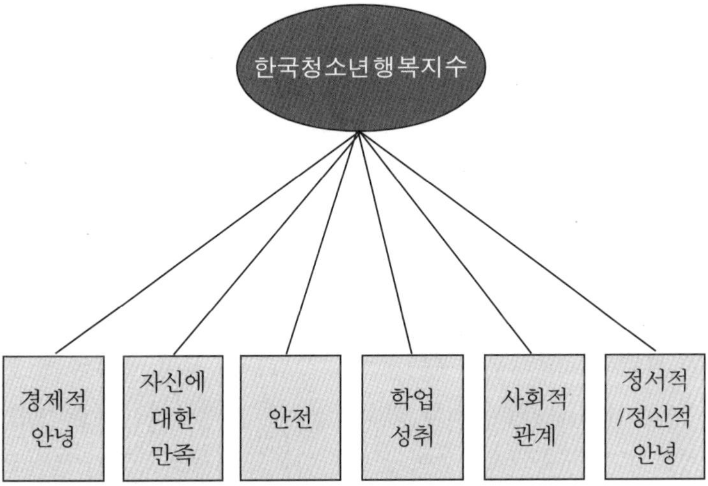

[그림 5] 한국청소년 행복지수 하위영역들

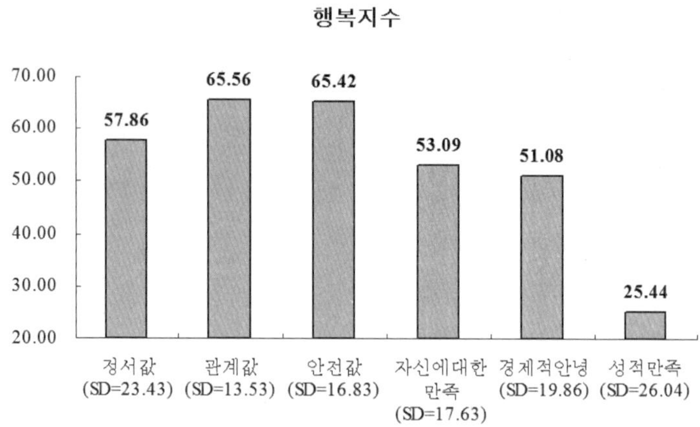

[그림 6] 행복지수 하위영역별 점수

그렇다면 학업성취가 높은 한국 학생은 학업성취가 낮은 학생들에 비해 과연 더 행복한지에 대하여 국내의 연구결과를 조사하였다. 박현미, 박영신, 김의철(2007)은 학교유형별, 학업성취별로 행복과 관련변인에 대한 이원변량분석을 실시하였는데 학업성취 수준이 높은 학생이 학업성취 수준이 낮은 학생보다 행복의 모든 하위변인에서 유의하게 높은 수준을 보였다. 성보훈, 윤선아(2010)도 아동기에서 청소년기까지는 학업성취, 신뢰의식, 사회적 지원, 자기효능감이 클수록 행복을 느끼는 정도가 크다고 보고하였다. 최희철, 황매향(2010)은 한국청소년패널조사 자료를 활용하여 학업성취와 삶의 만족 사이의 자기회귀교차지연 효과를 검증하였다. 이들은 외국의 연구결과와 마찬가지로 한국 학생들이 삶의 만족감을 느끼는 상태에서 학업에 더 매진하고 결과적으로 학업성취도가 높아질 것이라고 예상하였으나 그러한 경로는 유의한 것으로 검증되지 않았다. 연구자들은 한국의 학생들은 현재 자신의 삶에 그리 만족하지 못한 불편한 상태에서도 학업적 성취를 올리고자 노력하고 있다는 가능성을 언급하였으며, PISA 국제비교연구에서 우리나라 청소년들이 성취도는 매우 높지만 학업에 대한 흥미가 매우 낮은 결과를 설명할 수 있다고 제안하였다. 다시 말해, 우리나라 학생들은 만족과 흥미를 느끼지 못하더라도 부모의 기대나 경쟁구조와 같은 높은 스트레스 상황에서 오히려 높은 성취를 이루어 내고 있다는 것이다(김성일, 윤미선, 소연희, 2008).

결론적으로, 한국 아동과 청소년의 정신건강 실태를 조사한 결과 다른 국가들에 비하여 자살률이 평균 수준이었으나 그 증가율에서 무시할 수 없는 추세이고 아동과 청소년의 우울증 비율 역시 증가 추세에 있다. 한국 아동과 청소년의 전반적인 행복감과 삶의 만족도는 낮은 수준이었는데, 그중에서도 성적에 대한 만족이 매우 낮은 것으로 나타났다. 성적과 행복과의 관계에서는 성적이 높은 학생은 성적이 낮은 학생에 비해서 행복감을 더 느끼는 것으로 나타났다. 연구결과를 종합하면, 우리 학생들이 남을 이기고 경쟁해서 나온 결과에 대해 조그만 행복은 느끼지만 전체적으로 만족하지 못하고 불행한 집단일 수 있다는 점을 시사한다.

2) 한국 교육현장이 할 수 있는 일

그 사이 교육현장에서는 문제해결 능력 등 학생들의 직접적인 학습과 관련한 인지적 능력에만 초점을 맞추고 학습상황에서 학생들의 정의적 영역에 고려가 매우 미흡했다. 이는 학습에 대한 연구의 역사에 기인하기도 한다. 다시 말해, 학습에 대하여 행동주의적, 인지주의적 측면에 연구가 활발히 진행되었고 학습에 있어 정의적 영역의 역할은 상대적으로 최근에서야 이루어졌다. 1980년대부터 정의적 영역, 즉 학습동기와 정서에 대한 다수의 연구가 축적되기 시작하였고 이것이 학업성취와 어떠한 연관성이 있으며 학습의 어떠한 면에서 필요한지 등의 연구가 활발히 진행되었다. 정의적 영역을 연구하는 연구자들은 학생들이 인지적 능력 증진뿐 아니라 학교에서 학습동기와 행복을 증진하는 것이 종국에는 학업성취도 높일 수 있다고 주장한다. 본 섹션에서는 한국의 교육현장이 한국 아동과 청소년의 웰빙과 행복을 증진시켜야 하는 이론적 근거와 이를 위해 현장에서 어떠한 방법을 활용할 수 있는지를 제안하고자 한다.

(1) 학교현장에서 학생의 행복을 고려해야 하는 이론적 근거

학년이 올라갈수록 학교에서 생활하는 시간이 점점 많아지는 한국 아동과 청소년에게 학교생활이 이들의 정신건강에 미치는 영향은 매우 크다. 우리나라 학생들의 자살률과 행복감 연구에서 유추할 수 있지만, 학생들의 자살률과 우울을 제외한 다른 통계결과에서도 유사한 결과가 나타났다. 다시 말해, 우리나라 학생들의 학교생활의 질은 그리 높지 않으며, 학업에 대한 스트레스를 과도하게 받고, 그로 인한 여러 가지 정신건강상의 문제를 가지고 있다는 것이다.

2011년 강원, 경기 지역의 고등학생을 대상으로 한 설문 결과, 주로 30~50대 여성들에게서 나타나던 화병이 10대에서도 발생되고 있는데 고교생의 화병 발생률은 성인의 화병 발생률보다 2배나 높다고 보고되었다. 화병은 불면, 식욕 저하, 의욕상실 등 스트레스로 나타나는 우울증과 비슷하지만, 분노와 같은 감정을 스스로 억누르면서 신체적 증상으로 나타나는 점에서 차이가 있다. 아동과 청소년의 범죄 및 비행 역시 증가하여, 점차 그 연령이 어려지고 지극히 평범한 청소년들에 의해서도 저질러지며 비행의 양상 또한 성인 범죄 못지않게 그 종류가 다양하고 과격해지고 있다. 청소년백서(2004)에 의하면, 2003년 총 범죄 2,441,267(명) 중 청소년 범죄가 전체 범죄의 4.3%(104,158명)를 차지하였다. 청소년 범죄의 유형별 분포는 폭력범 30.3%, 재산범 34.6%, 교통사범 25.0%, 살인, 강도, 강간 등 강력범이 2.8%를 차지하였다. 나아가, 최근 사이버범죄가 급증하고 있는데 그 과반수가 10대들에 의해 저질러지고 있다. 이러한 화병이나 문제행동은 아동 및 청소년의 분노 감정과 연관이 깊고, 분노는 좌절, 우울, 의존성과 강한 연관성을 가지며, 분노의 적절한 표현방법과 통제방법을 배운 적이 없는 아동과 청소년들은 정신건강 상의 문제를 겪거나 문제행동이나 범죄 등 사회적으로 바람직하지 못한 방식으로 표출하기 쉽다(전인자, 2002).

한국 학생들의 높은 학업 스트레스의 또 다른 원인으로 한국 학생들의 낮은 학업 효율성을 들 수 있다. 장근영, 김기헌(2009)은 생활시간조사, 국제학업성취도조사(PISA), 2008 아동·청소년종합실태조사 자료를 기초로 우리나라 청소년들의 생활시간을 국제 기준에 비추어 비교하였다. 분석 결과, 우리나라 청소년들은 비교대상국가 중 가장 긴 시간을 학업에 투입하는 반면 수면시간이나 여가시간은 이례적으로 적은 것으로 나타났다. 다시 말해, 한국 학생의 절대적인 학업성취도는 높은 편이지만 투입시간 대비 효과인 학업 효율성은 낮은 것으로 나타났다.

한국의 교사나 학부모들은 학교나 학원에서 학생들에게 시험에 필요한 지식만을 반복하여 전달하기 바라고 그 이외의 활동은 학업성취와는 연관이 없다고 생각하는 경향이 있다. 그러나 연구에 의하면 인지적 영역과 함께 학생들의 정의적 영역, 즉 학생의 동기와 정서를 고려한 학습 환경이 이들의 학업성취를 궁극적으로 높일 수 있다고 제안하고 있다. 교육심리학과 심리학 분야에서 이와 관련된 연구를 다수 진행하였는데, 그 중 중요한 두 가지 이론적 근거, 적응적 학습모델과 학습상황에서 자율성 증진을 소개하고자 한다. 먼저, 우리나라 학생들의 높은 학업 스트레스와 학업상황에서의 낮은 동기는 적응적 학습모델에 의해 설명될 수 있다.

Boekaerts(1992, 2002)는 교육상황에서 학생들이 느끼는 동기, 감정, 인지 간의 상호작용에 관한 자기조절적 모델로 '적응적 학습모델(Model of Adaptive Learning)'을 제안하였고, 관련한 경험적 연구를 지속적으로 수행하여 이를 지지하는 결과를 얻었다. 적응적 학습모델은 학습상황에서 학생은 두 가지로 분리되고 병렬적인 과정 경로를 처리한다고 제안하며, 이 두 경로 사이에 균형이 유지될 때 적응적 학습이 일어난다([그림 7] 참조). 첫 번째 경로인 '학습경로(learning path)'는 학습하고자 하는 목표에 도달하고자 하는 동기 경로이다. 이 경로에서는 학생들이 학습의 이해 및 문제해결 등을 위한 의미 형성을 목적으로 하는데, 학생들은 주로 학습내용을 습득하기 위하여 여러 자원을 활용하고, 과제가 주는 가치와 혜택에 따라 얼마나 노력을 기울일지 등을 결정한다. 두 번째 경로인 '웰빙 경로(wellbeing path)'는 학생들이 합리적인 범위 이내에서 자신의 행복과 안녕감을 유지하고자 하는 경로이다. 이 경로는 학생들이 멈추지 않고 학습 환경으로부터 자신의 웰빙 또는 행복과 연관된 단서를 기억한다. 이 경로는 감정과 기분에 의해 영향을 받는데, 스트레스 상황에서 느끼는 부정적 정서는 학생들이 학습을 계속할 것인지 그만둘 것인지를 결정하는 데에 영향을 미치는 것으로 나타났다.

여기에서 학교상황이라는 맥락적 상황은 이 두 가지 경로에 대해 긍정적 또는 부정적 영향을 미친다. 만약, 높은 성취만을 강요하는 학습상황에서 학생들이 내용을 공부할 때 이들의 웰빙 경로가 위협받을 것이다. 사회나 학습적 맥락이 개인의 성취에만 너무 가치를 둔다면 학생들은 자신의 능력이 높다고 지각하는 것을 인위적으로 유지하기 위해 자기손상전략(또는 자기방해전략, self-handicapped strategy)을 사용할 수도 있다. 자기손상전략이란 개인이 수행을 하기도 전에 수행의 성공 개연성을 낮추는 방해(또는 장애)요인을 찾아내거나 만듦으로써 수행의 성과가 낮게 나타나더라도 자신의 능력에 대한 자기가치감이 손상되지 않게 하고자 하는 전략을 말한다(Jones와 Berglas, 1978). 다시 말해, 성적이 크게 작용하는 학습환경에서 학생들은 노력을 하고도 실패를 하면 능력에 대한 자아존중감(또는 자기 가치감)이 손상되기 때문에 이를 유지하기 위해 공부를 하면서 태만, 무기력, 미루기, 변명하기 등의 자기손상전략을 사용한다. 이러한 자기손상전략은 학업 성취가 낮은 학생들에게 특히 잘 나타나며 이들은 도움이 필요할 때 도움을 청하지 않아 악순환이 반복된다. 자기손상전략은 학생들의 정신건강과 연관되어 있는데, 자기손상전략을 많이 사용하는 학생들은 무기력과 우울감이 높은 경향이 있다(Marchand & Skinner, 2007; Middleton & Midgley, 1997).

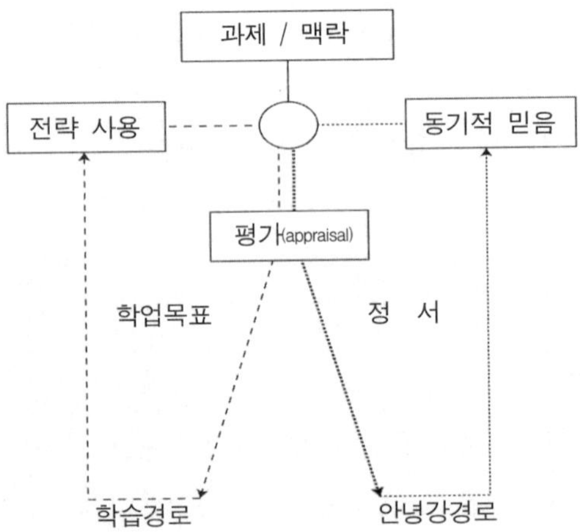

[그림 7] 적응적 학습모델

우리나라 학생들의 학업스트레스와 낮은 동기의 또 다른 원인은 학습상황에서 학생들의 자율성 상실을 들 수 있다. 동기 이론가에 의하면, 인간은 자신의 환경에 따라 행동하고 환경을 통제하고자 하는 욕구, 즉 자기결정 욕구를 선천적으로 가지고 있다(Ryan & Deci, 2000). 자기결정성이론에 따르면, 인간은 선택권을 갖고 의사결정을 하는 것이 내재적으로 동기화되어 있기 때문에 의사결정에 대한 기회가 없다면 모든 욕구가 충족된다 해도 만족하지 않는다. 자기결정성이론에서는 사람들이 세 가지 내적인 심리 욕구, 즉 유능성, 자율성, 관계성 욕구를 가진다고 가정한다. 특히 자율성과 관련하여 학생이 자신의 목표설정에 직접 참여하게 되는 경우 목표를 외부에서 부여받았을 때보다 목표를 이루기 위한 행동에 더 참여하고 과제수행의 수준이 높아진다. 바꾸어 말하면, 자율성의 결핍은 내재적 동기를 감소시키고 스트레스를 유발한다. 예를 들어, 조립부품 노동자가 생산라인에서 받는 스트레스는 자신의 환경을 거의 통제할 수 없기 때문에 기인한다(Lundberg, et al., 1989).

우리나라의 현실을 보면, 학습상황에서 아동과 청소년들의 자율성은 상당히 박탈되어 있다. 부모, 교사, 사회 전체가 학생들에게 학업성취를 이루어 내라는 압박을 주고 있으며 학생들은 자신이 정하지 않거나 그것에 대한 충분한 고민 없이 학업과 진로를 선택하고 있다. 부모와 교사는 자녀나 학생들이 공부를 해야 하는 것은 당연한 것이라고 주장하면서 학생들이 자율적으로 자신의 공부에 대한 가치를 생각해 보고, 계획을 세우며, 스스로 실행하도록 기다려주지 못하고 있다. 이들은 학생들에게 반복학습과 선행학습을 강조하고, 필요하다면 과도한 사교육을 시켜 자녀나 학생의 학업성취를 높이려고 하고 있다. 김민성, 신택수(2010)도 한국교육종단연구 2005 자료를 사용하여 중학교 3학년 학생들이 지각하는 학교의 심리적 환경(성취압력, 지원), 자기조절행동, 학업성취, 학교만족도의 관계를 살펴보았다. 연구 결과, 학업성취가 높을수록 학생들의 학교만족도는 낮은 것으로 나타났다. 연구자들은 우리나라의 학교 교육이 학생의 자기결정성을 향상시키는 것과는 무관하게 이루어지고 있다고 주장하였다.

최근 사회에서 부모가 자신이 원하지 않는 진로와 학업만을 강요하는 상황을 이기지 못하고 충동적으로 끔찍한 범죄를 저지르는 청소년에 대한 기사가 종종 보고되고 있다. 예를 들어, 예술고에 진학하려 했으나 이를 반대하고 공부하라는 아버지와의 갈등으로 집에 불을 질러 일가족을 숨지게 한 이모(13) 군, 무단결석을 나무라는 어머니를 둔기로 살해한 김모(17) 군 등이 보고된 바 있다. 또한 '한인 명문대생 연구'(김승기, 2008)에서는 1985년부터 지난 2007년까지 명문대에 입학한 한인 학생 1,400명을 대상으로 조사를 실시한 결과 중퇴율이 44%에 이른다고 보도하였다. 이는 같은 기간 전체 평균 중퇴율 34%를 넘는 것이고, 유대계 학생 중퇴율(12.5%)의 3배, 인도계 21.5%, 중국계 25%의 두 배로 월등히 높다(중앙일보, 2009). 전문가들은 이러한 문제의 주요한 원인을 학생의 의사가 반영되지 않고 부모라는 외부의 강요에 의해 공부하는 학생의 스트레스와 분노에 그 원인이 있다고 지적한다.

요약하면, 우리나라 아동과 청소년은 자살과 우울증 이외에도 여러 가지 학업과 관련된 스트레스와 정신건강 상의 문제를 겪고 있다. 교육심리학자들이 제안하는 이러한 문제의 주요한 원인은 첫째로 학습상황에서 학생들의 학습경로만을 강조하고 웰빙을 지지하는 학습맥락을 제공해 주지 못했다는 것이며, 둘째로 학교와 학습과정에서 학생들의 자율성을 고려하지 않는다는 것이다. 이러한 원인으로 인해 한국의 아동과 청소년은 정신건강 상의 문제를 겪고 있을 뿐 아니라 학생들의 학업성취와 학업의 지속에 부정적 영향을 미치고 있다.

(2) 학생의 학습동기와 웰빙을 증진하는 학습환경

그동안 학교현장은 학생들에게 인지적 요인만을 불균형적으로 강조하면서 성취를 이루어 내라는 암묵적 강요를 해왔고, 학생들은 학업을 하는 동안 스스로 생각할 시간도 없이 공부하고, 학습을 하는 동안 자기가치감, 행복감, 학습하고자 하는 동기를 느끼기 어려운 환경을 제공하였다. 그러나 이제 학교는 학생들에게 지식전달만이 아닌 개인적·사회적으로 잘 적응하도록 돕고 미래사회에 자신의 역량을 충분히 발휘하도록 도와야 한다. 다시 말해, 학교현장은 적극적으로 학생들의 동기와 정서 등을 고려하여 교육함으로써 학생들의 학업 스트레스 등 학생들이 겪는 정신건강 상의 부정적인 측면을 최소화하고, 학생 개인의 성장을 돕고, 학생들이 학업에 장기간 매진하여 학업성취를 높일 수 있도록 도와야 한다.

교육심리학자들은 학생들의 동기를 증진하기 위해 경험적 연구에 기반을 둔 여러 가지 방안을 제안하고 있다. 그 사이 외국을 비롯하여 우리나라에서도 학습동기 연구가 많이 진행되었으나 본 섹션에서는 학습상황에서 학생들의 학습동기를 증진할 수 있는 대표적인 방향만을 논의하도록 하겠다(한국 동기연구 리뷰는 김아영, 2010 참조). 먼저, 교실상황에서 교사는 학생들에게 되도록 학생들의 숙달(또는 학습 자체)에 관심이 있다는 점을 강조하는 것이 중요하다. 각 학생은 자신이 학습에서 달성하고자 하는 목표를 가지고 있는데, 과제를 달성하고 지식의 증진에 초점을 맞춘 목표인 숙달목표와 다른 사람과 비교된 역량에 초점을 맞춘 수행목표로 분류될 수 있다(Elliot & Thrash, 2001). 외국이나 한국 모두 학교급이 올라갈수록 교육환경이 수행목표를 강조하는 경향이 높아진다. 그러나 수행목표만을 너무 강조하는 것은 학생들의 웰빙을 위협하는 요소로 작용할 수 있다. 그 이유는 숙달목표를 가진 학생은 자신의 역량이 증가하는지, 과제에 숙달하는지에 신경을 쓰기 때문에 자신의 학습을 통제 가능한 과정으로 인식하지만, 수행목표를 가진 학생은 남과 비교된 역량에 기반을 두므로 항상 원하는 결과를 얻을 수는 없기 때문이다. 예를 들어, 어느 학생이 1등을 목표로 삼았다고 해도 다른 학생들도 그 목표를 추구하므로 항상 도달할 수 있는 것은 아니다. 숙달목표에 비해 수행목표에서의 실패는 불안감과 수행회피 지향을 유발하는 것으로 알려져 있다(Midgley et al., 2001).

우리나라 교육현장의 전형적인 모습은 교사가 학생들에게

대학에 가기 위해서는 좋은 성적을 얻어야 한다고 강조하고, 점수를 게시하고, 학생들 간의 성적의 차이를 공개적으로 언급하여 학생들을 독려한다. 교사들은 학생의 학습동기를 진작하기 위해 하는 행동일 수 있지만, 이는 학생들이 수행지향을 발달시키고 궁극적으로 학습동기를 낮추는 원인이 될 수 있다. 교사가 수업의 목적이 지식을 증진하고 과제를 익히는데 있다고 강조하고 학생의 점수와 다른 학생의 점수를 덜 비교한다면, 학생들은 숙달목표를 선택할 가능성이 커지고 이들의 학습동기는 높아질 것이다(Friedel, Cortina, & Turner, 2007). 특히, 학생들 자신도 고학년으로 올라갈수록 입시 등의 영향으로 숙달지향보다 수행지향에 집중하면서 스트레스가 강화되는 경향이 있으므로 교사는 의식적으로 학생들의 숙달목표가 수행목표만큼이나 중요하다는 점을 피력함으로써 학생들의 정신건강을 해치지 않도록 노력하고 학습동기를 유지하는 것이 중요하다.

학습상황에서 학생의 자율성을 높이는 것 역시 학생의 동기증진의 한 방법임이 앞에서 언급되었다. 교육현장에서 교사들이 학생의 자율성에 대한 지각을 높이기 위해 선택할 수 있는 가장 분명한 방법은 학생들에게 선택할 기회를 제공하는 것이다. 예를 들어, 교사가 학생들이 교실의 규칙과 절차를 만드는 과정에서 의견을 제시하도록 하거나, 학생들이 자신의 학습 목표를 스스로 설정하고 모니터하도록 격려하고, 교실활동에 학생들이 가능한 한 많이 참여하도록 한다면 학생들의 학습동기가 증진될 가능성이 크다. 평가를 사용할 때에도 학생들 간의 비교를 자제하고, 평가결과에 대해 가능한 자세한 피드백을 제공하고, 정답뿐 아니라 그 정답이 나온 근거를 강조한다면 학습동기가 높아질 수 있다(Deci & Ryan, 1987; 신종호 외, 2011 재인용).

교육현장에서 교사는 학생의 정서적인 측면을 고려하는 것이 중요하다. 첫째, 수업을 준비할 때 전달내용뿐 아니라 학생들의 학업적 흥미를 높일 수 있는 교수법을 적용하고자 노력해야 한다. 학업적 흥미는 개인적 흥미와 상황적 흥미로 구분할 수 있다(Anderman & Wolters, 2006). 학습상황에서 개인적 흥미란 특정 교과나 학습 주제 등에 대해 주관적으로 느끼는 지속적이고 안정적인 관심과 선호도를 의미하는 반면, 상황적 흥미는 교사의 수업을 듣거나, 특정 학습활동에 참여하거나, 혹은 교재를 공부하면서 발생되는 즉각적인 재미를 말한다. 상황적 흥미가 지속적으로 제공된다면 학생들은 학습이 즐거운 경험이라는 것을 학습하여 학습에 대한 지속적인 흥미, 즉 개인적 흥미가 발달될 수 있다. 그러므로 교사는 학생들의 상황적 흥미를 증진하도록 교수법을 적용하여 학생들의 긍정적 정서가 지속되도록 노력하는 것이 중요하며 이러한 긍정적 정서는 학생들의 동기뿐 아니라 학업성취에도 도움이 된다. 최근 강조되고 있는 토론과 협동학습 상황에서도 학생들이 자신의 팀원들에 대해 친밀감과 긍정적 감정을 느낄 때 문제해결, 합의도달, 토론참여가 증진되었다(도승이, 김은주, 2007).

둘째, 학생들이 다양한 개인들과 협력하며 살아가야 하는 복잡한 현대사회에 적절히 적응할 수 있도록 학교에서 정서조절

능력 및 정서지능을 교육할 필요가 있다(Salovey, David, Mayer, 2004). 특히, 신체적·심리적으로 급격한 변화를 겪는 청소년기의 분노는 발달상 개별화 과정에서 어느 정도 필수불가결한 요인이다. 앞에서 언급했듯이, 분노의 적절한 표현방법을 배운 적이 없는 청소년들이 환경에 비효율적으로 대처한다고 지각하고 사회적으로 바람직하지 못한 방식으로 표출하기 쉽다. 그러므로 아동과 청소년에게 분노와 같은 자신의 부정적 정서를 인지하고 적절히 조절하도록 교육하는 것이 중요할 것이다. 셋째, 학생 환경의 급격한 변화(예. 부모의 이혼)는 이전에 비해 현대사회에서 더 많이 나타나는 현상이다. 이것이 학생들에게 미치는 심리적 충격과 학업에 대한 부정적 효과는 이미 널리 알려져 있으므로, 학교현장에서 학생에게 적절한 상담을 제공함으로써 학생들의 웰빙과 삶의 만족을 증진하는 것이 중요하다.

3) 결어

본 발표에서는 한국의 아동과 청소년 정신건강의 실태와 교육현장에서 개선할 방향에 초점을 맞추어 논의를 전개하였다. 먼저, 우리나라 아동과 청소년 우울증 등의 실태와 학업스트레스 등 교육과 연관된 실태를 살펴봄으로써 한국 아동과 청소년 정신건강의 현주소를 제시하였다. 그리고 교육심리 등 심리관련 분야에서 축적된 경험적 연구들을 중심으로 왜 한국의 교육현장이 아동과 청소년에게 행복과 웰빙을 제공해야 하는지, 이를 위해 교육현장에서 어떠한 점을 개선할 수 있을지에 대하여 제언하였다.

현대사회는 테크놀로지가 눈부시게 발전하였고, 상상할 수 없을 정도로 빠르게 변화하며, 지구촌이란 용어가 제안하듯이 세계가 하루가 다르게 좁아지고 있다. 교사와 학부모 등 기성세대는 우리의 아동과 청소년이 융합과 통섭의 시대, 창의성, 개성이 강조되는 미래 사회에서 글로벌 리더로 성장하기를 주문하고 있다. 그러나 정작 기성세대는 학생들에게 지식의 반복으로 학업성취를 높이는 기존의 학습방식을 강요하고 학생들이 새로운 시대를 맞이하며 겪을 수 있는 혼돈에 대한 대처와 미래의 역량에 대하여 적절히 교육하지 못하고 있다. 새로운 시대를 맞이하여 이제 학교현장이 우리의 아동과 청소년을 어떻게 키워야 할지에 대해 심각하게 고민하면서 관련분야의 축적된 경험연구들을 통하여 교육현장을 개선하는 것이 필요하다.

궁극적으로 본 발표자는 한국의 교육현장이 학생의 정의적 발달에도 초점을 맞추어 학생의 웰빙과 동기를 고려한 교육환경을 제공하는 것이 그 해법이 될 수 있다고 제언한다. 다시 말해, 한국의 교육환경은 학생들에게 비록 일부라고 하더라도 스스로 학습을 선택하는 선택권, 학습의 가치를 느끼는 시간, 학업 중 느껴지는 부정적 감정을 토로하고 적절히 조절하는 기회를 제공하는 것이 중요하다. 나아가, 교육현장은 학생들에게 자신의 성적으로 인해 학교나 집안을 빛내줄 수 있는 도구가 아닌 학습하는 과정 자체와 그로 인한 성장에 관심이 있다는 메시지를 전달할 필요가 있다. 이러한 과정을 통하여 우리 학생들은 학교 이외의 장소에서 방황하며 불안감을 느끼는 상황을 피할 수 있으며, 학교에서 미래사회에서 발휘될 역량을 키울 수 있을 것이다. 국가 비교에서 학업성취뿐 아니라 학업에 대한 흥미 역시 최상위권인 핀란드의 교육현장이 "우리는 한 명의 아이라도 낙오하게 내버려두지 않는다."라는 교육이념으로 학생들의 자율권 보장과 웰빙 증진에 대한 지원을 아끼지 않는 이유도 그러한 이유 때문이라고 할 수 있다.

참·고·문·헌

건강보험심사평가원 보도자료(2010). 여성우울증, 남성보다 2배 많아.

경기도 초등 1·4학년 10% '과잉행동·우울증 의심' (2011.6.29). 「중앙일보 연합」.

김민성, 신택수(2010). 중학생이 지각한 학교의 심리적 환경과 자기결정성, 학습노력, 학업성취, 학교만족도의 인과관계 분석. 아시아교육연구, 11(3), 43-70.

김성일, 윤미선, 소연희(2008). 한국 학생의 학업에 대한 흥미: 실태, 진단 및 처방. 한국심리학회지: 사회문제, 14(1), 187-221.

김아영(2010). 학업동기: 이론, 연구와 적용. 서울: 학지사.

도승이, 김은주(2007). 협동학습에서 과제와 사회적 요소의 작용: 조원 간 친밀한 소집단을 중심으로. 교육심리연구, 21(4), 1047-1070.

문화관광부(2005). 청소년백서 2004.

박현미, 박영신, 김의철(2007). 학교유형과 학업성취가 정서적 지원, 자기효능감, 신뢰 및 행복에 미치는 영향. 미래청소년학회지, 4(1), 1-18.

보건복지가족부 보도자료(2010). 마음의 감기 우울증 자가진단 해보세요!

성보훈, 윤선아(2010). 행복의 정의와 발달단계별 결정요인. 뇌교육연구, 9(6), 103-134.

Paul Eggen, Don Kauchak(2011). 교육심리학(신종호, 김동민, 김정섭, 김종백, 도승이, 김지현, 서영석 역). 서울: 학지사.

"여학생 100명 중 8명 '자살 시도'"(2011. 1. 27).「중앙일보 연합」.

외고·민사고 출신 유학생 189명에게 물었다(2009. 11. 11).「중앙일보시사미디어」.

장근영, 김기헌(2009). 한국 청소년의 생활시간 국제비교와 라이프스타일 분석. 미래청소년학회지, 6(4), 139-155.

정영은(2007). 우울증칼럼-청소년기 우울증. 보건복지가족부 지정 우울증 임상연구센터.

존속폭행·살인…'무너지는 10대'(2010. 10. 22.).「문화일보」.

중고교생 우울증 4.6%…해마다 증가(2011. 3. 17).「중앙일보 머니투데이」.

최희철, 황매향(2010). 학업성취와 삶의 만족 사이의 자기회귀 교차지연 효과 검증: 중학교 2학년에서 고등학교 3학년까지. 상담학연구, 11(3), 1255-1270.

통계청 보도자료(2010). 2009년 사망원인통계 결과.

한국보건사회연구원(2009). OECD 국가 행복지수 산정결과로 본 우리나라의 행복 수준.

한국 어린이·청소년 '행복지수' 꼴찌(2011. 5. 4.). 「연합뉴스」.

한국청소년정책연구원 국가 청소년 위원회(2007). 한국 청소년 행복지수 조사연구.

"학생자살률 급증"…지난해 202명, 전년보다 47%증가(2010. 10. 5.). 「국민일보 쿠키뉴스」.

Anderman, E. M., & Wolters, C. A.(2006). Goals, values, and affect: Influences on motivation. In P. A. Alexander & P. H. Winne (Eds.), *Handbook of educational psychology* (2nd ed., pp. 369-389). Mahwah, NJ: Erlbaum.

Boekaerts, M.(1992). The adaptable learning process: initiating and maintaining behavioural change. Journal of Applied Psychology, *An International Review, 41,* 377-397.

Boekaerts, M.(2002). Intensity of emotions, emotional regulation, and goal framing: How are they related to adolescents' choice of coping strategies? [special issue] Anxiety, *Stress and Coping, 15(4)*, 1-12.

Deci, E. & Ryan, R.(1987). The support of autonomy and the control of behavior. *Journal of Personality and Social Psychology, 53*, 1024-1037.

Elliot, A., & Thrash, T.(2001). Achievement goals and the hierarchical model of achievement motivation. *Educational Psychology Review, 13*, 139-156.

Friedel, J. M., Cortina, K. S., & Turner, J. C.(2007). Achievement goals, efficacy beliefs and coping strategies in mathematics: The roles of perceived parent and teacher goal emphases. *Contemporary Educational Psychology, 32*, 434-458.

Lundberg, U., Granqvist, M., Hansson, T., Magnusson, M., & Wallin, L. (1989). Psychological and physiological stress responses during repetitive work at an assembly line. *Work E Stress, 3*, 143-153.

Marchand, G., & Skinner, E. A.(2007). Motivational daynamics of children's academic help-seeking and concealment. *Journal of Educational Psychology, 99*, 65-82.

Middleton, M., & Midgley, C.(1997). Avoiding the demonstration of lack of ability: An underexplored aspect of goal theory. *Journal of Educational Psychology, 89*, 710-718.

Midgley, C., Kaplan, A., & Middleton, M.(2001). Performance approach goals. Good for what, for whom, under what circumstances, and at what cost? *Journal of Educational Psychology, 93*, 77-86.

Ryan, R., & Deci, E.(2000). Intrinsic and extrinsic motivations: Classic definitions and new directions. *Contemporary Educational Psychology, 25*, 54-67.

Salovey, P., David, C., & Mayer, J.(2004). Emotional intelligence in practice. In P. A. Linley & J. Stephen (Eds.) *Positive psychology in practice* (pp. 447-463). Hoboken, NJ, US: John Wiley & Sons Inc.

Schunk, D. H., Pintrich, P. R, & Meece, J. L.(2008). *Motivation in Educationl Theory, Research, and Applications* (3rd ed.). Upper Saddle River, NJL Merrill/Pearson.

지명토론

'한국 아동과 청소년 정신건강의 현주소와 나아갈 방향'에 대한 토론

이 연 섭*
(중앙대학교 명예교수)

도승이 선생님의 "한국 아동과 청소년 정신건강의 현주소와 나아갈 방향"이라는 제목으로 발표된 논문을 요약하면 다음과 같다.

OECD 국가에서 자살률이 제일 높고, 그 이유로 학업부담, 학교폭력, 왕따 등을 들고 있다. 국가별 행복지수에서도 23개국 중 꼴찌이며 전체적으로 행복감과 삶의 만족도가 낮은 불행한 집단이라고 지적했다.

학교에서는 Model of Adaptive learning에서 제안하고 있는 learning path와 wellbeing path를 균형 있게 유지하도록 하여야 하는데 learning path에 중점을 두다보니 자율권 상실, 즉 자신의

* 이연섭(李延燮), Ph.D.(University of Alberta, Canada), 중앙대학교 사범대학 교수, 중앙대학교 사범대학장, 중앙대학교 교육대학원장, 한국교육심리학회 회장, 현재, 중앙대 명예교수, yslee6334@hanmail.net

유능성, 자율성, 관계성 욕구가 손상되고 박탈되고 결과적으로 정신건강이 크게 위협받는다는 것이다.

학습동기와 행복감을 증진하는 학습환경을 마련하기 위해 수행목표보다 숙달목표를 중요시함으로써 동기를 높이고 자율성을 높이기 위해 선택할 기회를 주어 참여의 기회를 증가시키고 정서조절 및 정서지능이 증진되도록 하여야 한다고 주장하고, 가정파탄이 증가추세에 있으므로 학교에서의 상담이 중요하다고 하였다.

위의 내용에 더하여 몇 가지 생각을 적어보기로 한다.

먼저, "행복". "불행"이라는 말이 자주 사용되고 있다. 행복은 누구에게나 다음의 9가지 조건을 충족시킬 때 시작된다고 본다. 성취, 친구, 지속성, 건강, 자중감, 선택성, 미래지향성, 외향성, 행동성 등이다.

누구나 가릴 것 없이 자기 자신을 어느 정도 추켜세우는 착각이 있을 때 뭔가 큰 것을 하려고 신체적, 정신적으로 활발한 기능을 한다. 따라서 Positive Illusion을 갖게 하는 것이 도움이 될 수 있다. 이것은 방어적 자중감, 즉 남의 인정에 허겁지겁하는 것과는 다르다.

행복은 생활의 다른 어떤 조건보다도 자신이 자기 인생을 통제할 수 있다고 생각하는 자기통제감이다. 개인적 통제감이라고 하는 흡족한 만족감을 느끼게 되면 건강과 행복감이 증가할 것이다.

넉넉한 낙천적 사고로 희망을 잃지 않으면서 자기비판적, 염세적 직관도 갖추어 과대희망을 견제할 수 있어야 행복하다.

사람들과 어울리고 친구도 많고 사교적 활동이 많아야 한다. 사회적 지지가 곧 행복의 중요한 원천이라 할 수 있다.

행동으로 새 생각을 키우면 감정도 생각도 달라질 수 있다. 예를 들어 억지로라도 웃으면 감정의 변화가 온다.

적당히 높은 도전을 받으며 자기 능력을 발휘할 때 몰입하여 일하게 되고 성취하면 행복이 찾아온다. 일에 몰두하고 끝내는 성취감은 행복의 필수조건일 것이다.

가족, 가까운 사람들이 나를 사랑하고 인정해주고 용기를 준다는 것을 느끼도록 하는 사회적 지지가 건강과 행복을 증진하는 데 큰 도움이 된다.

우리의 교육이 유, 초, 중, 고를 막론하고 모든 학생에게 스스로 하고 싶은 것을 선택하게 하여 몰두하게 하고, 더 어려운 과제에 도전하면서 자기능력을 개발하고 나 혼자가 아니라 친구와 함께 그 과제를, 그 일을 끝까지 해내려는 협력의 주역이 되고, 주위 어른들, 선배, 교사, 부모 등등의 지지와 지원을 받으면서 13년이라는 긴 세월을 보낼 수 있다면 얼마나 좋을까?

예를 들어보자. 유아학교 아이들 몇몇이 졸업식 날 등극을 하게 되었다. 이 전 과정을 그 어린아이들이 계획하고 조명하고 연출하고 진행하게 한 것이다. 잊을 수 없는 한 장면의 연출을 다 끝낸 아이들이 원장실에 들어와 소파에 몸을 던지면서 "야! 우리 이제 해냈어! 끝났어! 다 끝났어!!"라고 하면서 철퍼덕 주저앉는 모습은 지겨운 일이 끝났다는 시원함이 아니라 어려운 일을 해냈다는 기쁨의 극치였다. 이런 것을 누가 절정의 경험(Peak experience)이라고 했던가!!

이러한 프로젝트 접근법을 초등학교나 중고등학교에서 적용할 가능성은 얼마든지 있다. 이 첫 번째 시도가 1998년 미국의 버지니아주 Blackburg 중학교에서 시작되었다. 이 프로젝트는 마을에 있는 Great Duck Pond라는 호수를 중심으로 시작된 것이다. 흥미롭게도 대학교수들의 연구프로젝트와 대학원생, 대학생, 중고등학교 학생, 초등학생 그리고 유치원생까지 합동으로 이 프로젝트를 시작한 것이다. 이 호수의 생태계를 관찰하며 오염을 측정하고 Eco System을 이해하고 호수를 보존하고자 하는 이 프로젝트는 대학교수는 대학교수로서의 할 일이 있었고, 대학생은 실험과 관찰에, 중고등학교 학생은 관찰과 기록과 간단한 실험을, 그리고 유아들은 프로젝트 방법으로 이 연못을 이해하고 새로운 변화를 시도하려는 것이다. 이 프로젝트가 끝나면서 연구자는 '교육과정의 혁명'이라는 말로 표현했으며 그 전 과정이 기록되고 발표되면서 아마 대학과 유치원까지 한꺼번에 참여한 첫 번째 프로젝트가 될 것이다. 이 프로젝트에 작용했던 원리들은 각계각층과 어떻게 협력적으로 일해야 하는가에서 이 호수의 잘못된 점과 고쳐야 할 점 그리고 관계된 요소들의 상호관계, 전 시스템의 유기적 관계에 의해 민주적 참여, 갈등과 해소, 서로 상대방의 일을 비판하며 도와주고 이견을 조정하고 서로 논쟁하면서 결론을 끌어낼 수 있다는 것에 대한 깊은 신뢰를 갖고 있으며, 언제나 연구자의 마음으로 임하고 어제의 기록에서 오늘의 과제를 찾고, 자기들이 배워온 것을 되씹고 재표상하며 수없이 현장을 재방문하고 찾아낸 모든 답들을 더 큰 체제로 잘 묶어내고 의문과

발현적 교육과정을 통해 장기적인 프로젝트로 이끌어 가고 환경의 중요성을 학습과정에 끌어들이며 전 마을과 부모들의 참여를 유도하고 상상을 초월하는 융통성과 개방적 태도를 견지하는 것이었다. 이러한 교육을 어떻게 우리나라에서 볼 수는 없을까. 서울의 한강을 원상 복구한다는 말을 들었을 때 그 청계천 프로젝트가 대학과 중고등학교와 초등학교와 유치원생 모두에게 적용될 수 있는 교육과정으로 개발되고 서울시의 프로젝트가 아니라 우리 모두의 프로젝트로 바꿀 수 있는 길도 있었을 것이다. 보고 싶은 교육의 이상은 이런 모습이다.

프로젝트를 진행하면서 어려움에 처한 친구를 도와주고 의리를 지키고 약속을 지키는 우정 어린 정성 속에서 아이들은 '남과 함께', '도움의 기적', '우정', '사랑'의 의미를 배우는 것이 아닐까.

이러한 교육을 받을 때 청소년 자살률은 떨어질 것이 분명하지 않은가. 행복한 자는 자살하지 않는다.

이러한 교육을 받을 때 정신건강 상의 문제도 급감할 것이다.

이러한 교육을 받을 때 인간에 대한 신뢰가 생기는 것이 아닐까.

내 생각은 positive illusion인가 아니면 negative illusion인가.

제6장

행복의 조건

정 범 모*
(한림대 명예석좌교수)

01 서 론

글귀 자체는 잊었으나, 중학교 시절 다음과 같은 뜻의 시를 읽었던 기억이 난다. "저 산 너머 어디엔가 행복이 있다기에, 힘든 길을 헤치고 찾아갔더니 행복은 거기 없고, 사람들은 또다시 행복은 여기 아닌 저기 저 산 너머라고 첩첩산중을 가리키더라." '행복'이란 그렇게 가도 가도 걷잡을 수 없는 환영일까?

행복감은 정신건강의 한 조건이다. 그리고 행복은 사람의 일상생활에서 뿐만 아니라, 종교에서도 철학·윤리학에서도 큰 관심사로 여겨져 왔다. 한국 전래의 무교는 복을 비는 '기복(祈福)' 사상이 그 중핵이었다. 갖가지 고뇌로부터의 해탈이 행복이

* 정범모(鄭範謨), University of Chicago(Ph.D.), 서울대 사대학장, 충북대, 한림대 총장, 한국행동과학연구소 회장, 서울대 명예교수, 대한민국학술원 회원

라면 불교도 행복을 추구하는 교리다. 기독교에서도 "심령이 가난한 자는 복이 있나니…"로 시작하는 산상수훈이 '축복'의 중심이었다. 철학에서도 아리스토텔레스의 "윤리학"에서도 인생의 목적은 행복(eudaemonia)의 추구라고 했다. 공리주의의 벤담도 최고의 도덕법칙은 "최대 다수의 최대 행복의 추구"라는 선언으로 유명하다. 근자에 한국사회에 범람하고 있는 '웰빙'의 구호도 행복에 관한 것이다. 그러나 무엇이 행복이며 어떻게 하면 행복할 수 있는지에 관해서는 서로 의견의 차이가 있다.

종래 심리학에서는 행복보다는 '불행'에 더 관심이 많았다. 우울증, 불안증, 신경증 등 정신적 불행을 치료하고 예방하려는 것이 정신의학, 이상심리학, 임상심리학, 카운슬링의 관심이었다. 그러나 근자엔 여러 심리학자들이 그러한 소극적인 불행의 치유를 넘어서 적극적인 행복 증진에 대한 관심이 커지는 추세를 볼 수 있다. 한편, 근자에 의외로 경제학자들 사이에서 행복의 문제가 관심사가 되기 시작했다. 종래 경제학은 '돈이 행복'이라는 것이 그 대전제였는데, 여러 연구에서 그 전제가 들어맞지 않는다는 것이 밝혀지기 시작했기 때문이다.

1) 돈은 아니다.

돈, 재물의 풍요가 곧 행복은 아니라는 말은 옛날부터 거의 모든 성인 현인들이 되풀이해 온 명제다. 하지만 거의 모든 사람들에겐 그 명제는 공염불로 들려져 왔다. 특히 가난에 허덕이는 시대와 사회와 개인에게는, 그 명제가 부자 권력자들이 자신들의 착취를 가능케 하고, 빈곤층으로 하여금 빈곤을 체념하게 하려는 '말도 되지 않는' 악랄한 구호로 들릴 수밖에 없었을 것이다. 행복은 여전히 돈이었다.

그러나 사정은 근대에 들어와서 크게 달라진다. 20세기 초반에 이미 상당한 부를 누리기 시작한 미·영·독·불 등 여러 서구의 '선진국'에 이어, 그 후반에는 아세아에서도 역사적 대중적 빈곤에서 벗어난 경제적 신흥국가들이 속출했다. 한국은 그 대표적인 사례다. 문제는, 경제적 선진국에서도 또 신흥국가에서도 상당한 물질적 풍요를 누리게 되었는데도 일상생활에서의 정신적 행복감은 별로 늘지 않더라는 사실이다.

경제학자들은 "당신은 지극히 아주 행복하냐, 또는 그저 행복한 편이냐, 아니면 퍽 불행하냐."라는 식의 간단한 설문을 척도로 해서 여러 나라 여러 시기의 사람들의 행복감을 여러 가지로 비교·분석했다.*,** 그 일반적인 결론은 다음과 같다.

첫째, 기대한 대로 부자 나라 사람들이 가난한 나라의 사람들보다 일반적으로 조금은 더 행복했다. 예컨대, 흔히 기대하는 대로 부자 나라인 미국, 일본, 캐나다 사람들은 가난한 탄자니아, 파키스탄, 러시아 사람들보다는 일반적으로 더 행복감을 느끼고 있다. 물질적 풍요가 그만큼은 행복에 관계가 있는 셈이다.

---

* Economics discovers its feelings(2006, December 23). The Economist, 33-35.

** 이정전(2008). 우리는 행복한가(pp.17-35). 서울: 한길사.

둘째, 그러나 가난한 나라들 중에도 행복감이 큰 나라와 작은 나라의 차이가 있었다. 예컨대, 상식적 짐작과는 달리, 비슷하게 가난하면서도 인도네시아, 나이지리아, 필리핀 사람들은 탄자니아, 이집트 사람들보다 훨씬 더 행복감을 안고 있다. 기실 놀라운 사실은 가난한 인도네시아 사람들이 훨씬 부자 나라인 일본사람보다 더 행복감이 크다는 사실이다. 행복감에는 경제적 풍요만 아니라 수많은 심리적, 문화적, 사회적, 정치적, 종교적인 요인들이 복합적으로 작용한다는 결론이다. 그런 요인들 여하에 따라 가난해도 천당의 복을 누릴 수 있고, 부자라도 지옥의 연옥에 빠질 수 있다는 말이다. 재벌, 고위관리들의 잇닿은 자살사건을 상기하게 된다. 문제는 그런 행복 결정의 요인들이 무엇이냐다.

셋째, 이 또한 통상의 짐작과는 달리, 부자 나라에서 사람들이 더 부자가 된다고 해서 더 행복해지지는 않았다. 예컨대, 일본에서 1950년 그간 이후 경제는 비약적으로 발전해서 미증유를 풍요를 누려왔지만, '나는 아주 행복하다.'라는 반응에는 별 진전이 없었다. 나라와 내가 더 부자가 되었다고 내가 더 행복해졌다고는 느끼지 않는다는 것이다. 경제학자들은 두 가지 심리기제를 그 이유로 든다. 하나는 풍요는 거기에 습관화되면 행복감을 상실하게 된다는 기제다. 냉장고를 처음 사들여놓을 때에 희한하고 '행복'하지만, 몇 달 쓰고 나면 별것 아닌 것이 된다. 또 하나의 심리기제는 남들도 다 부자면 나는 그들보다 더 부자가 되어야겠다는 경쟁심리 내지 비교심리다. 내가 부자가 되어도 남들도 다 부자라면 행복감은 감퇴되기 때문이다. 사람들에겐 나보다 가난한 사람과 비교해서 만족을 느끼기보다 나보다 부자 사람과 비교해서 '상대적 박탈감'을 느끼는 심리가 강하다.

이렇게 기본적인 경제적 필요가 충족된 다음에는 돈의 '행복가치'가 크게 감소된다면, 돈 수입에 연결되어 있는 다른 요인들의 행복가치도 자연 의심스러워진다. 예컨대, 높은 교육 정도 그리고 높은 IQ도 행복감과 별 관계가 없다.* 우리나라에서 비슷한 조사연구를 한다면, 한국 사람들이 그렇게 갈망하는 권력과 출세도 행복과는 별 관계가 없고, 명예·영달도 별 관계가 없는 것으로 나타날 것이다. 기실 고위 현직에 있는 사람들의 빈번한 자살이 그 증좌다. 또 입시지옥을 부채질하는 이른바 '일류대학' 졸업자들도 행복감이 더 하지는 않을 것이다. 기실, 무교의 기복사상의 중핵인 '부귀'에의 지나친 집착과 그것이 낳는 경쟁심리가 한국인의 행복감을 어렵게 하는 가장 큰 원인일지도 모른다.

2) 행복감의 조건

돈, 물질, 권력, 출세 등의 행복가치에는 이렇듯 한계가 있다면, 그 너머 무엇이 더 긴요한 행복감의 조건일까? 근래의 연구들을 종합하면 몇 가지 두드러진 조건의 시사를 얻을 수 있다. 즉, (1) 기본욕구의 적정한 충족, (2) 사회생활에서의 화목한 인간관계, (3) 일에 열중하는 무아의 삼매경, (4) 친절·감사·관용 등의 선(善) 행위가 그 조건들이다.

---

* Wallis, C.(2005, Feb. 28). The New Science of Happiness. Time, 31-35.

기본욕구의 적정한 충족 인간은 모든 생물과 같이 한 생명체다. 그것도 각별한 인간적 정신작용을 소유한 고등동물이다. 생명체에는 그 생명을 유지하려면 충족되어야 할 몇몇 기본적인 욕구 내지 필요들이 있다. 사람은 먹어야 살고 마셔야 살고 입어야 살고 등 여러 생리적 욕구들이 있다. 또한 너무 외로워도 안 되고 너무 무섭고 불안해도 안 되는 여러 정서적 욕구가 있다. 그리고 같이 살아야 하는 소속감, 수락감, 안정감 등 여러 사회적 욕구도 있다. 이에 더해서 인간에겐 독특하게 의미·성취·조화에 진·선·미를 찾는 자아실현적 요구들이 있다.

먹어야 산다는 생리적 욕구가 충족되지 않으면 죽고, 충족되기 몹시 힘들면 '불행'한 것은 당연하다. 다른 생리적 욕구도 같다. 현대 심리학이 발견한 중요한 사실의 하나는, 그 충족이 심히 부족하면 죽든지 병들든지 한다는 사정은 생리적 욕구만 아니라 정서적, 사회적, 자아실현적 욕구에도 그대로 해당된다는 사실이다. 사람은 생리적 결핍과 질환으로도 고통 받고 죽기도 하지만, 정서적 사회적 자아실현적 결핍과 질환으로도 고통 받고 자살도 한다. 따라서 삶의 기본적 욕구의 적정한 충족은 행복감의 선행 조건이 된다. 그러나 거기엔 몇 가지 주를 달아야 한다.

첫째, 위 조건에서 '적정(適正)한' 충족이 강조되어야 한다. 사람은 맛있다고 너무 많이 먹으면 체한다. 무한정 많이 먹을 수도 없다. 아마도 적정 이상의 봉급을 받고 있으면서도 더 욕심껏 부정을 일삼은 고위관료는 그렇게 너무 먹어 체한 예일 것이다. 적정량의 몸 운동은 필요하다. 그러나 너무 많은 심한 운동은 몸을 상하게 한다. 사람은 서로 정을 주고받아야 하지만 너무 정에 매달리면 사리를 어긋낸다. 다음에 따로 언급하겠지만, 행복감에 특히 중요한 조건이 사회적 인간관계다. 그러나 인간관계에만 너무 매달리고 있으면 이른바 자아상실증에 빠진다. 이런 욕구의 충족도 '다다익선'이 아니다.

둘째, 그러나 욕구충족은 적정해야 한다는 원칙은 독특하게 인간적인 욕구인 의미·조화·성취 또는 진·선·미의 추구라는 자아실현적 또는 철학적, 정신적 욕구에는 해당되지 않는다. 이런 정신적 욕구의 충족은 다다익선이라고 해야 한다. 그러한 정신적 가치들의 끝없는 추구 속에서 인간문화가 발달해 왔으려니와, 개인도 그의 삶의 뜻을 더 깊이 성찰해갈 수 있고, 그에 따라 '행복'의 뜻도 더 깊이 관조할 수 있을 것이기 때문이다. 삶의 뜻의 추구와 행복의 추구는 많은 사람의 경우 거의 같은 문제다.

셋째, 욕구의 적정 충족이 원칙이기는 하지만, 여러 사회병리나 개인적 질환으로 인해서 보통 관념으로서는 그 좌절의 불행을 겪고 있는 사람 중에서도 경우에 따라서는 행복감에 젖는 사람도 많다. 앞에서도 언급한 것처럼, 가난한 인도네시아나 나이지리아 사람들이 부자 나라 일본사람보다 더 행복하다고 자인하는 것이 그 예다. 필리핀은 일본보다 가난하고 자연재해도 많고 정치적 부패와 불안도 크지만 사람들의 행복지수는 일본과 비슷하다.

보지도 듣지도 말하지도 못한 헬렌 켈러가 사람들에게 '행복'의 원리를 서술했다. 사고로 하반신 불수가 된 사람 중에도 행복한 사람이 있다. 루게릭병으로 거의 전신 근육마비를 겪고 있는 영국의 천문학자 호킹은 지금도 의욕적으로 학구에 열중하고 있다. 누가 굳이 묻는다면, 그는 "나는 행복하다."라고 답할 것이다. 어떤 암환자는 그 고통을 도리어 삶의 참뜻을 깨닫는 '행복한' 계기로 경험한다. 그야말로 '마음먹기'에 따라서는 보통 뜻의 '역경'에서도 행복할 수 있다는 말이다. 문제는 그 '마음'이 어떤 마음이냐다.

화목한 사회적 인간관계 인간은 철저하게 사회적인 동물이다. 인류라는 동물 종은 애당초 생존을 위해서는 여럿이 같이 어우러져 살아야 하는 사회적 동물로 진화해야 했다. 혼자의 근력으로는 호랑이 같은 포식자를 대적할 수 없기 때문에 '여럿이 같이', '머리를 써서' 대적해야 했다. 따라서 연약한 원숭이의 후예인 인간에겐 사회성과 이성이 생존의 무기로 진화해왔다. 생리적으로도 대뇌 속에 남의 감정과 의도를 짐작해내는 변연계와 지적 작용을 관장하는 대뇌피질이 유난히 크게 발달했다.

인간은 삶의 대부분의 시간을 가족·이웃·친구집단·학교·직장·동호회·협회 등 여러 사회집단의 인간관계 속에서 태어나고 자라나고 배우고 일하고 놀고 살아간다. 따라서 이런 사회집단 속에서의 인간관계가 화목해서 편안하고 즐겁고 믿을 데가 있으면 그것이 행복의 큰 조건인 것은 당연하다. 반대로 어쩌다 부부 사이, 부자 사이, 형제 사이가 불화하면 모두가 불행에 젖는 것도 당연하다. 다른 사회집단에서도 마찬가지다. 이러한 화목한 인간관계는 그 자체로써 행복일 뿐만 아니라, 거친 세파를 헤쳐 나가는 데에 정박소와 같은 안정감과 자신감도 준다는 점에서도 행복이다. '서리 까마귀 우지 짖고 지나가는 초라한 지붕' 아래에서도 '희미한 불빛에 돌아앉아 도란도란 거리는 곳'이 행복이다.

따라서 행복의 제일의 조건은 화목한 인간관계를 유지하려는 노력과 능력이다. 그 능력은 대부분 정서적인 능력이다. 본래 사회성과 정서는 관계가 깊다. 한때 베스트셀러였던 골만(Golman)의 '정서적 지능'이 그것이다.* 그는 그것을 다섯 가지로 요약했다. 즉 (1) 자기감정을 알기, (2) 감정을 삭힐 줄 알기, (3) 감정을 자제할 줄 알기, (4) 남의 감정을 내 것처럼 감정이입할 줄 알기, (5) 원만한 인간관계를 유지할 줄 알기다. 앞의 네 능력이 형성되어 있어야 끝의 원만한 인간관계 능력이 가능하다. 따라서 스스로 행복하려면, 그리고 아이들이나 학생들을 장차 행복하게 하려면, 스스로도 아이들에게도 이런 정서적 능력을 함양해야 한다는 말이 된다.

위 다섯 가지 정서능력들은 물론 서로 연관이 있지만, 특히 '감정이입(empathy)'은 어쩌면 그 중추적인 능력일 것이다. '공감'이라고도 번역하지만, '감정이입'이 남의 감정을 내 속으로 그대로 옮겨 내 감정으로 느낀다는 심리기제를 더 잘 표현하는 번역이다.

사람에겐, 앞에서 언급했듯이, 남의 희로애락의 감정을 여실하게 내 것처럼 감지하는 대뇌 구조가 있다. 대뇌피질과도 연결되어 작용하는 중뇌 속의 변연계(limbic system)가 그것이다.

---

* Golman, D.(1995). Emotional Intelligence. New York: Bantam Books.

인간은 생리적으로도 남의 사정을 살피게 마련되어 있다. 거기에 보태어, 최근에 남의 행동을 보고 그 감정과 의도마저도 거울에 비춰보듯 감지하는 '거울세포(mirror neuron)'가 뇌의 여러 곳에 깃들어 있다는 발견이 거의 선풍적인 관심을 받고 있다.*

그러나 이렇게 감정이입의 신경생리적 기반은 생득적으로 인간에게 부여되어 있어도, 생후의 경험 여하에 따라 그 능력이 크게 증폭될 수 있고 감퇴될 수도 있다는 것이 문제다. 근래 신경생리학은 경험 여하에 따라 뇌의 기능 뿐만 아니라 그 구조 자체가 계속 변화해가는 깊고 넓은 '신경가소성'의 증거를 발견해가고 있다. 자주 쓰는 신경연접은 강해지고 굵어지고, 안 쓰는 신경연접은 약해지거나 잘려나간다. 어릴 때부터 집단에서 가족끼리 정다운 감정이입을 자주 주고받고 하면 그 능력은 증폭되고, 반대로 그런 경험이 부족하고 도리어 냉대나 무시나 학대를 받으면 남의 감정에 둔한 냉혈한이 생겨나면서, 남도 자신도 불행하게 한다.

감정이입은 따지고 보면 바른 도덕적 감각의 출발점이다. 감정이입 없이는 도덕은 불가능하다. 여러 종교가 그 교리의 중핵으로 표방하는 사랑, 자비, 인이라는 덕목도 다 감정이입에 뿌리를 둔다. 따라서 행복도 감정이입에 뿌리를 두고 있다면, 행복과 도덕도 밀접한 관계에 있다는 말이 된다. 진정으로 도덕적인 사람은 곧 행복한 사람이라는 말이다. 이 점은 좀 후의 '선행위'의 논의에 연결된다.

---

* Cataneo, L. and Rossatti, G.(2009). The Mirror Neuron System. Archives of Neurology, 66(5), 557-560.

그러나 여기도 단서를 하나 붙여야 할 점이 있다. 앞에서도 비쳤듯이, 부모에 효하고 형제에 제하고 친구에 신하는 등의 화목한 사회적 인간관계의 추구가 행복감의 원천이라 해도, 사회성 추구만이 삶의 전부일 수는 없다. 인간에게는 사회성의 추구도 필요하지만, 동시에 어쩔 수 없이 자아의식의 소유자이기도 한 인간은 건전한 자아와 개성도 추구하게 마련이다. 지나친 사회성의 추구는 '나는 뭐냐!'라는 자아상실감으로 이어지기 때문이다. 자아상실은 또 다른 뜻에서의 불행감이다. 건전한 정신은 집단 속에의 사회관계도 즐길 줄 알지만, 호젓한 고독의 시간도 즐길 줄 알아야 한다. 도리어 사회성과 개성은 서로 상보관계에 있다. 건전한 사회관계의 믿음이 개성의 고독을 즐기게 해주고, 건전한 자아가 생산적이고 행복한 사회관계를 가능하게 한다.

열중의 삼매경 어떤 일에 모든 정신을 집중하고 '나'를 잊는 무아(無我)의 삼매경에 몰입하는 상황은 곧 모든 시름을 잊는다는 것을 뜻한다. 모든 시름·걱정·불안·불만을 잊는다는 것은 곧 행복을 뜻한다. 피아니스트가 연주 자체에만 열중하고 있을 때엔 그에겐 '나'도 없고 청중도 없고 연주 그것만 있다. 어제 분했던 일, 슬펐던 일 등은 물론, '내가 잘 치고 있나?', '청중이 내 연주를 좋게 평가하고 있나?'와 같은 생각마저도 할 겨를도 틈도 없다. 그런 생각들이 들 지경이면 열중 자체가 불가능하다.

벌써 옛날 1962년 심리학자 마슬로(Maslow)는 사람들에게 "당신의 생애에서 가장 행복했던 순간, 가장 기뻤던 순간, 예를 들어 깊은 사랑의 시간 또는 어떤 음악에 도취한 시간 등의 경험을 상기하고 그때 느꼈던 감정을 자세히 적어 달라."라는 설문을 던지고, 그 답을 여러 가지로 분석했다. 그런 경험을 그는 절정경험(peak experience)이라고 부르고, 그런 경험에 수반하는 정서상태의 특징을 19항목으로 요약·정리했다.* 그 가장 두드러진 특징 몇 가지는 다음과 같다.

(1) 절정경험에서 사물은 그 자체로서 희한하고 황홀할 뿐, 거기에 쓸모나 목적이나 편의 등 생각은 전혀 없다.
(2) 온 정신이 거기에 집중된다.
(3) 지각 작용이 아주 깊고 풍부해진다.
(4) 지각 작용은 자아 초월적이고 망아(忘我)적이고 무아(無我)적이다. '나'를 잊는다.
(5) 시간도 잊고 공간도 잊는다.
(6) 능동적이기보다는 수동적이다. 저절로 물 흐르듯 진행된다.
(7) 거기에 각별한 경탄감, 경외감, 귀의감이 따른다.
(8) 모든 이분론, 양극론, 갈등을 초월한다.
(9) 어떤 초월자와 같은 사랑, 자비, 관용을 느낀다.
(10) 모든 공포·불안, 금제·방어·통제가 사라진다.

이 모든 정서적 특징은 그대로 행복감의 특징이다. 이런 여

---

* Maslow, A. B.(1962). Toward a Psychology of Being(pp.67-91). New York: Van Nostrand.

러 특징 중에서, 특히 (1)의 '절정경험은 그 자체로 희한할 뿐 그 쓸모는 전혀 염두에 없다는 것, (4)의 무아지경에 몰입한다는 것, (5) 시간·공간의식을 잊는다는 것, (8)의 모든 이분론, 양극론을 초월한다는 것, (9) 초월적인 사랑, 자비, 관용을 느낀다는 그야말로 지복(至福)의 조건으로 새삼 음미해볼 만하다. 그것은 역으로 사물의 쓸모를 생각하지 않고 그 자체의 보람에 젖을 때 우리는 행복하고, 그 사물에 열중해서 무아지경일 때 우리는 행복하며, 자아뿐만 아니라 시간과 공간마저 잊을 때 행복하고, 각종 양극론적 갈등을 초월할 때, 그리고 사랑, 자비, 관용을 베풀 때 우리는 행복하다는 뜻이 되기 때문이다. 그리고 반대는 불행이다.

근자에 심리학자 칙센트미하이(Csikszentmihayi)는 위 절정경험과 비슷한 개념을 적정경험(optimal experience)이라고 부르고 그런 경험 속에서는 모든 것이 막힘없이 흐르는 것을 느낀다는 점에서 그 특징을 흐름(flow)이라고 이름 지었다.* 그가 말하는 '흐름'의 특징도 위의 마슬로의 절정경험과 대동소이다.

위와 같은 절정경험의 특징들은 '아주 행복하고 황홀했던 순간'의 경험뿐만 아니라, 일상생활에서 그보다는 가벼운 잔잔한 행복감에도 적용될 수 있다.

나는 서울에서 춘천을 왕래하는 경우가 많다. 보라색 첩첩 연봉을 배경으로 굽이굽이 흐르는 북한강을 끼고 도는 경춘가도에서 내다보는 경관은 실은 아주 아름다운 풍광이다. 그러나 왕래하는 동안 나는 언제나 그 경치를 내다보고는 있으나, 실은 '보

* Csikszentmihayi, M.(1990). Flow. New York: Harper and Row.

지 않는다.' 눈은 거기에 던지고 있으나, 머릿속에서는 어제의 일 생각, 오늘 해야 할 일과 내일 해야 할 일들 생각들만 명멸한다. 그러다 한번은 어떤 청명한 날 아침 강의 다리를 지나가면서, 문득 강변 경치가 '이렇게 아름답구나! 옛날 스위스에서 감탄했던 경치보다 나으면 낫지 덜하지 않구나!'라고 느끼며 얼마 동안 그 아름다움에 '온 정신을 집중하고', '나를 잊었다.' 그 순간 나는 행복했을 것이다. 삶의 맛도 느꼈을 것이다. 옛날 스위스의 풍광이 수려하게 보였던 것은 여행 중 다른 잡념 없이 경치만을 '보았기' 때문이었을 것이다.

저기에 웅장하고 아름다운 아름드리 소나무가 있다고 하자. 그것을 세 사람이 바라본다. 한 사람은 '히야! 참 아름답구나, 어떻게 저렇게도 아름다울까?' 유심히 그 나무의 여기저기를 살펴보고 음미한다. 또 한 사람은 '야! 나무가 참 좋구나, 잘라서 대들보로 썼으면!' 하고, 다른 또 한 사람은 '멋진 나무야! 그림으로 그리면 명화가 되겠구나!'라고 생각한다. 그 순간 누가 더 행복할까? 대들보 생각, 그림 생각 등 쓸모 생각을 하는 사람은 소나무를 써먹을 생각에 도리어 애만 탈 뿐, 그의 감정은 행복과는 거리가 멀다.

뙤약볕에서 힘든 밭갈이를 한 농부, 한 사람은 힘들다고 투덜대기만 하고, 한 사람은 잠시나마 나무 그늘에 불어오는 미풍의 시원함을 지긋이 즐길 줄 안다면 누가 더 행복한 농부일까? 나는 가끔 숱한 문제에도 불구하고, 이만큼이라도 경제가 발전되고 자유를 누리고 있는 한반도 남반부 대한민국에서 살고 있는 것이 큰 다행이라고 느낀다. 그때 나는 행복하다. 그러나 권력자들의 부정부패, 해결되지 않은 입시지옥 등 문제에 속 썩일 때 나는 불행하다. 감사는 행복으로 이어지고 불만은 불행으로 이어진다.

여기에도 하나 단서를 붙일 것이 있다. 그것은 논자들이 관능적(官能的) 쾌락과 정신적 행복을 구분하고 있다는 점이다. 아무리 일시적으로 황홀하고 일종의 무아지경에 든다 해도 마약이나 도박은 뒤탈도 많은 관능적 쾌락일 뿐 행복은 아니다. 성폭행자는 일시적 관능의 쾌락을 얻는다 해도 행복하지는 않다. 연애나 결혼도 쾌락의 성관계로만 이어져 있을 뿐 서로의 애틋한 애정과 간절한 인간적 배려가 없다면 그것이 행복이 아닐 것은 쉬 짐작할 수 있다. 관능적 쾌락이 정신적 행복으로 이어질 수는 있다. 그러나 행복은 관능 너머의 어떤 도덕적인 요인을 포함함을 시사한다. 아리스토텔레스도 '행복'을 정신적 행복으로 규정했다. 그런 논지는 다음의 '선 행위' 논의로 이어진다.

선 행위 모든 종교는 사람들의 고뇌·고통을 제도한다는 의도를 담고 있다. 사람들은 종교에 고뇌·고통이라는 불행에서 해탈되고 행복의 실마리를 잡을 수 있기를 바란다. 그러나 음흉하게 인간을 해치는 사교(邪敎)가 아닌 정통적인 종교들은 그 고뇌·불행에서 해탈할 수 있는 길은 궁극적으로 '사랑', 자비', '인의' 등의 선(善)행위에 있다는 것을 최고의 교리로 삼고 있다. 남을 해치지 말고, 이웃을 사랑하고, 늘 감사하고, 용서하고, 도와주고, 베풀고, 탐하지 말고 등의 행위가 결국 고뇌·해탈의 행복의 길이라고 설교한다. 이것은 한편 언뜻 생각하면 좀 '이상한' 논리다. 이런 선 행위는 남들을 행복하게 해

주는 행위다. 내가 바라는 것은 나의 행복인데, 그 나의 행복의 길이 우선 남을 행복하게 해주는 데에 있다고 말하기 때문이다. 그것이 쉬 납득할 수 없는 이상한 논리이기 때문에, 많은 아마도 대부분의 신도들은 끈질기게 남보다는 우선 나의 행복, 나의 병 낫기, 우리 아들의 입시 합격하기를 교회나 절에 기도하기도 한다.

그러나 다른 한편으로 생각하면 그리 이상하지도 않다. 어떤 어려움을 당하고 있는 사람에게 내가 도움을 주면 그는 매우 기뻐한다. 그리고 그의 기뻐하는 모습은 나를 또한 기쁘게 한다. 이것이 사람들 사이의 '감정이입'의 원리다. 그런 경험이 쌓이면 나중엔 실제로 기뻐하는 것을 목격하지 않아도 기뻐할 것을 상상만 해도 그 시간에 나는 기쁘고 행복하다. 앞에서 언급했듯이, 사람들에겐 풍부한 감정이입의 심리기제가 있다. 그 때문에 사람들의 기쁨도 설움도 너와 나를 넘나들 수 있다. 감정이입의 능력 때문에 연민을 느끼면서 선 행위의 동기도 발생하고 또 결과에 대한 행복감도 느끼게 된다. 그 감정이입의 기제는 생득적이기도 하지만, 이 또한 앞에 말했듯이, 생후의 경험으로 증폭도 되고 감퇴도 된다.

선 행위가 행복감을 자극한다는 대뇌생리적 실험 근거도 있다. 신경학자 데이비드슨(Davidson)은 명상(참선)의 경험이 10,000시간을 넘는 불교 승려들을 대상으로 명상 시에 어떤 대뇌 활동이 일어나는지를 fMRI로 관찰했다. 그리고 그것을 보통 사람들의 것과 비교했다. 몇 가지 결론이 나왔다.*

---

* Begley, S.(2007, Feb. 12). How the Brain Rewires Itself. Time, 46-50.

우선 그 승려들의 명상시간에는 나와 남을 구별하는 대뇌부분의 활동이 훨씬 더 조용해졌다. 남에 대해서 훨씬 개방적이고 수용적이 된다는 말이다. 또한 감정이입과 모성애와 연결된 대뇌 부분의 활동이 더 활발해졌다. 감정이입이 더 깊어진다. 특히 더 현저한 결과는, 행복감에 젖어 있을 때에는 대뇌 전두엽의 왼쪽이 오른쪽보다 더 활발해지는데, 승려들 명상의 화두가 남을 행복하게 해주는 '자비'에 관한 것일 때에 그렇게 왼쪽 전두엽이 더 활발해진다는 사실이었다. 자비로운 행동은 생각만 해도 행복감을 느낀다는 말이다.

이 말은 동시에 감정이입의 능력이 명상 등의 방법으로 훈련도 될 수 있다는 것, 또 '생각' 여하에 따라 또는 '마음먹기'에 따라 행복질 수 있다는 것을 시사한다. 나아가 마음이 대뇌의 기능과 구조 자체도 바꿔갈 수 있다는 정신의학자 슈워츠(Schwartz)의 신경가소성의 주장을 증좌하기도 한다.* 다른 조사연구에서도, 일상생활에서 자주 자기의 처지를 감사하게 여기고, 남에게도 자주 감사하고, 남의 허물을 용서하고 관용하고, 남을 도와주고 남에게 베풀고 하는 사람들이 행복감도 더하다는 결론이 나온다.**

선 행위가 행복의 원천이라는 생각은 아리스토텔레스의 "윤리학"에서 명시적으로 드러난다. 그는 인생의 목적이 행복의

* Schwartz, J. M. and Begley, S.(2002). The Mind and the Brain. New York: Harper.

** Wallis, C. 앞의 문헌

추구에 있다고 선언한다. 그러나 그 행복은, 공리주의의 벤담이 주장하는 쾌락과 고통의 문제가 아니라, "영혼의 도덕에 따른 활동"이라고 정의한다. 하기는 부정한 뇌물로 온갖 쾌락을 누린다 해도 보통 사람처럼 한 줌 양심이 남아 있다면 뇌리의 죄악감에 끊임없이 시달릴 것이다. 행복이 물질적 관능적 쾌락 너머의 도덕적 선 행위에 있다는 주장은 과금의 모든 성현들이 되풀이해온 말이다. 세속적 고뇌에 시달리는 사람들에게는 그것이 아무리 잠꼬대 같은 청담으로 들린다 해도 위에 든 것과 같은 실증적 근거 앞에서는 그 진리를 부인할 도리는 없다.

이런 관점에서 무교에 근거를 둔 한국 전래의 기복사상에는 반성해야 할 점이 많다. 전래의 기복사상은 흔히 부귀수다남(富貴壽多男)이 그 내용이다. '부자 되고 출세하고 오래 살고 아들 많이 낳고'다. 옛날 어렸을 때 베개 양쪽에 壽와 福, 또는 富와 貴자를 수놓은 베갯모가 있었던 것이 생각난다. 꿈에도 부귀를 바랐던 것이다. 그러나 그 기복사상에 대해 최정호(崔禎鎬) 교수는 두 가지 난점을 비판하면서 매서운 반성을 요구한다.* 하나는 '타인의 부재' 즉 거기엔 남에 대한 배려가 전혀 없다는 점이다. 다 '나'의 행복만 빌 뿐 남에 대한 관심이 없다. 또 하나는 초월의 부재, 즉 세속적 욕망을 초월하는 사랑, 자비, 정의 등 세속을 넘어서는 초월적인 가치가 포함되어 있지 않다는 점이다. 타인의 부재와 초월의 부재는 곧 도덕의 부재를 뜻한다. 그리고 도덕적

* 최정호(2010). 복에 관한 담론. 서울: 돌베개.

선 행위가 행복의 중요한 원천이라면, 그런 도덕적 감각의 부재는 도리어 행복의 부재로 이어진다는 말이 된다.

물론 무교적 기복사상만이 한국인이 추구하는 정신적 가치의 전부는 아니다. 기복사상을 답습한다고 도덕이 없는 것도 아니다. 그러나 타인부재, 초월부재의 기복사상이 지배적인 만큼은 한국인이 불행감에 젖을 것이라는 추론이 불가능하지는 않다. 앞에서도 비쳤지만, 한국에 들어온 불교와 기독교마저도 그 본연인 사랑, 자비의 관념은 희석되고 나의 복을 위한 기복사상화 하고 있는 양상이 없지 않다. 수능시험 때면 절들은 수험생 어머니들로 메워지고, 몇몇 교회에도 "수험생을 위한 기도회"라는 간판이 나붙는다. 그러나 참된 행복은 도리어 그 너머, 남을 위한 배려, 물질을 초월하는 가치의 배려에 있다.

3) 내재적 가치에의 몰입

이상 네 가지 행복의 조건에 공통적인 한 심리기제가 있다고 나는 생각한다. 그것은, 앞에서도 언급되었지만, 사물이나 활동의 쓸모라는 수단적 가치가 아니라 그 자체의 내재적 가치에 젖어든다는 심리기제다.

여기 A, B 두 학생이 있다. A는 수학공부에 별 취미는 없으나, 대학입시를 위한 그 쓸모, 수단으로 '마지못해' 수학공부를 한다. B는 어찌나 수학의 묘미, 재미에 반해서 밤낮으로 틈만 있으면 수학공부를 파고든다. 누가 더 종당 수학을 더 잘할 것이며 누가 더 수학에 대성할 것이냐는 뻔하다. 그러나 동시에 그 공부의 시간이 누구에게 더 그 삶의 뜻이 알찰 것이며, 누가 더 '행복'할 것인가? 그 답도 명백하다.

같은 테니스 선수가 한 사람은 시합에 이기기 위해서 테니스 훈련을 하고, 또 한 사람은 테니스의 묘미에 심취해서 더한층 묘기를 탐색하고 익히기에 열중한다. 누가 결국 더 대성하고 누가 더 '행복'할 것인가?

두 학자가 있다. 한 사람은 박사를 따기 위하여, 승진하기 위하여 그 수단으로 연구를 한다. 또 한 사람은 그야말로 진리를 찾아가는 그 묘미 때문에 연구에 몰두한다. 누가 더 진정한 학문적 성취를 이룰 것이냐는 둘째 치고, 누구의 삶이 더 알차고 행복할 것인가?

학문이건 스포츠건 또는 음악이건 사업마저도 그것을 어떤 외적 목적, 수입, 출세, 명예 등을 얻기 위한 쓸모 또는 수단으로 추구하는 동안에는 그 목적을 달성할 때까지는 나는 애가 타고 몸이 달고 고달프다. 따라서 그 시간에 나는 행복과는 거리가 멀다. 행복은 저 멀리에 있다. 지금 당장 하고 있는 일이 '그 참 재미있다, 희한하다, 신 난다'라고 느낄 수 있어야 나는 행복하다. 테스트 토너먼트의 승리가 일단 목적이라고 해도, 연습하는 동안에는 그리고 시합하는 동안에도 승리라는 목적은 잊어버리고 지금 여기의 재미, 묘미에 몰입할 수 있어야 나는 행복하다.

모든 사물에는 그 자체의 묘미인 내재적(內在的) 또는 목적적 가치가 있고, 동시에 다른 목적의 달성을 위한 외재적(外在的)

가치 또는 수단가치가 있다. 골프는 웬만큼 칠 줄 알면 그 자체가 재미있고 신이 나고 모든 시름을 잊는 무아지경에 든다. 골프의 내재적, 목적적 가치다. 또 골프를 치면 건강도 유지되고 동호인들과 친교도 하고, 잘 칠 줄 알면 시합에 이겨서 상과 명예도 얻고 최경주처럼 크게 돈도 벌 수 있다. 골프의 외재적 수단적 가치다. 모든 활동 - 스포츠, 연예, 예술, 학문, 사업 등 - 에는 그런 내재적 그리고 외재적인 가치가 있다.

그러나 행복의 조건에 관한 한, 모든 사물·활동의 내재적인 가치가 그 선행·선결 조건이고, 동시에 지속적인 정신적 행복의 조건이다. 따라오는 외재적 가치는 거의 다 부·출세·명예 등 일시적인 물질적 가치다. 그리고 내재적 가치에 몰입한다는 선행조건이 만족되어야 후속하는 외재적 가치의 달성도 그만큼 수월해질 것은 명백하다. 진정한 기업가 정신의 기업가는 사업 결과 수익의 다과가 관심이 아니라 어려운 일을 결심하고 계획하고 수행하고 성공으로 이끄는 그 과정 자체를 우선 즐기는 사람이다.

한국은 60년대 이후 발전과정에서 큰 성과를 이룬 것은 큰 업적이지만, 그동안 모든 것을 국가와 개인의 치부 수단으로 간주하는 극심한 수단주의가 사람들의 사고를 지배하게 되었다. 정치·행정·교육·예술·학문 등 거의 모든 것을 '제2의 경제'라고 부르면서 경제발전의 수단으로만 생각하고, 그 자체의 내재적인 보람은 도외시하는 수단주의다. 이런 수단주의의 팽대는 한국인의 행복감을 위해서 그리고 더 한 층의 발전을 위해서도 크게 반성해야 할 문제다.

모든 사물, 모든 활동에 내재적인 보람을 발견하고 거기에 몰입한다는 행복의 조건은 거창하고 화려한 일에만 적용되는 것이 아니다. 일상생활의 여러 잡사 - 설거지하고 방 쓸고 지하철 타고, 밭 갈고 가을걷이하고, 사무 보고 고객을 대하고 등의 잡사에도 적용된다. 그런 일의 대부분은 어떤 다른 목적을 위한 수단적인 일이지만, 그런 사소한 잡일들 속에서도 작은 재미를 발견하고 거기에 주의를 집중하면서 작은 몰아의 시간에 젖을 수가 있다. 어떻게 하면 더 빨리 더 쉽게 더 많이 더 깨끗이 설거지를 할 수 있을까를 궁리하는 동안은 나는 그 권태를 잊는다. 어떻게 하면 더 빨리 더 쉽게 더 많이 밭을 갈 수가 있을까 궁리하는 몰아의 시간을 가질 수도 있다. 뙤약볕에서 밭일에 흠뻑 땀을 흘린 다음 나무 그늘에 불어오는 시원한 바람을 지그시 음미하고 즐기는 것도 작은 행복이다. 무미건조하고 지루하기만 해 보이는 거리청소부, 창구사무원, 우편배달부도 그의 일 어디에선가 작은 재미·희한함을 찾기도 한다.

이렇게 어떤 일 어떤 처지에서도 어디엔가 묘미와 가치를 발견하고 거기에 정신을 집중하면서 생각하고 음미할 줄 아는 사람의 성격을 칙센트미하이는 '자체목적적 성격(autotelic personality)'이라고 불렀다.* 용어가 좀 까다롭지만, 나는 언제 어디에서든 일 그 자체 속에서 어떤 재미를 찾아내고 거기에 몰입할 줄 아는 사람이다.

그런 '자체목적적 성격'의 사람은 심지어 감옥이나 수용소

* Csikszentmihayi, 앞의 문헌, 67-70.

같은 극심한 역경에서도 또는 중병으로 고생하는 중에서도 또는 반신불수 등 힘의 장애에도 불구하고 어디에서나 어떤 재미의 보람을 발견하고 거기에 작고 짧으나마 몰아의 삼매경에 든다. 감옥에서 책을 쓰고, 시를 짓고, 홀연히 나타난 바퀴벌레의 행동을 유심히 관찰하고, 감옥창틀의 구조를 분석하고, 같이 갇힌 재감자와 짧은 만남을 즐기는 등 그런 역경에서도 그들은 갖가지 '재미있는' 일을 발견한다. 그동안은 그들은 '행복'하다. 그리고 그런 사람들이 그 힘든 역경을 더 잘 이겨낸다. 자체목적적 성격의 사람들이 가혹한 수용소에서 더 많이 살아남는다. 행복은 주어진 여건이 결정하기보다는 사람의 성격 여하가 결정하고, '저기'보다는 '여기'에서 찾을 수 있다는 말이다.

나는 '역사적 현재'라는 개념을 만들어 보았다. 인간의 삶에서는 필연 현재의 과거가 스며들어와 있고 또 미래가 잉태되어 있다. 사람은 그 과거와 현재의 미래를 무시로 '시간여행'을 하게 마련이고 또 그래야 한다. 그래서 과거를 반성하고 미래를 꿈꾼다. 또한 과거의 전망과 미래의 조망은 길고 넓을수록 더 좋다. 그러나 삶 자체는 어제도 아니고 미래도 아니고 여기 지금의 이 일에 있다. 과거와 미래의 뜻을 충분히 살피고 살리면서도 그 뜻은 현재의 이 일 속에서 실현되어야 한다. 따라서 행복은 여기 지금 이곳의 이 일에 내재해 있는 보람 속에서만 찾을 수 있다. 행복은 저 산 너머가 아니라 여기에 있다.

4) 인간 실존: 유 와 무

진정 우리가 행복을 원한다면, 위와 같은 사회적, 심리적, 신경학적인 고찰을 넘어, 그보다 더 심층적인 철학적 성찰에도 생각이 미칠 수밖에 없다. 행복의 문제는 보다 근원적으로 인간의 삶이 무엇이냐에 관계되기 때문이다.

니체는 그의 저서 "비극의 탄생"에서 다음과 같은 희랍신화를 인용한다. 즉,

미다스 왕은 숲 속의 반수신인 현자 실레노스에게 물었다. 인간에게 가장 좋은 것 그리고 가장 바람직한 것이 무엇이냐고. 그 마신은 입을 잘 열지 않다가 간청에 못 이겨 깨지는 듯한 웃음소리와 함께 토하듯이 말했다. "불쌍한 하루살이의 종족들이여, 우연과 피땀의 아들들이여. 듣지 않는 편이 몸에 가장 좋은 것을 왜 억지로 들으려 하는가? 가장 좋은 것은 너희들이 도저히 이룰 수 없는 일이니, 태어나지 않는다는 일이요, 존재하지 않는다는 일이요, 무(無)라는 것이다. 그러나 너희들에게 다음으로 좋은 것은 곧 죽는다는 일이다."*

삶 자체가 비극이라는 말이고, 죽음을 그 비극의 종말이라는 좀 처절한 답이다. 행복 같은 것은 아예 생각도 말라는 셈이다. 니체는 인간의 삶을 직시하려는 실존(實存)철학의 선구자다. 불교에서도 인생은 일단 행복 아닌 고해(苦海)로 본다. 사는 것, 늙

---

* 니체. 비극의 탄생(pp.384). 세계사상대전집 9, 서울: 대양서적.

는 것, 앓는 것, 죽는 것이 사고(四苦)고, 거기에 사랑하는 사람과 헤어지고, 미운 사람을 만나고, 구하는 것을 얻지 못하고, 몸과 마음이 고달픈 고뇌를 합해서 팔고(八苦)라고 한다. 인생엔 온갖 불행이 따라다닌다는 말이다. 그리고 그런 고통·고뇌에서의 해탈에는 깊은 성찰과 수도(修道)가 필요하다는 것이 그 교리다. 실존사상과 불교에는 어쩐지 공통점이 많아 보인다.

실존주의 신학자 틸리히(Tillich)는 그의 저서* "존재하는 용기"에서 사람의 삶은 근본적으로 "존재(being)"와 "비존재(non-being)"의 대결이라고 보았다. '존재'란 살고 있다, 행복하다, 이겼다, 만족한다, 성공한다는 등 긍정적인 삶의 상황이고 '비존재'란 불행하다, 슬프다, 졌다, 실패하다, 그리고 죽는다에 이르기까지 온갖 부정적인 상황을 말한다. 비근한 예로, 대학입시 수험생의 삶은 합격(존재)과 낙방(비존재)의 대결이고, 사업가의 삶은 성공과 실패의 대결이다. 구애자는 특의와 실연을 다 각오해야 하고, 경기자는 승리와 패배의 가능성을 다 직시해야 한다. 실존사상에서는 여기 '비존재'와 비슷한 무(無)가 중요한 개념의 하나다. 그 '무'는 사람들이 위협으로 또는 경고를 이르는 '너 그러면 없다!'라고 할 때의 '없다'다.

인간의 삶, 인간 실존에는 언제나 행복(존재)과 불행(비존재)의 가능성이 공존한다. 그 하나만 있고 하나만 있어야 한다는 것은 환상이다. 인생이 '본래 행복해야 하는 것'이라는 생각에서

---

* Tillich, P.(1952). Courage to Be. New Haven: Yale University.

불행을 짜증 내는 것 자체도 인간실존을 직시하지 않기 때문이다. 비존재는 본래 없어야 하는 것이 아니라, 죽음이 필연이듯이 인생에 필연인 것이다. 누군가의 말대로 "인생은 환희 속에 비탄이 드나들고 비탄 속에 환희가 드나든다." 도리어 삶에는 갖가지 '비존재'가 도사리고 있기 때문에 '존재'가 더 값진 것이 된다. 테니스에서 이길 것이 뻔한 상대를 이겼을 때보다 십중팔구 질 듯한 강적을 이겼을 때 기쁨은 훨씬 더 한다. 도리어 생사 사이를 헤매야 하는 심히 어려운 역경 속에서의 '불행한' 시련은 더 깊은 삶의 뜻, 따라서 행복의 뜻을 달관하게도 한다. 그리고 다른 사람의 고통을 보다 깊고 넓게 감정이입하는 심성도 길러진다. 그것이 불교에의 고행수도의 목적일 것이다.

따라서 사람에 필요한 것은 우선 존재와 비존재, 행복과 불행의 가능성을 다 직시하는 '용기'고, 행복을 찾아가는 능력과 동시에 불행을 직시하고 인내하고 극복할 줄 아는 용기와 능력이 필수다. 행복의 추구 못지않게 중요한 것이 각종 좌절, 불만, 불안, 우울을 이겨내는 인내, 극기, 의지, 용기가 있어야 한다.

진정한 정신건강은 그저 행복하고 좌절 없고 정서적 장애가 없는 '무문제'의 상태가 아니라, 어차피 비존재의 좌절, 고뇌, 불행 등 '문제상태'에 봉착하게 마련인 삶에서 그 문제 해결의 용기와 능력일 것이다. 그런 용기와 능력을 함양하는 것이 행복의 가장 큰 요인이다. 그런 용기와 능력을 어떻게 함양하느냐는 또 달리 논의해야 할 큰 문제다.

근래 한국 부모들의 육아철학은, 아이에게 욕구불만과 좌절의 경험을 주는 것은 아이의 '기'를 죽이고 정신건강을 해친다는 생각이 지배적이다. 그래서 아마도 공부에 대한 성화 이외엔, 아이가 행여 속상할세라 무엇을 하더라도 대부분 '그래그래' 하는 응석받이로 아이를 기른다. 그 결과 아이는 대개 '아무 무서운 것을 모르고' 욕심대로 마음 내키는 대로 행동하는 안하무인의 아이들을 자주 보게 된다. 그러나 그런 아이들은 겉으로는 기고만장해도 일단 어떤 어려운 일을 당하면 어쩔 줄을 모르는 심약증(心弱症)의 아이로 자라난다. 그런 심약증에는, 겉으로는 허우대가 커도 일단 힘든 운동을 해야 할 때 곧 허덕이는 신체적 심약자, 조금만 슬프고 화가 나도 울고불고하는 정서적 심약증, 조금만 어려운 공부문제를 만나면 스스로 풀어볼 생각을 안 하고 답부터 뒤지는 지적 심약증, 많은 사람들 앞에 서면 수줍어 숨어드는 사회적 심약증, 더 심각하게는 조금만 욕심이 동하고 유혹이 있으면 참지 못하고 쉬 비행을 저지르는 도덕적 심약증, 나아가 어른이 돼서도 천당에 보내준다면 백백교나 영생교 같은 사교(邪教)에 쉬 빠지는 종교적 심약증도 있다.

행복을 약속할 수 있는 진정한 정신건강은 고통·고뇌를 참고 이겨내는 적정한 시련 속에서 길러진다. 불행을 이겨내는 힘이 또 하나의 행복의 원천이다.

지명토론

‘행복의 조건’에 대한 토론

허 경 철*
(21세기 교육연구소장)

선생님의 글을 읽으면서 ‘행복의 조건’이 과연 무엇인가를 골똘히 생각해 보았다. 선생님은 우선 ‘돈은 아니다’라고 하셨다. 자본주의 물질만능 위주의 사회에서 대부분의 사람들이 잘못 가지고 있는 생각을 경고하시기 위한 배려였다고 생각된다. 연후에 ‘행복감’의 네 가지 조건을 말씀하였다. 행복한 기분이나 느낌을 가질 수 있기 위한 네 가지 조건으로 1) ‘기본 욕구’의 ‘적정한’ 충족, 2) 화목한 인간관계, 3) 일에 열중하는 무아의 삼매경, 4) 선행을 말씀하셨다. 이어서 ‘행복감의 조건’과 같은 위상으로 ‘내재적 가치에의 몰입’과 ‘인간 실존: 유와 무’를 ‘행복의 조건’으로 기술하셨다.

이 글을 읽고 토론하는 바람직한 자세는 무엇일까? 글의 논리적 구조를 분석하고 논의하는 자세는 이 글의 성격상 바람직하

* 허경철(許敬哲), 미국 Stanford 대학교(Ph.D.), 한국교육개발원, 한국교육과정평가원 수석연구위원, 한국교육과정학회장, (현) 21세기연구소장, hkc46@naver.com

지 않을 것이다. 글을 읽는 동안에 왜 선생님께서 '행복감의 조건'으로 4가지를 말씀하시고 다시 '내재적 가치에의 몰입'과 '인간 실존'을 다른 두 개의 독립적인 항으로 설정하여 기술하셨을까 하는 궁금증이 강하게 생겼었다. 이 두 개의 항을 행복감의 요소에 포함시켜 '행복의 조건'을 6가지로 기술하시는 것이 논리적 구조상으로는 더 맞을 것 같은데 라는 생각을 해 보면서 말이다.

그러나 이러한 글 읽기는 적절한 태도는 아니라고 생각했다. 보다 적절한 태도는 이러한 행복의 조건들을 현재의 나에 대입시켜 '나는 얼마나 행복한가'를 생각해 보고, 앞으로 좀 더 행복하기 위해서는 어떻게 해야 할 것인가를 설계해 보는 자세가 더 바람직한 자세라고 생각했다. 선생님이 생각하고 계신 '행복의 조건'을 나는 어느 정도나 충족시키고 있는가?

1. 나는 기본 욕구를 적정한 수준으로 충족시키고 있는가? 생리적, 정서적, 사회적, 자기실현적(혹은 경제적, 물질적, 사회적, 정신적) 요구를 어느 정도나 적정하게 만족시키고 있는가? 대체로 만족하고 있는 것 같다. 그러나 여기서 문제가 되는 것은 선생님께서도 지적하신 바와 같이 '적정한 수준'의 기준이 문제가 된다. 현재 내가 가진 재산, 건강, 지위, 명예, 업적 등에 대하여 '높은 기준'으로 평가하면 나는 행복한 마음을 가질 수가 없다. '낮은 기준'으로 평가하면 나름대로 위안을 가지게 된다. 그러므로 행복의 이 첫 번째 조건은 선생님 지적대로 바로 '마음먹기, 즉 어떤 마음이냐'가 문제인 것이다. 마음먹기에 따라, 즉 충

족의 기준을 낮게 혹은 높게 가짐에 따라 행복하기도 하고, 불행해지기도 한다. 그러나 '어떻게 해야 낮은 마음, 겸손한 마음을 가질 수 있는가'에 대하여 선생님께서는 대답을 미루셨다.

2. Davidson의, 불교 승려들의 명상(참선)에 대한 연구를 인용하여 선행이 행복의 조건임을 대뇌생리학적 토대 위에서 설명하신 것은 특히 설득의 수준이 높다. 행복을 느낄 때 전두엽의 왼쪽 부분이 활발해진다는 점, 승려들이 자비와 같은 '선 행위'를 화두로 선을 할 때 전두엽의 왼쪽 부분이 활발해진다는 점, 즉 선을 행하는 것은 물론 선을 생각하는 것만으로도 행복을 느낄 수 있다는 것, 이러한 사실들은 우리가 일상의 생활에서 의미 있게 느끼는 사실들을 실증과학적으로 밝혀주는 증거들로서, 선 행위나 사고가 행복의 조건임을 강하게 시사하고 있다. 좀 더 구체적으로 선행을 해야겠다는 마음이 강하게 든다. 그래, 행복하려면 선행을 해야지... 봉사활동을 보다 구체적으로 실천해야지...

3. 최종호 교수의 글, 즉 한국인의 기복사상을 '타인의 부재'와 '초월의 부재'로 해석한 글을 인용하시면서 한국인의 높은 '불행지수'를 설명하신 선생님의 해석은 그야말로 탁견이라고 할 수 있다. 한국인은 현재 세계 경제 규모 순위 13위를 자랑하며 역사 이래 가장 잘 살고 있는데 왜 행복하다고 느끼지는 못하는가가 매우 궁금했었다. '심한 경쟁' 때문이라 생각했다. 그러나 선생님은 '배려의 부족'과 '세속을 초월하는 초월적 가치에의 헌신

부족'을 원인으로 지목하셨다. 결론적으로 기복사상이 지배적인 만큼 한국인은 불행감에 젖을 것이라고 추론하셨다. '남보다 잘 살고', '눈에 보이는 현세적인 가치만을 중시하는' 기복사상이 불행의 중요한 원인이라는 것이 마음에 크게 닿는다. 불교도, 기독교도 거의 대개의 신자들은 종교를 '기복'의 수단으로 삼고 있다. 낮은 종교심의 수준도 불행의 한 원인이 된다. '배려의 부족'은 곧 선 의식과 행위의 부족이며, 이것이 행복을 보장하지 못하는 것은 대뇌생리학적으로 앞에서 설명되었다. '초월의 부족'은 선생님 글의 뒷부분에서 설명된다. 나의 눈을 뜨게 한 부분이었다.

4. 칙센미하일의 '자체목적적 성격'을 소개하시며 내재적 가치 지향의 성격이 행복의 중요한 조건임을 강조하신 선생님의 지적에 깊이 공감한다. "언제, 어디서든, 일 자체에서 재미를 찾아내고, 거기에 몰입하는 성격"이 '자체목적적 성격'의 정의다. 정말 그렇다. 어떠한 상황에서든 그 안에서 재미를 찾아내서 그것을 즐길 수 있는 성격이나 능력을 지닌 사람은 정말로 누구도 깨뜨릴 수 없는 행복한 사람이다. 칙센미하일의 '자체목적적 성격'과 동일하지는 않지만 관련되는 개념은 로고테라피로 유명한 정신상담학자 빅터 프랭클의 '의미론'이다. 자기가 속한 상황/처지, 그것이 비록 감옥이나 '죽음의 수용소'일지라도 그 안에서 '의미'를 찾고, 그 의미에 일관된 행위를 하는 사람은 그렇지 않은 사람보다 훨씬 행복하다는 주장이다. 실제로 그런 사람들은 그렇지 않은 사람들보다 죽음의 수용소에서 훨씬 더 많이 살아남

았음을 그는 생생하게 전하고 있다. 어떻게 이러한 성격이나 태도를 함양할 수 있을까가 우리의 다음 과제다.

5. 행복의 조건으로 최종호 교수나 정범모 선생님이 언급하신 '초월'의 개념은 많은 사람들에 의하여 받아들여지고 있다. 물론 초월의 개념은 사람마다 그 세부적인 의미는 다르기는 하나 본질적 의미는 동일하다고 보인다. 최근에 읽은 러셀의 '행복론'에서도 초월은 진정한 행복, 죽음조차도 극복하는 행복의 가장 근원적인 토대로서 진술되고 있다. 그가 말하는 초월의 핵심은 한 인간이 자기 자신의 삶이라는 짧은 생의 역사의 한계에서 벗어나 인류의 문명사 전체의 역사와 자신을 동일시하고, 그마저도 벗어나 우주의 전 역사와 자신을 동일시하게 되는 높은 경지를 말하고 있다. 한 인간의 의식이 이러한 경지에 달하게 될 때 그는 자기의 개인적 운명이 어떻게 되든 깊고 오묘한 행복감 속에 머무를 수 있게 될 것이며, 자신의 죽음까지도 하찮게 여기게 될 것이라고 언술하고 있다. 한 개인이 자신의 한계를 초월하여 '우주와의 일치', '무한과의 합일'이라는 초월의 경지에 이를 때 그가 진정한 행복에 이를 것이라는 가정은 쉽게 이해가 된다. 단, 그렇게 되는 것이 어려울 뿐이다. 어떻게 우리는 '현재와 현세에의 매몰'에서 벗어나 영원과 우주의 신비 속에 동참할 수 있을까? 종교를 통해서? 명상과 선을 통해서? 선생님은 어떠신지요?

총 평

허 형*
(중앙대 명예교수)

그동안 여러 차례에 걸쳐 유명 연예인들과 사회 인사들을 포함한 많은 사람들이 연달아서 자살하는 사건이 있어 왔고, 지난 오뉴월에는 우리나라의 유수한 한 대학에서 학생들이 자살하고, 이어서 대학교수까지 자살하는 일이 일어났으며, 그로 인해 세계적인 석학으로서 대학행정에 유능하다는 그 대학 총장의 진퇴 문제가 사회적 여론에 휘말리기도 했다. 이러한 일련의 과정을 지켜보면서, 우리는 우리 사회의 정신건강 문제를 심각하게 받아들이지 않을 수 없다. 이번 기회에 이 문제를 학술적으로 심도 높게 논의해보는 것이 바람직하겠다는 취지에서 이 세미나가 열리게 되었다.

이 세미나의 목적이 우리 사회의 정신건강 문제를 사회 각 부문 별로 그 현상과 원인을 분석해 보고, 건강한 한국사회를 위한 여러 가지 대책을 마련하기 위해서 다 함께 지혜를 모아보자

* 허 형(許 炯), Iowa State University(Ph.D.), 중앙대 명예교수, (전) 중앙대학교 대학원장, 전 한국교육평가학회장, hhuh@cau.ac.kr

는 데 있는 것으로, 이와 같은 학술적 활동은 가치론적 철학의 측면에서 매우 의미가 깊다고 하겠다.

먼저 한국사회가 얼마나 건강한가? 우리 사회의 병리현상은 무엇인가? 이를 분석한 신광영 교수는 주된 원인이 1997년의 IMF 위기와 2008년 금융위기로 인한 빈곤과 경제, 사회적 불평등에 있다고 보았다. 이로 인해서 한국사회의 표준적인 생애 모델이 파괴되었고, 노동시장의 유연성으로 인해 고용문제가 심각해졌고, 비정규직 증가와 실업률 증가로 인한 근로 빈곤, 이로 인한 가정의 빈곤, 자살, 특히 빈곤 노인의 자살, 어린 자녀의 정서적 파괴 등이 심각하다고 보았다. 고령가구의 증가, 이혼가구의 증가, 30대 이상의 미혼가구의 증가, 일인가구의 증가가 심각하고, 이로 인한 출산율 저하로 2015년에 연령세대가 똑같아지고 2050년에 전체 인구의 30%가 축소하는 시한폭탄과도 사회로 치닫고 있다고 하였다. 그리고 한국사회의 가장 심각한 문제는 무엇보다도 가족공동체가 붕괴되고, 이웃과의 관계가 단절되며 지역공동체가 붕괴되는 등 사회적 자본이 심각하게 약화되어가고 있으며, 모든 것이 개인 중심으로 변화하고 있는 것이 주목해야 할 사항이라고 하였다.

이에 대해 박성익 교수는 논의과정에서 이러한 과정이 우리 사회가 선진사회로 발전해가는 한 과정에 불과하다고 낙관론으로 반박하고 있다. 1997년의 IMF 위기도 가장 빠르게 회복하였고, 2008년의 서브프라임 금융위기로 촉발된 세계적인 경제위기 속에서도 우리나라는 비교적 높은 경제성장률을 달성하였고,

2011년 또다시 몰아닥친 세계적인 경제위기도 비교적 잘 견디어 내고 있는, G20 회원국이자 경제규모가 세계 10위권에 들고 있는 당당한 OECD 국가 중의 하나라고 하였다. 2000년대 들어와서 한국사회의 병리현상을 경제문제와 실업(失業), 그리고 빈곤의 문제에 상당히 기인한다고도 볼 수 있으나 정보통신기술의 발전과 인터넷 사용의 증가, 새로운 형태의 대중문화의 확산 등 세계화(globalization)의 물결 속에서 한국의 전통적인 사회문화가 변화하는 데서 나타나는 다양한 병리 현상일 뿐이라고 낙관하는 박성익 교수의 논박도 타당하다.

다음으로 권석만 교수는 한국이 2010년에 1인당 GDP 2만불 시대를 열었으나 한국 국민의 행복지수가 40개국 중에서 25위라고 밝히면서 "한국인, 이제는 행복과 정신건강을 챙겨야 할 때"라고 주장하고 있다. 한국인의 행복수준이 낮은 이유로 물질주의적 성향이 다른 나라에 비해서 현저하게 높다는 점과 생활환경에 대한 만족도가 낮고, 그리고 사회적, 심리적 부(social and psychological wealth)가 낮다는 점을 지적하면서, 정신건강을 위한 국가적 차원의 노력을 강조했다.

이에 대해 논의자로 나선 권균 교수는 한국 아동과 청소년의 행복수준이 OECD 20개국 중 3년 연속 꼴찌라는 연구결과를 제시하면서 한국 심리학계가 한국인의 행복과 정신건강에 별 관심이 없어 보이며, 한국인들이 본인이나 가족의 정신장애 노출을 극히 꺼리는 문화 때문에 정신장애의 역학조사 결과가 너무 낙관적으로 왜곡될 가능성도 크다고 비판한 것은 타당하다. 특히 권

교수는 불행한 사람이 다른 사람을 불행하게 하기 때문에 가족, 학교, 직장, 지역사회, 그리고 정부가 불행한 사람의 양산을 적극적으로 막아야 하고 정신장애의 확대에 적극적으로 대처해야 한다고 강조한 것은 정책당국자들이 새겨들어야 할 대목이다.

세 번째로 "우리 가정이 무너지고 있다."라고 한 이훈구 교수는 그 대상 가족이 초, 중등학령의 자녀를 둔 핵가족보다는 자녀가 대학을 다니거나 그 이상 연령의 자녀가 있는 가정에서 황혼 이혼이 늘고, 부모·자녀 관계가 악화되고, 노인 자살이 늘고, 가정의 파탄이 심각함을 주로 상담활동을 통하여 얻은 자료를 중심으로 현상을 파악하고 있다. 가정파탄의 원인을 주로 남편의 폭력, 경제적 무능력, 알코올 중독, 그리고 부부간의 성격차이, 혼외정사, 가정경제권의 이동 등으로 꼽고 있다. 부모·자녀 관계의 악화의 원인으로는 부모-자녀 간 대화부족, 가치관 충돌, 자녀 학대를 들고 있다.

이에 대해 임은미 교수는 한국 가정의 하드웨어가 무너져 가는 현상을 적극적으로 수용하고 이에 대한 긍정적인 태도를 교육하는 것이 오히려 가정을 지키는 대안이 될 수 있으며, 건전한 경제 가치관을 갖도록 교육하고, 인간의 존엄성을 인식하고 실천하는 태도를 교육하고, 대인관계의 갈등을 해소하는 노력을 강조하고, 청년층에 대한 대책을 세우고, 차세대 자녀의 건전한 성장에 대한 어른 세대의 공동 책임 의식을 길러야 한다는 지극히 원론적인 대안을 제시하고 있다.

네 번째로 직장인의 정신건강의 문제와 기업 내의 인사관리의 중요성을 강조한 한주희 교수는 먼저, 한국 직장인들의 스트레스 보유율은 95% 수준에 달하고 있으며 이는 일본(61.5%), 미국(40%), 홍콩(28%)보다 월등히 높은 수준이며, 이로 인한 경제적 손실도 약 11조 3,650억에 이른다고 하였다. 직장인의 정신건강에 영향을 미치는 요인으로 조직의 목표와 개인의 목표가 일치하지 않고, 조직이 제시한 행동기준에 부합하지 못하고, 조직에 불확실성 존재, 보상 수준의 낮음과 불공정, 역할 모호성, 역할 갈등, 고용 불안정과 실직 위협, 고용 상태의 변화 등을 꼽고 있으며, 이러한 요인들이 직장인의 스트레스와 우울감에 영향을 미친다고 주장하고 있다. 따라서 직장인들의 정신건강 문제가 기업의 이슈로 작용함으로써 기업 경영전략의 일환으로 인식할 필요가 있으며 인사조직의 새로운 과제로 부각되어야 함을 강조하고 있다. 아울러 근로자 지원프로그램, 치유프로그램, 상담프로그램 등의 적극적 도입과 확산을 권유하고 있다.

이에 대해 허준 교수는 근본적으로 기업 문화와 왜곡된 의사소통 구조를 비판적으로 인식하고 이를 실천적으로 바꾸어나갈 수 있는 비판적이고 성찰적인 학습의 과정이 중요하다고 논의하고 있다.

본 총평자의 견해로는 먼저 기업이나 조직이 인사를 선발하고, 관리하고, 성과를 평가하고, 교육하는 성과증진체제(Human Performance Improvement System)가 보다 더 분석적이고 과학적이고 합리적일 때, 이러한 문제를 사전에 예방하고 경제적 손실을 줄일 뿐만 아니라 직장인들로 하여금 즐겁고 신명 나게 일 할 수 있는 일의 터전을 마련할 것으로 판단한다.

다섯 번째로 한국 아동과 청소년의 정신건강의 현주소와 그 나아갈 방향을 제시한 도승이 교수는 우리나라의 청소년 자살률은 OECD의 평균인 6.8명보다 다소 낮게 나타나고 있지만(6.2명), 평균 증가율을 보았을 때 결코 낙관할 수 없다고 하였다. 자살률을 학교 급별로 보면 학교 급이 올라갈수록 자살률이 높은 것을 보면(초등학생이 3%, 중학생이 28%, 고등학생이 69%), 역시 학업부담, 학교폭력 및 왕따 등이 원인으로 분석되었다. 그리고 우리나라 아동과 청소년의 행복지수는 OECD 평균 100점 보다 훨씬 밑도는 65.98점으로 23개국 중 꼴찌로 나타났다(1위 스페인 113.6점). 청소년의 현재의 행복지수를 100으로 했을 때 이를 구성하는 6개 영역 가운데 '학습에 대한 만족'이 25.44로 가장 낮은 수준으로 나타나고 있다고 하였다.

이에 대한 논평으로 이연섭 교수는 우리 교육이 앞으로 유, 초, 중, 고등학교를 막론하고 모든 학생에게 스스로 하고 싶은 것을 선택하게 하여 이에 몰두하게 하고, 더 어려운 과제에 도전하면서 자기 능력을 계발하고 나 혼자가 아니라 친구들과 함께 그 과제를 끝까지 해내려는 협력의 주역이 되도록 하는 교육이 마련되어야 함을 강조하고 있으며, 학생들로 하여금 과제나 과업을 성취해내는 기쁨의 극치, 절정의 경험(peak experience)을 맛보게 하는 교수-학습체제가 마련된다면 청소년들에게 우울증이나 자살 같은 것은 사라질 것이라고 진단하고 있다.

마지막으로 정범모 교수께서는 돈과 물질, 권력, 출세 등은 행복의 가치로는 한계가 있으며, 행복의 조건으로 기본욕구의 충족, 화목한 인간관계, 일에 몰입하는 무아(無我)의 삼매경, 그리고 선(善)의 행위 등 4가지 조건을 제시하면서, 이러한 조건들이 물질적 가치, 수단적 가치로서가 아니라 그 자체의 내재적 가치에 젖어드는 심리적 기제가 더 바람직하다고 주장하셨다. 그리고 불교 승려들의 명상과 참선(參禪)이 행복의 지극히 높은 수준이며, 대뇌생리학적 변화까지 유도한다는 연구결과도 소개하고, 마지막으로 인간 실존에 내재하는 불행, 고뇌, 좌절 등의 문제는 필수적인 것이어서 이를 현명하게 해결하려는 인간의 의지와 용기, 문제해결 능력을 함양하는 것이 행복의 가장 큰 요인임을 강조하셨다.

이에 대해 허경철 박사는 기본 욕구의 적정한 수준은 어떻게 설정해야 하는가, 어떻게 해야 낮은 마음, 겸손한 마음을 가질 수 있는가에 대하여 문의하는 수준으로 논의를 마무리하였다.

이상으로 여섯 분의 발표와 또 여섯 분의 논의를 종합해 보면 우리 사회의 정신건강 상태가 그리 나쁘지 않고, 우리 사회 전반에 걸쳐 어두운 그림자가 짙게 드리워져 있다고 보이지 않는다. 자살률 최고라는 통계자료도 그리 신빙성이 있어 보이지 않는다. 독거(獨居)노인들의 사망처리를 행정 편의상 '자살'로 처리하기 때문에 나타나는 통계적 오류라는 김병주 교수(영남대)의 증언이 설득력을 얻기도 한다. 그리고 청소년 자살률도 OECD 국가들 평균보다 낮다. 자연환경이 천국 같다는 뉴질랜드가 청소년 자살률 1위 국가이고, 교육제도가 좋아서 이명박 정부

들어와서 교육제도를 배우고자 한다는 핀란드가 청소년 자살률 2위 국가이고 보면 우리 청소년들은 아무리 학업에 대한 부담이 막중하다 해도 건강한 것이다.

미국에서는 이미 1960년대에 이미 산업화와 도시화로 확대가족제도가 파괴되었다고 문화인류학자 마가렛 미드 여사가 한국에 와서 개탄하면서, 양성(兩性) 삼대(三代)가 함께 사는 한국의 전통가족제도를 부러워했던 때도 있었다. 그러나 지난 50년 동안 한국은 산업화, 도시화, 민주화의 과정을 거치면서 가부장적 가족제도, 전통적 유교문화의 가치, 남성위주의 사회문화 등이 붕괴되고 자율과 평등, 그리고 개인 지향의 가치와 문화가 확산되면서 나타나는 자연적인 사회현상이라고 정리할 수도 있다. 이러한 사회현상들은 1970년대에 이미 Alvin Toffler가 '미래의 충격'에서 지적한 바와 별 차이가 없어 보인다.

그러나 우리 사회에서 과거에 비해서 가족이 급속하게 해체되고, 이혼율이 증가하고, 실업률이 증가하고, 알코올 중독이 늘어나고, 우울증 환자가 증가하고, 자살률이 증가하는 현상은 사회정책 및 국가 정책적 차원에서 그 예방과 대책을 시급하게 세워나가야 할 것을 요구하고 있다. 치료적 전문가의 양성과 치료적 프로그램의 확산을 서둘러야 한다. 불행한 사람들은 다른 건강한 사람마저도 불행하게 만들기 때문이다. 그리고 파괴된 가정과 병들고 비뚤어진 사회문화의 방치는 자라나는 어린이에게 심대한 피해를 주어 우리의 미래를 암울하게 할 수도 있다. 조셉 콘래드(2010)는 사람들이 어린 시절에 희망과 사랑과 사람에 대한 신뢰를 배우지 못하는 것은 매우 슬픈 일이라고 하였다. 정신적으로 건강한 사회문화 속에서 어린이는 믿음, 자율성, 독창성 등을 키워나갈 수 있고 희망과 자아의식을 확고하게 하여 다른 사람들과의 사회적 유대관계를 확장하며 풍요로운 삶을 계획하며 살아갈 수 있기 때문이다.

입시경쟁으로 인한 아동과 청소년들의 과도한 학업부담을 줄이고 건강한 인간 형성의 기초를 다지기 위해 초등학교와 중학교의 교육과정의 목표를 1918년 미국 교육학회(NEA)가 제안했던 7개 항목(Seven Cardinal Principles), 1) 건강한 사람 기르기, 2) 기초 학습 능력 기르기, 3) 가족 구성원으로서의 역할 익히기, 4) 직업능력 수행하기, 5) 시민의식 함양하기, 6) 여가를 의미 있게 활용하기, 7) 윤리적 품성 기르기 등을 강화해야 할 것이다. 특히 아동기나 청소년기의 교육과 환경이 중요한 것은 전(前) 단계의 발달수준 여하가 후(後) 단계의 발달에 그대로 영향을 미치기 때문이다. 성의 발달(sexual development)로 발달단계를 설명한 Sigmund Freud, 정의적 발달단계를 제시한 Erik Erickson, 태생적 인지발달 단계를 주장한 Jean Piaget, 그리고 인간의 발달과업(developmental task)을 광범위하게 제시한 Robert Havinghust 등은 모두 전 단계의 발달수준 여하에 따라 후 단계의 발달에 심대한 영향을 미친다고 하였다. 비단 인지적 발달뿐만 아니라 믿음, 희망, 사랑, 배려, 윤리성, 자율성, 동기, 자아개념, 사회성 등과 같은 정의적 행동특성도 어려서부터 배우고 익혀야 성인이 되어서 성공적인 삶을 살아가는 데 도움이 될 것이 분명하다. 특히

Browning(2010)이 말하는 수면자 효과(sleeper effects)가 있어서 어릴 때의 유쾌하고 사랑이 넘치는 행동 경험이 어느 시기에 잊혔다가도 몇십 년 후에 다시 환하게 되살아나서 살아가는 데 좋은 영향을 미치기도 하지만, 반대로 어린 시절에 경험한 불신, 불안, 좌절, 분노, 타율성 등은 이후의 삶에서 부정적으로 되살아나기도 하는 것이다. 이러한 관점에서 우리의 자녀들이 자라나는 토양으로서의 가정환경, 학교환경, 사회 환경이 건전하고 가치가 풍부해야 한다.

한국인들이 불행을 느끼는 특이한 것은 행복의 기준이 나의 기준이 아닌 다른 사람들의 시선에 좌우한다는 데에 있다. 내 아이의 성적을 그 성적의 절대적인 준거(criterion)에 따라 판단하는 것이 아니라 다른 아이의 성적과 상대적으로 비교함으로써 판단하는 경향이 짙다. 그래서 다른 아이의 부모가 과외를 시키면 나의 아이도 과외를 시켜야 속이 편하고, 다른 아이가 조기 유학을 가면 내 아이도 조기 유학을 보내야만 마음이 놓이는 것이다. 다른 친구가 대학에 가니까 나도 대학에 가야 하고, 다른 친구가 대기업에 들어가면 나도 대기업에 들어가야 마음이 풀린다. 그래서 대기업에 들어가면 능력 있는 사람, 좋은 사람으로까지 인정받고, 그렇지 못하면 무능한 사람, 나쁜 사람으로까지 취급받는다는 의식이 강하다. 나만의 독창적인 인생설계에 따라 중소기업에 입사한다거나 나만의 창업을 꿈꾸지도 못한다. 나만의 독특한 기준이 아니라 사회통념이 정한 일반적 기준에 들어가지 못하면 삶에서 가치를 발견하지 못하고, 피곤하고 우울하며, 살아가기가 힘들기만 한 것이다.

사람은 항상 행복한 상태로만 인생을 살아갈 수는 없다. 누구나 불행과 고뇌와 갈등과 문제를 가지고 살아가는 것이 정상인지도 모른다. 영국의 극작가 George Bernard Show는 다음과 같이 익살스럽게 말하고 있다. "평생토록 행복한 인생이라! 누구나 그런 인생은 견딜 수 없을 것이다. 그런 인생이 있다면 아마 지상의 지옥일 테니까."

정범모 선생님의 "행복을 약속할 수 있는 진정한 정신건강은 고통과 고뇌를 참고 이겨내는 적정한 시련 속에서 길러진다."라는 결론적인 말씀이 마음에 와 닿는다. 하버드 인생성장보고서를 작성한 George Vaillant 교수도 "사람이 겪는 고통이 얼마나 많고 적은가"보다는 "그 고통을 어떻게 대처하는가?"가 더 중요하다고 하였다. 그리고 Sigmund Freud의 딸, Anna Freud는 인간이 사용하는 방어기제를 정신병적 방어기제, 미성숙한 방어기제, 신경증적 방어기제, 그리고 성숙한 방어기제로 분류하여 제시하면서, 성공적인 사람들은 고통과 갈등, 그리고 불확실성에 대처하는 성숙하고(matured) 현명한 방어기제를 항상 사용함으로써 건강하고, 유머러스하고, 창의적이며, 이타적인 삶을 살아가고 있다고 하였다.

허경철 박사께서 정범모 선생님께 질의한 "기본 욕구의 적정한 수준이 어느 정도이어야 하는가?"에 대하여 영국의 소설가 Charles Dickens는 다음과 같이 말하고 있다. "1년 소득이 20파운드인 사람의 1년 지출이 19파운드 6펜스인 사람은 행복한 사람이고, 1년 소득이 20파운드인 사람의 1년 지출이 20파운드 6펜스인 사람은 불행한 사람"이라고 하였다. 너무 낭비적인 사람도 불행하지만, 너무 인색한 사람도 불행하다는 말과도 통한다. "자기가 좋아서 땀 흘려 정직하게 일하여 번 돈으로 먹고, 마시고, 담소하고, 즐겨라. 그것이 바로 하느님의 선물이다. 다만 언제나 하느님 무서운 줄만 알아라."라는 것이 구약성서 전도서에 나오는 솔로몬 왕의 지혜의 핵심이다.

심리학과 정신의학의 역할이 바뀌고 있다. 부정적이고 의기소침하고 우울하고 스트레스가 쌓인 사람을 정상적인 상태로 치료하는 것이 과거 Freudian psychiatrists의 목적이었다면, 현대의 긍정심리학자들(positive psychologists)은 사람의 마음을 '제로 상태'인 정상적 중립상태에서 '플러스 5'의 상태로 끌어 올릴 수 있다고 믿고, 이러한 변화를 통해서 우리 모두의 행복을 증진시킬 수 있다는 가정을 가지고 연구하고 있다.

우리는 왜 행복해야 하는가? "행복한 상태에 있는 사람은 그렇지 않은 사람들보다 이 세상을 더 안전하게 느끼며, 모든 결정을 내리는 데 있어서 어려움이 없고, 그리고 매사에 친화적이며 건강하고, 활동적인 삶을 살아가기 때문이다. 그리고 타인과의 관계나 자신을 바라보는 시각, 그리고 미래에 대하여 희망을 품고 있으며, 매사에 긍정적이기 때문이다. 무엇보다 행복하지 않은 사람들에 비하여 더욱 매력적이고 인기가 많기 때문이다." 라고 BBC 행복프로젝트(2005) 보고서에서 밝히고 있다.

그렇다면 행복도 학습될 수 있는 것인가? 행복은 배울 수 있는 '기술'이라는 주장을 뒷받침하는 연구결과는 많다. 정보처리 이론(information processing theory)에서처럼 사람이 즐거움, 고통, 호기심, 불안 등 사람이 경험하는 모든 감정을 정보로 잘 받아들이고 처리할 수 있다면 자신의 미래를 스스로 결정할 수 있을 것이다. 분명한 것은 사람의 두뇌가 정보를 다루는 방법을 배울 수 있다는 것이 이 분야 연구의 가정이다. 그 결과 우리가 느끼는 행복의 정도에 영향을 미칠 수 있다는 확신으로 일상생활에서 기쁨을 느끼는 능력을 향상시킬 수 있는 방법은 무수히 많을 수 있다. 자신의 행복은 자신의 내부에 존재하며, 자신을 행복하게 만드는 전문가는 바로 자기 자신일 수 있다. 정범모 선생님께서도 Davidson의 명상(瞑想)과 참선(參禪)에 대한 경험이 불교 승려들의 대뇌활동의 변화로 이어져 그것이 fMRI로 관찰되었다는 연구결과를 소개하셨다.

일본 동경대학의 가사이 하루오(河西春浪) 교수는 신경세포의 이음매인 스파인(spine)이라는 수상돌기의 크기 변화에 주목하면서 기억의 불가사의한 성질을 규명하려고 연구하고 있다(2010). 스파인은 신경세포의 이음매(snaps)에 붙어 있는 것으로, 이는 다른 신경세포로부터 오는 신호(신경전달 물질)를 받는 구조로서 같은 것을 반복해서 학습하면 스파인에 같은 신호가 몇 번이나 계속 가해져서 스파인이 커진다는 사실을 알아냈다. 같은 신호를 반복하여 받음으로써 크기가 커진 스파인이 있고, 같은 신호를 거의 받지 못해서 작아지거나 아예 사라지기도 하는 스파인이 있다는 것이다. 이처럼 스파인의 크기는 학습에 의한 자극에 의해서 많이 변한다는 사실을 밝히고 있다. 가사이 교수는 스파인의 크기변화에서 기억이나 학습의 불가사의한 성질 일부를 설명할 수 있다는 것이다. 앞 Davidson의 연구에서처럼 불교 승려들이 10,000시간이나 명상과 참선을 했다면 스파인의 크기가 크게 변화하였을 것이고 그 변화가 fMRI에 나타났을 것이라고 쉽게 판단할 수 있다.

참 · 고 · 문 · 헌

김성구, 조용길(2010). 현대 물리학으로 풀어본 반야심경. 불광출판부.

Haggard, Liz(2005). *How To Be Happy*. BBC Worldwide limited.

Newton magazine(2010). 뇌 연구의 현재. 뉴턴코리아.

Seligman, Martin(2004). *Authentic Happiness: Using the New Positive Psychology to Realize Your Potential for Lasting Fulfillment*. Mulpure Publishing, Inc.

Vaillant, G. 이덕남 옮김(2010). 행복의 조건: 하버드 대학 인생성장 보고서. 예감.

저자소개

신광영 박사	중앙대학교 사회학과 교수
권석만 박사	서울대학교 심리학과 교수
이훈구 박사	(전) 연세대학교 심리학과 교수
한주희 박사	중앙대학교 경영경제학부 교수
도승이 박사	성균관대학교 교육학과 교수
정범모 박사	한림대학교 명예석좌 교수
박성익 박사	서울대학교 교육학과 교수
권 균 박사	한림대학교 심리학과 명예교수
임은미 박사	전북대학교 교육학과 교수
허 준 박사	영남대학교 교육학과 조교수
이연섭 박사	중앙대학교 명예교수
허경철 박사	21세기 교육연구소장
허 형 박사	중앙대학교 명예교수

한국사회의 정신건강

2012년 1월 25일 1판 1쇄 인쇄
2012년 1월 30일 1판 1쇄 발행

저 자 : 신광영·권석만·이훈구·한주희
도승이·정범모·박성익·권 균
임은미·허 준·이연섭·허경철
허 형
발행자 : 김 동 규
발행처 : 교 육 과 학 사

경기도 파주시 교하읍 문발리
파주출판문화정보산업단지 514-5
전화(031)955-6956~8/팩스(031)955-6037
Home-page : www.kyoyookbook.co.kr
E-mail : kyoyook@chol.com
등록 : 1970년 5월 18일 제2-73호

낙장·파본은 교환해 드립니다.
Printed in Korea.

정가 12,000원
ISBN 978-89-254-0545-2